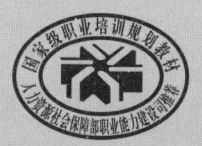
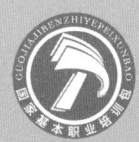

国家职业技能等级认定培训教程
国家基本职业培训包教材资源

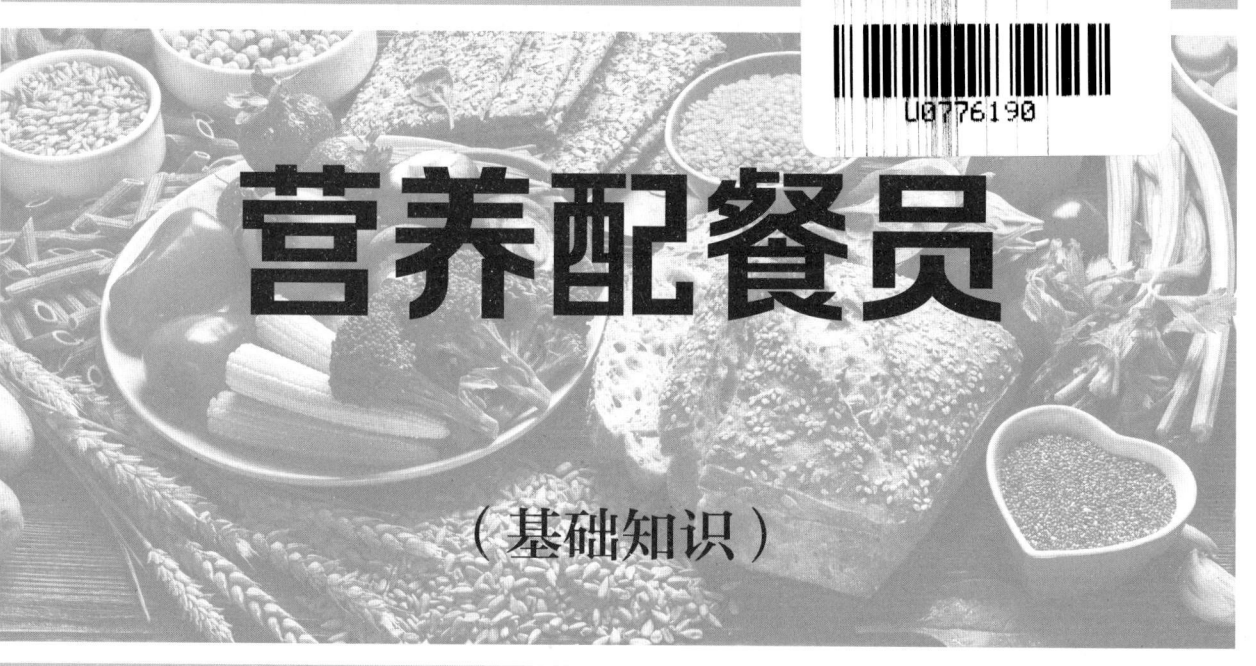

营养配餐员

（基础知识）

编审委员会

主　任　吴礼舵　张　斌
副主任　刘文彬　葛　玮
委　员　葛恒双　赵　欢　王小兵　张灵芝　刘永澎　吕红文　张晓燕
　　　　贾成千　高　文　瞿伟洁

本书编审人员

主　编　何　宏　卜俊芝
编　者　王玉宝　徐　峥　严利强　唐振兴　史　涛
主　审　金晓阳
审　稿　杨　敏　徐　芳

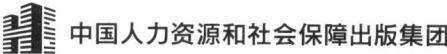
中国人力资源和社会保障出版集团

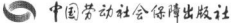中国劳动社会保障出版社　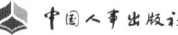中国人事出版社

图书在版编目(CIP)数据

营养配餐员：基础知识/中国就业培训技术指导中心，人力资源和社会保障部职业技能鉴定中心组织编写. -- 北京：中国劳动社会保障出版社：中国人事出版社，2021

国家职业技能等级认定培训教程　国家基本职业培训包教材资源

ISBN 978-7-5167-5069-8

Ⅰ.①营…　Ⅱ.①中…②人…　Ⅲ.①膳食-营养学-职业技能-鉴定-教材　Ⅳ.①R151.3

中国版本图书馆 CIP 数据核字(2021)第 193220 号

中国劳动社会保障出版社
中国人事出版社 出版发行

(北京市惠新东街 1 号　邮政编码：100029)

*

三河市华骏印务包装有限公司印刷装订　新华书店经销

787 毫米×1092 毫米　16 开本　20.5 印张　333 千字
2021 年 11 月第 1 版　2025 年 1 月第 3 次印刷

定价：68.00 元

营销中心电话：400-606-6496

出版社网址：http://www.class.com.cn

版权专有　侵权必究

如有印装差错，请与本社联系调换：(010) 81211666

我社将与版权执法机关配合，大力打击盗印、销售和使用盗版图书活动，敬请广大读者协助举报，经查实将给予举报者奖励。

举报电话：(010) 64954652

前　言

为加快建立劳动者终身职业技能培训制度，大力实施职业技能提升行动，全面推行职业技能等级制度，推进技能人才评价制度改革，促进国家基本职业培训包制度与职业技能等级认定制度的有效衔接，进一步规范培训管理，提高培训质量，中国就业培训技术指导中心、人力资源和社会保障部职业技能鉴定中心组织有关专家在《营养配餐员国家职业技能标准》（以下简称《标准》）制定工作基础上，编写了营养配餐员国家职业技能等级认定培训教程（以下简称等级教程）。

营养配餐员等级教程紧贴《标准》要求编写，内容上突出职业能力优先的编写原则，结构上按照职业功能模块分级别编写。该等级教程共包括《营养配餐员（基础知识)》《营养配餐员（中级)》《营养配餐员（高级)》《营养配餐员（技师　高级技师)》4本。《营养配餐员（基础知识)》是各级别营养配餐员均需掌握的基础知识，其他各级别教程内容分别包括各级别营养配餐员应掌握的理论知识和操作技能。

本书是营养配餐员等级教程中的一本，是职业技能等级认定推荐教程，也是职业技能等级认定题库开发的重要依据，已纳入国家基本职业培训包教材资源，适用于职业技能等级认定培训和中短期职业技能培训。

本书在编写过程中得到浙江旅游职业学院、浙江大学、杭州空军疗养院等单位的大力支持与协助，在此一并表示衷心感谢。

中国就业培训技术指导中心
人力资源和社会保障部职业技能鉴定中心

目 录 CONTENTS

职业模块1 职业道德 ··· 1
 培训课程1 营养配餐员的职业认知 ··· 3
 培训课程2 营养配餐员的职业道德基本知识 ··· 6
 培训课程3 营养配餐员的职业守则 ·· 13

职业模块2 营养学基础知识 ··· 17
 培训课程1 食物中营养素的消化、吸收和代谢基本知识 ····························· 19
  学习单元1 营养与健康 ·· 19
  学习单元2 食物的消化、吸收与排泄 ·· 27
 培训课程2 人体所需营养素 ·· 32
  学习单元1 蛋白质 ·· 32
  学习单元2 碳水化合物 ·· 45
  学习单元3 脂类 ·· 59
  学习单元4 矿物质 ·· 70
  学习单元5 维生素 ·· 87
  学习单元6 水 ··· 105
 培训课程3 人体所需能量 ··· 110
  学习单元1 能量及来源 ··· 110
  学习单元2 人体的能量消耗 ··· 112
  学习单元3 能量的摄入量及食物来源 ··· 115

职业模块3 食物的营养学知识 ·· 119
 培训课程1 植物性原料的营养价值 ··· 121
 培训课程2 动物性原料的营养价值 ··· 135
 培训课程3 其他原料的营养价值 ··· 146

职业模块 4　营养配餐基础知识 ·· 167

培训课程 1　合理烹饪 ·· 169
　　学习单元 1　烹饪对食物营养的影响 ····························· 169
　　学习单元 2　合理烹饪的方法和措施 ····························· 183

培训课程 2　膳食结构类型 ·· 187
　　学习单元 1　当今世界主要膳食结构类型 ······················· 187
　　学习单元 2　我国居民膳食结构 ··································· 189

培训课程 3　营养配餐的理论依据 ··· 192
　　学习单元 1　平衡膳食理论 ··· 192
　　学习单元 2　我国居民膳食营养素参考摄入量 ················· 194
　　学习单元 3　我国居民膳食指南 ··································· 200
　　学习单元 4　《中国食物成分表》及应用 ························· 216

培训课程 4　餐饮成本的核算 ··· 225

职业模块 5　饮食卫生与安全 ·· 233

培训课程 1　食品污染及预防 ··· 235
　　学习单元 1　食品污染的概念及类型 ····························· 235
　　学习单元 2　各类食品污染及其预防 ····························· 237

培训课程 2　食物中毒及预防 ··· 250
　　学习单元 1　食源性疾病 ·· 250
　　学习单元 2　食物中毒及其类型 ··································· 251
　　学习单元 3　食物中毒事故的处理原则 ·························· 264

培训课程 3　餐饮卫生管理规范 ·· 266
　　学习单元 1　餐饮服务食品安全人员管理 ······················· 266
　　学习单元 2　餐饮服务经营场所、设施设备管理 ············· 269
　　学习单元 3　烹饪原料的管理 ······································ 270
　　学习单元 4　原料初加工与切配 ··································· 273
　　学习单元 5　冷食和生食加工制品安全管理 ···················· 275
　　学习单元 6　热菜的卫生与安全 ··································· 276
　　学习单元 7　餐用具洗消保洁卫生与安全 ······················· 278
　　学习单元 8　废弃物管理 ·· 280

培训课程 4　安全生产 ··· 282
　　　学习单元 1　安全生产的保障 ··· 282
　　　学习单元 2　安全的工作环境和操作要求 ································· 287
　　　学习单元 3　工伤知识 ·· 294

职业模块 6　相关法律、法规知识 ·· 297
　　培训课程 1　法律知识 ·· 299
　　　学习单元 1　《中华人民共和国食品安全法》相关知识 ············· 299
　　　学习单元 2　《中华人民共和国反食品浪费法》相关知识 ········· 302
　　　学习单元 3　《中华人民共和国野生动物保护法》相关知识 ····· 304
　　　学习单元 4　《中华人民共和国劳动法》相关知识 ····················· 306
　　　学习单元 5　《中华人民共和国环境保护法》相关知识 ············· 308
　　　学习单元 6　《中华人民共和国消费者权益保护法》相关知识 ·· 310
　　培训课程 2　法规知识 ·· 315
　　　学习单元　《餐饮服务食品安全操作规范》相关知识 ················ 315
　　培训课程 3　有关计划及行动 ·· 317
　　　学习单元 1　《国民营养计划（2017—2030 年)》相关知识 ······ 317
　　　学习单元 2　《健康中国行动（2019—2030 年)》相关知识 ······ 318

参考文献 ·· 320

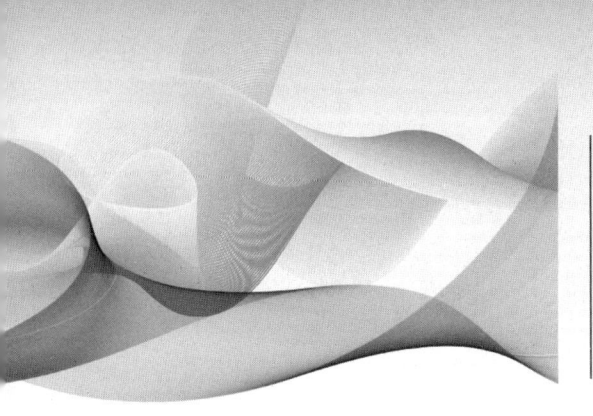

职业模块 ① 职业道德

培训课程1　营养配餐员的职业认知
培训课程2　营养配餐员的职业道德基本知识
培训课程3　营养配餐员的职业守则

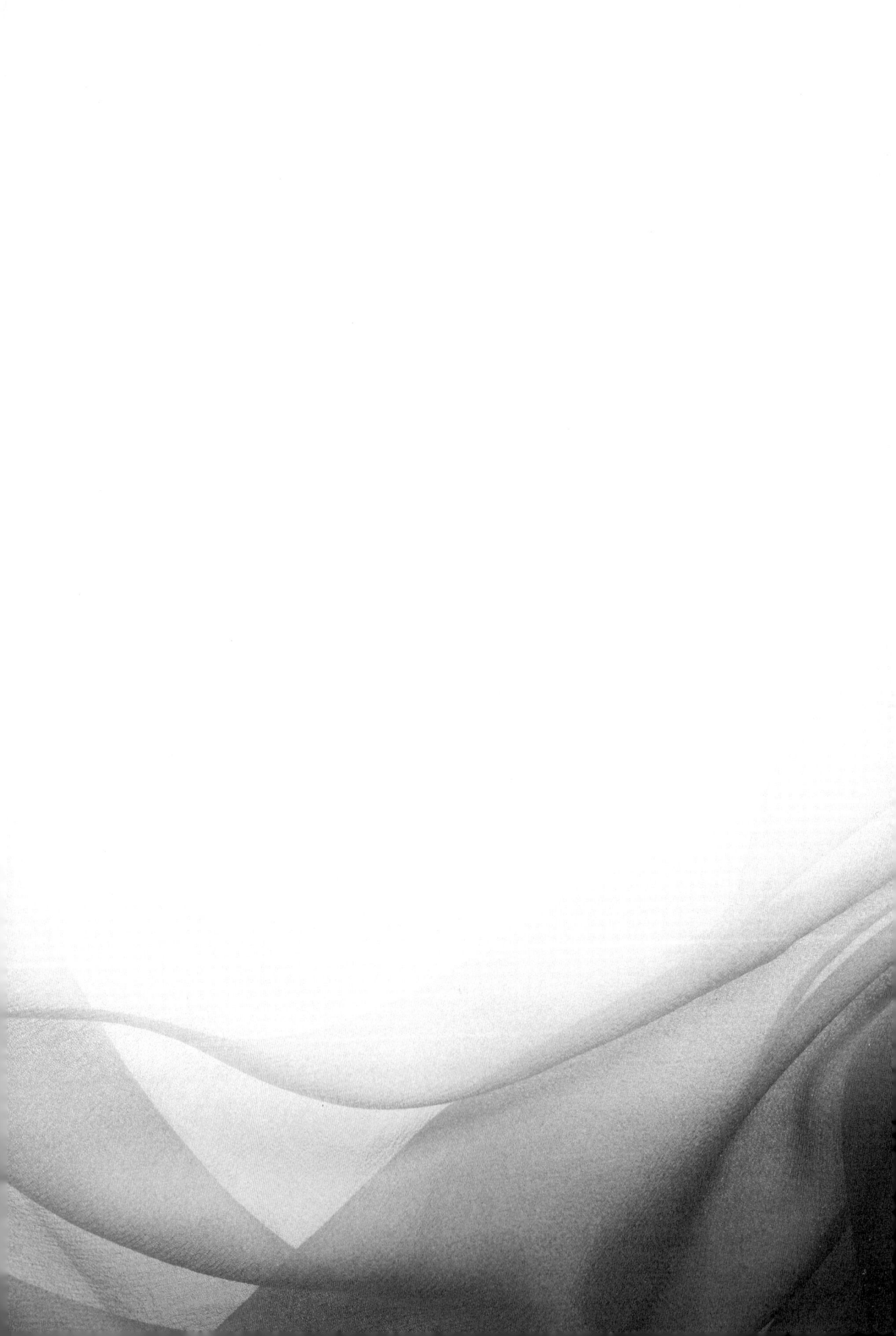

培训课程 1 营养配餐员的职业认知

学习目标

了解营养配餐的概念

掌握营养配餐的目的及意义

了解营养配餐员的工作内容

一、营养配餐简介

1. 营养配餐的概念

营养配餐是指根据用餐人员的不同特点和要求,运用营养知识,配制符合营养要求的餐饮产品,按照就餐者的生理特点和营养需求特点,根据食物中各种营养素的含量配置餐饮产品,保证提供的营养素种类和比例基本合理,使就餐者达到平衡膳食基本要求的工作。

2. 营养配餐的目的及意义

(1) 营养配餐的目的

1) 计划膳食。营养配餐可以将各类人群的膳食营养素参考摄入量具体落实到用餐者的每日膳食中,使人体能够按照需要摄入足够的能量和各种营养素,防止营养素或能量的过高摄入或不足。

2) 平衡膳食。营养配餐可根据群体对各种营养素的需要,结合当地食物的品种、生产季节、经济条件和厨房烹饪水平,合理选择各类食物,达到平衡膳食的目的。

3) 管理膳食。通过编制营养膳食,可指导供餐企业管理人员有计划地管理膳食，或有助于家庭有计划地管理家庭膳食。

（2）营养配餐的意义

1）纠正营养误区。随着信息时代的到来，对于非专业人士，从各种途径或多或少地可获得各种有关营养的知识，商业宣传和民间传说使缺乏营养基础知识的人们无所适从，片面的、零散的营养知识往往会使人们陷入营养的误区。营养配餐可以帮助人们走出营养误区。

2）倡导科学饮食。科学饮食是健康的基础，营养配餐知识的普及和营养膳食的推广将进一步促进人们对营养知识的全面、正确认识，从而在饮食过程中能够科学合理安排。

二、营养配餐员的工作内容

营养配餐员是根据用餐人员的不同特点和要求，运用营养学基本知识配制符合不同人群营养要求的餐饮产品的人员。营养配餐员一方面有营养师的配膳职能，另一方面又要了解掌握餐饮业烹饪专业知识与菜肴制作技艺，在未来我国餐饮业的发展中将起到重要作用。营养配餐员的工作内容包括以下几点。

1. 信息收集

信息收集包括调查食材、餐饮特点、用餐对象、餐饮场所营养环境，并进行量化分析与设计。

2. 营养计算

营养计算指计算食材营养素和食材能量，包括标准人、宴会和团体等不同群体的相应计算。

3. 营养食谱设计

营养食谱设计指根据不同人群、不同情况设计主副食品种、菜肴品种，编制与总结基础营养食谱，编制分析食谱。

4. 营养配餐宣教

营养配餐宣教指对企业内部人员、社会人员进行营养配餐宣传。

5. 特殊工作环境人员食谱设计

特殊工作环境人员食谱设计指为特殊工作环境人员设计主食品种、菜肴品种，编制分析食谱。

6. 常见慢性病人群食谱设计

常见慢性病人群食谱设计指为常见慢性病人群设计主食品种、菜肴品种，编制食谱。

7. 营养餐制作
营养餐制作包括制作常见营养主食品种、营养菜肴。

8. 不同人群营养套餐的制作
不同人群营养套餐的制作指针对不同生理阶段的人群制作相应营养套餐。

9. 常见慢性病人群营养套餐的制作
常见慢性病人群营养套餐的制作指针对常见慢性病人群制作营养套餐。

10. 培训与指导
培训与指导包括进行工作评估、编制培训计划、进行理论和技能指导。

培训课程 2 营养配餐员的职业道德基本知识

学习目标

了解道德的概念
掌握公民道德规范和社会主义核心价值观
了解职业道德的概念、特点、功能作用及基本内容
掌握营养配餐员的职业道德规范

一、道德

1. 道德的概念

道德是指人类社会生活中依据社会舆论、传统习惯和内心信念，以善恶为标准，调节人们之间和个人与社会之间关系的行为规范的总和。

2. 维持道德的依据

道德不是由专门机构执行的一种规范，而主要是依靠人们自觉的内心信念来维持的。人们之所以重视道德，是因为人具有社会性，人都是社会的人，离开社会个人就无法生存。人一出生，便生活在家庭和社会里，和他人建立各种联系。我们在家要处理好与父母、兄弟姐妹及夫妻之间的关系；在学校要处理好与教师、同学的关系；在工作中要处理好与领导、师傅、客户、工友之间的关系；在社会上要处理好与朋友、亲戚、同事之间的关系。人们如果能处理好这些关系，就能给自己和他人带来欢乐和幸福；如果处理不好就会带来烦恼和痛苦。在处理这些关系的时候，除道德规范的约束，还有法律、法规和规章制度等规范为其提供标准。道德规范靠人们加强道德修养，自觉的内心信念来维持；法律、法规和规章制度

则凭借的是强制执行和强制规范。但无论是法律、法规，还是规章制度，都不可能包罗社会生活中的所有内容。也就是说，有些大家公认的不道德言行，或者有悖于传统习惯和社会舆论的事情，不可能全部用法律、法规、规章制度来解决。比如，从事烹饪工作的人员不清洁双手就开始操作，在卫生角度上来说肯定是不对的，然而却难以用法律去制裁或用规章制度去处罚，所以只能靠工作人员自觉的内心信念，也就是道德力量来约束。由此可见，法律、法规、规章制度的作用范围是有限的，而道德力量却能约束法律管不到的事情，从这个意义上说，道德的作用十分广泛，它几乎无时不在、无处不在，并长期地规范人的行为。

3. 公民道德规范

公民道德规范是一个国家所有公民必须遵守和履行的道德规范的总和。党的十九大报告提出，应深入实施公民道德建设工程，推进社会公德、职业道德、家庭美德、个人品德建设，激励人们向上向善、孝老爱亲、忠于祖国、忠于人民。

2001年9月，中共中央印发了《公民道德建设实施纲要》（以下简称"纲要"），提出要在全社会大力提倡"爱国守法、明礼诚信、团结友善、勤俭自强、敬业奉献"的基本道德规范。纲要是新的历史条件和社会状态下对中华民族几千年形成的优良传统道德的继承和弘扬。它的颁布，为新时期公民道德建设注入了强大动力，为以爱国主义为核心的中华民族精神的弘扬创造了条件。

纲要提出的"爱国守法、明礼诚信、团结友善、勤俭自强、敬业奉献"公民基本道德规范适用于不同社会群体，是每个公民都应该遵守的行为准则。

4. 社会主义核心价值观

社会主义核心价值观是社会主义核心价值体系的内核，体现社会主义核心价值体系的根本性质和基本特征，反映社会主义核心价值体系的丰富内涵和实践要求，是社会主义核心价值体系的高度凝练和集中表达。

党的十八大提出，倡导富强、民主、文明、和谐，倡导自由、平等、公正、法治，倡导爱国、敬业、诚信、友善，积极培育和践行社会主义核心价值观。

2017年10月，习近平总书记在十九大报告中指出，要培育和践行社会主义核心价值观。社会主义核心价值观是当代中国精神的集中体现，凝结着全体人民共同的价值追求。要以培养担当民族复兴大任的时代新人为着眼点，强化教育引导、实践养成、制度保障，发挥社会主义核心价值观对国民教育、精神文明创建、精神文化产品创作生产传播的引领作用，把社会主义核心价值观融入社会发展各方面，转化为人们的情感认同和行为习惯。

"富强、民主、文明、和谐"是我国社会主义现代化国家的建设目标，也是从价值目标层面对社会主义核心价值观基本理念的凝练，在社会主义核心价值观中居于最高层次，对其他层次的价值理念具有统领作用。

"自由、平等、公正、法治"是对美好社会的生动表述，也是从社会层面对社会主义核心价值观基本理念的凝练。它反映了中国特色社会主义的基本属性，是中国共产党矢志不渝、长期实践的核心价值理念。

"爱国、敬业、诚信、友善"是公民基本道德规范，是从个人行为层面对社会主义核心价值观基本理念的凝练。它覆盖社会道德生活的各个领域，是公民必须恪守的基本道德准则，也是评价公民道德行为的基本标准。

二、职业道德

1. 职业道德的概念

职业道德是从事一定职业的人们在职业活动中所应遵循的道德原则和行为规范的总和，用来调节从业人员与服务对象、从业人员之间及从业人员与职业之间的关系，是社会道德在职业领域的直接体现。

2. 职业道德的特点

（1）职业道德的特殊性和有限性

职业道德与职业生活紧密相连，受职业利益、义务及业务内容驱使，职业道德调节的范围只能在一定的职业或行业中，是特殊的、有限的，不是普遍的。职业道德是道德意识和道德行为的成熟阶段。

（2）职业道德在内容上的稳定性和连续性

职业道德是在长期的职业实践中逐步形成和发展起来的，因而具有较强的稳定性和连续性。这种特性主要表现在职业道德的素养上，如职业道德理想、职业道德心理、职业道德习惯、职业道德责任与良知等。

（3）职业道德在形式上的多样性和适应性

职业道德由于职业的不同而内容各异，形式多样，可适应各种职业要求。

（4）职业道德在行为上的强制性和自律性

职业道德关系着各职业及从业人员的直接利益，通过职业责任、职业纪律、惩罚措施来体现职业道德的强制性，通过职业态度、职业标准和职业操作规程来体现职业道德的自我约束及自律性。

3. 职业道德的功能作用

职业道德在人类社会发展中起着重要的作用，在现代社会中更是举足轻重，因为职业道德有利于伦理道德发挥调节作用。

一般道德原则是对某些具有普遍性、根本性的道德问题做出原则性的表示，在生活的各个领域都普遍适用。而职业道德则是将带有普遍意义的一般道德的要求职业化、具体化，并贯彻落实到从业人员的行动中。例如，爱国主义作为一般道德原则是每个公民都应遵循的，而它在不同的职业群中则被赋予了与各种职业特点相适应的具体内容。在军人道德中，爱国主义表现为保卫祖国的安全和领土完整，不怕牺牲、英勇奋战；在海关人员的职业道德中，爱国主义表现为恪尽职守，自觉维护国家利益，捍卫祖国的荣誉和尊严，促进对外贸易，发展与各国人民的友谊；而在商业服务业的职业道德中，爱国主义又表现为爱岗敬业、忠于职守和全心全意为人民服务。作为一种实践化的道德，职业道德为道德的理论与实践、理想与现实提供了一种有效的结合方式。

职业道德有利于促进经济建设和社会的全面进步。经济建设的发展需要每一个公民自觉做好本职工作，社会的进步又依靠各行各业的分工与协作，但其中职业道德的激励、沟通、调节作用绝不可忽视。职业认识的提高、职业感情的培养、职业意志的锻炼、职业理想的确立，以及良好职业习惯的养成，都是人们搞好本职工作的前提条件。特别是在经济活动中，经济活动主体的思想觉悟、敬业精神、负责态度，作为职业道德的基本内容，都直接或间接地影响经济决策和经济活动的科学性、合理性，进而影响经济活动的成就与效益。古人云："君子爱财，取之有道。"这个"道"就涵盖了职业道德，各行各业的从业者如果都能遵守职业道德的基本准则，人与人之间就会形成良好的人际关系，良好的人际关系又能充分调动和发挥每个人的积极性、主动性和创造性，最终促进经济建设发展和社会进步。

职业道德有利于良好道德风尚的形成。随着社会的进步，每个人既是自然人更是社会人，社会人的角色使每个人都确定在一种职业生活中，职业生活已成为人类生活最重要的领域，职业关系遍布各个方面，职业道德正是通过广泛的职业关系对社会生活产生影响，许多职业活动都面向大众，因而职业道德本身就具有一般公共道德的普遍适用性和公共示范性。如果说社会公德是全体公民在社会交往和公共生活中应该遵循的行为准则，是人们在公共事务、公共行为、公共角色上的道德的话，那么在某种意义上职业道德实质上也是一种社会公德，只不过它是通过专业化、职业化而变得更加具体、更加深化，成为一种更高层次的社会公德样式。例如，餐饮服务业人员，每天都要与人面对面地打交道，如果这个行业的从业人员能够自觉履行职业责任，遵守行业道德，赢得社会的赞誉，不仅带动社会其他人群遵守公德，而且会使人们深切地感到一个国家良好的人际关系和社会风气，同时有效地使每个人为此而努力。

职业道德有利于培养劳动者的开拓创新精神。职业道德的激励作用会使人们在职业生活中发现新事物，探索新规律。在工作过程中，周而复始的劳作使人们对现状不满，不满足于按部就班地工作。职业道德的激励职能往往可以激发职业人群，充分调动人的主观能动性，充分发挥人的聪明才智。创新是一个民族进步的灵魂，是一个国家兴旺发达的不竭动力。职业道德在培养劳动者的开拓创新精神，提高整个民族创造力的过程中起了重要的作用。

4. 职业道德的基本内容

爱岗敬业是社会主义职业道德的基础和核心，爱岗是敬业的前提，它表现为对工作的热爱，敬业是爱岗的升华，它表现为对工作的一丝不苟与兢兢业业，爱岗是劳动者所应具备的基本条件，而要在所热爱的岗位有一番成就和业绩，又必须敬业，二者相辅相成。爱岗敬业要做到：热爱本职、忠于职守、钻研业务、精益求精、锐意进取、开拓创新。

诚实守信是社会主义职业道德的主要内容和基本原则，也是做人的根本。诚实守信要求言行一致、说到做到、不欺诈、不做假、实事求是、遵守承诺、讲究信用。诚实和守信是同义等价的，诚实是守信之后表现出来的品质，守信是诚实的依据和标准，诚实守信是职业生涯中调节从业人员与工作对象之间关系的主要行为准则，特别是在市场经济中，诚实守信构成了这一经济特征的最直接的道德基础。在一个充满欺诈和不讲信誉的社会，市场经济是难以健康发展的，要做到诚实守信就要以人为本、以信济业、注意质量、反对欺诈。

办事公道是社会主义职业道德的最基本、最普遍的道德要求。各行各业的劳动者应遵守本职工作所制定的行为准则，做到公开、公正、公平，不以私害公，不以权谋私，不出卖原则，只有这样才能恪尽职守，将工作做好。具体应该做到公私分明、廉洁奉公、坚持原则、照章办事。

服务群众是社会主义职业道德区别于其他职业道德的鲜明特征，是为人民服务在职业道德中的具体体现。各行各业都是服务群众的，职业行为的交换正是不同劳动者之间服务的交换，每个职业者都是群众中的一员。因此，服务群众从某种意义上讲就是自我服务，全社会职业者通过相互服务以求共同利益的实现。

奉献社会是社会主义职业道德的本质特征。人的一生靠两种力量支撑着，一是物质力量，如吃、穿、住、行维持人的基本生存；二是精神力量，如人生价值、人生理想、生活方式等。职业行为是人们谋生的手段，是实现人生理想的途径，奉献社会则是人们从事职业活动中体现出来的精神追求，是职业道德的基本要求。了解了工作的深刻含义，才能从中找到真正的乐趣，为他人、为社会做贡献。

综上所述，职业道德涵盖了职业人员与服务对象、职业与员工、职业与职业、员工与员工之间的关系。只有树立本职业是为众人服务的理念，职业之间互相服务的理念，个人才能更好地发挥聪明才智，创造最佳业绩，为社会做出应有的贡献。

三、营养配餐员的职业道德规范

职业是在人类社会发展中随着社会分工而出现的，并随着社会分工的稳定发展而构成人们赖以生存的不同工作方式。近年来，由于我国经济深入发展及社会分工细化，营养配餐员职业应运而生。

营养配餐员的职业道德是一般职业道德的具体化，其道德行为规范"忠于职守，热爱本职"具有重要意义。餐饮业的营养配餐员直接服务于客人，一方面要根据客人的需求制定符合客人口味和营养要求的菜单，另一方面还要将菜品制作出来，并使客人满意。要做到这两点，就要求营养配餐员必须做到热爱本职工作，诚实守信，尽职尽责，不能弄虚作假，特别是在营养配餐过程中要充分利用营养知识做到平衡膳食，科学搭配，令客人满意。

社会主义市场经济中显著的市场经济特征就是追求最大化的经济效益，而经济效益的核心是质量，餐饮业是社会主义市场经济的组成部分，也不例外。所谓餐饮业的质量，就是指产品或工作的优劣程度，作为营养配餐员既不同于营养师又区别于厨师，二者兼而有之。换句话讲："以前是要吃饱，后来是要吃好，现在是要吃得有营养。"营养要有质量，营养配餐不是简单的几大营养素的相加，更要根据我国传统营养学的理论与配餐原则，针对不同人群的需要合理搭配，主动配餐，讲究烹饪技艺，既有营养又好吃，抓住回头客，以质取胜。

任何事物都不是一成不变的，尤其是营养配餐员这一职业有许多规律需要探索，有许多知识需要学习，有许多观念需要更新，有许多困难需要面对。为此，每个从事营养配餐的人员都应做到努力钻研业务，积极开拓创新，适应餐饮市场发展，为我国餐饮业的兴旺发达做出应有的贡献。在营养配餐员的职业中，需要与同行密切配合，需要与烹饪人员配合，还需要与餐厅服务人员配合等。营养配餐员在工作中一定要处理好各方面的关系，分工协作，团结一致，相互支持，相互帮助，虚心求教，取长补短，遵守职业的法规、法纪，坚持原则，维护客人利益，以崭新的职业道德风貌、精湛的技艺去开拓和创造我国餐饮业的新局面。

培训课程 3

营养配餐员的职业守则

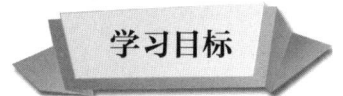

掌握职业守则的含义和基本要求

一、忠于职守，热爱本职

1. 含义

忠于职守就是要把自己职责范围内的事做好，合乎质量标准和规范要求，能完成应承担的任务。热爱本职就是热爱自己的工作岗位，用恭敬严肃的态度对待自己的工作。忠于职守，热爱本职绝不是口号，而是有着实在内容的行为规范，如艰苦奋斗和勤俭节约就体现了主人翁的劳动态度。反观有些人把自己看作"打工仔"，认为企业财产与自己无关，大手大脚浪费原材料，不仅没有主人翁的劳动态度，更是损害了企业的利益，也对消费者造成了损害。

2. 具体要求

忠于职守，热爱本职的具体要求是：树立职业理想、强化职业责任、提高职业技能。

(1) 树立职业理想

职业理想是指人们对未来工作部门和工作种类的向往和对职业发展将达到什么水平、什么程度的憧憬。理想层次越高，越能发挥自己的主观能动性。作为餐饮业从业人员，要自觉树立职业理想，不断激发自身的积极性、主动性和创造性，最终实现自我提高、自我完善。

（2）强化职业责任

职业责任是指人们在一定职业活动中所承受的特定责任。它包括人们应该做的工作以及应该承担的义务。职业责任是企业员工安身立命的根本，餐饮行业从业人员都应该强化职业责任，树立职业责任意识。

（3）提高职业技能

职业技能是人们进行职业活动、履行职业责任的能力和手段，包括从业人员的实际操作能力、业务处理能力、技术技能，以及与职业有关的理论知识等。没有相应的职业技能，就不可能履行自己的职业责任，实现自己的职业理想。

二、讲究质量，注重信誉

1. 含义

质量即产品标准。讲究质量就是要求餐饮业从业人员在生产加工产品的过程中必须做到一丝不苟、精雕细琢、精益求精，避免一切可以避免的问题。信誉即信用和名誉，注重信誉可以理解为以品牌创声誉，以质量求信誉，竭尽全力打造品牌，赢得信任。

2. 具体要求

餐饮业从业人员烹制的菜点质量的好坏，决定着企业的效益和信誉。想要维护企业的效益和信誉，商品货真价实是最基本的要求。而以次充好，粗制滥造，定价不合理等，是严重的欺骗行为，也是不遵守职业道德的表现。

讲究质量并不意味着在任何情况下都要追求最高的质量。在商品经济条件下，衡量质量标准的尺度是价格，若顾客花很少的钱却要求餐饮企业提供较奢侈的菜肴或个性化的食谱设计，这是不合理的，因为这不符合等价交换原则。但是，有一个原则是必须要遵守的，就是按照餐饮企业菜点价目表上规定的价格付款，就必须得到相应质量的菜点和服务。违背这一原则，就是违反了职业道德，企业的信誉就会受到影响。因此，道德调整人们利益关系的意义，就在于只有确实为顾客着想和服务，自己才会获得利益，而如果损害了顾客利益，也就丧失了自己的利益。

三、钻研业务，开拓创新

1. 含义

钻研业务是指深入细致地研究本职工作。开拓创新是指人们根据未来发展的需要，运用已知的信息，不断突破常规，发现或创造某种新颖、独特的、有社会价值或个人价值的新事物、新思想的活动。

2. **具体要求**

学习文化科学技术是富国强民的关键，一刻都不能放松。在学习新知识、钻研新技术的过程中要不惧挫折、勇于拼搏，要积极关注业内动态，及时进行观念及技术更新，而开拓创新要有创新意识和科学思维，同时要有坚定的信心和意志。

知识经济时代，学习是永恒的主题，知识是推动行业发展的动力之一。作为餐饮业从业人员，要不断地积累知识、更新知识，才能适应原料、工艺、技术不断更新发展的需要，适应企业发展和行业发展的需要。

四、遵纪守法，协作互助

1. **含义**

遵纪守法是指每个从业人员都要遵守纪律和法律，尤其要遵守职业纪律和职业活动相关的法律、法规。协作互助是从业人员之间和企业集体之间关系的重要道德规范，指顾全大局、友爱亲善、真诚相待、平等尊重，部门之间、同事之间相互支持、合作，共同发展。

2. **具体要求**

遵纪守法包括学法、知法、守法、用法，以及遵守企业纪律和规范。目前，已颁布的与饮食业有关的法律、法规，主要有《中华人民共和国劳动法》《中华人民共和国食品安全法》《中华人民共和国环境保护法》《食品生产许可管理办法》《餐饮业和集体用餐配送单位卫生规范》等，这些法律和法规，反映了人民的意愿，体现了国家的意志。遵纪守法是对每一个公民的基本要求，上述与饮食业有关的法律和法规，都要求从业人员在岗位工作中身体力行。

协作互助表现在工作中的相互支持与配合上。厨房内部有不同的分工，上一道工序要为下一道工序做准备，一项工作的持续开展，只有相互配合和协作，才能完成任务。现代企业中，质量的要求不是一个岗位做好了就能达到规范标准。只有每一个岗位都按照标准执行，才能保证质量。因此，协作互助是一种团队精神，是社会主义集体主义的具体体现，是职业道德的重要内容。

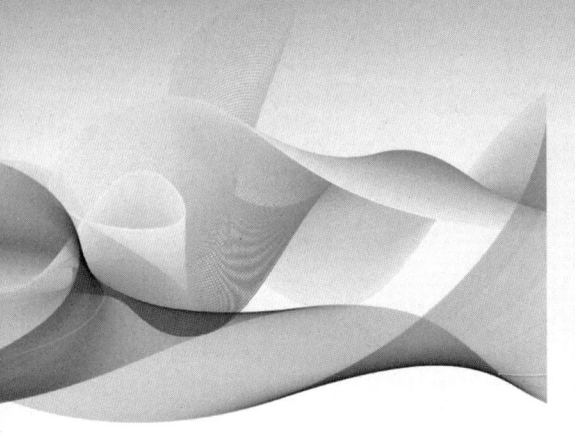

职业模块 2
营养学基础知识

培训课程 1　食物中营养素的消化、吸收和代谢基本知识
　　学习单元 1　营养与健康
　　学习单元 2　食物的消化、吸收与排泄

培训课程 2　人体所需营养素
　　学习单元 1　蛋白质
　　学习单元 2　碳水化合物
　　学习单元 3　脂类
　　学习单元 4　矿物质
　　学习单元 5　维生素
　　学习单元 6　水

培训课程 3　人体所需能量
　　学习单元 1　能量及来源
　　学习单元 2　人体的能量消耗
　　学习单元 3　能量的摄入量及食物来源

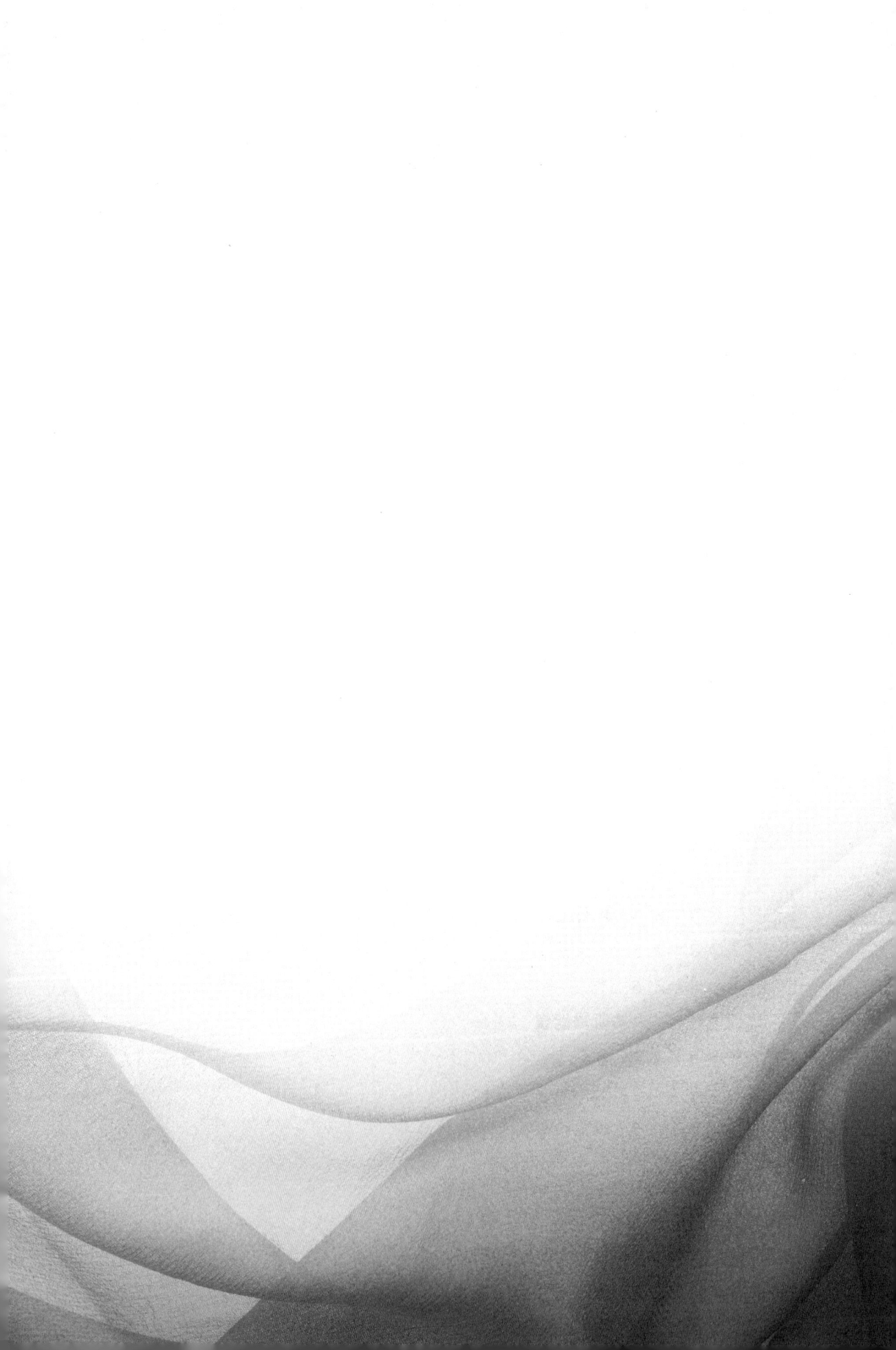

培训课程 1　食物中营养素的消化、吸收和代谢基本知识

学习单元 1　营养与健康

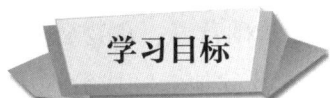

了解营养的基本概念
熟悉膳食营养素参考摄入量及其之间的关系
掌握影响人类健康与长寿的主要因素
熟悉营养对人群健康的影响

一、营养的基本概念

1. 营养和营养素

（1）营养

从字义上讲"营"的含义是谋求，"养"的含义是养生，营养就是谋求养生。养生是我国传统医学中使用的术语，即指保养、调养、颐养生命。用现代科学的语言具体地描述"营养"可以说：营养是人体从外界环境摄取食物，经过消化、吸收和代谢，利用其有益物质，供给能量，构成和更新身体组织，以及调节生理功能的全过程。

（2）营养素

营养素是食物中具有特定生理作用，能维持机体生长、发育、活动、生殖，以及正常代谢所需的物质。包括蛋白质、碳水化合物、脂类、矿物质及维生素、

水等。

营养素包括必需营养素和非必需营养素。人体必需的、体内不能合成或者合成不足、需要从食物中获得的营养素称为"必需营养素";另一部分营养素可以在体内由其他食物成分转换生成,不一定需要从食物中直接获得,称为"非必需营养素"。

蛋白质、脂类、碳水化合物因为需要的量多,在膳食中所占的比重大,称为宏量营养素;矿物质和维生素因需要的量较少,在膳食中所占比重也小,称为微量营养素。矿物质中又分常量元素和微量元素,常量元素在人体内含量相对较多,微量元素在人体内含量很少。

除了营养素外,食物中还含有许多其他成分。例如,膳食纤维和若干生物活性物质。这些成分也都有重要的生理功能或一定的保健作用。

2. 营养学

营养学是研究人体营养规律以及改善措施的科学,包括基础营养、食物营养、人群营养、公共营养、临床营养等。研究内容包括:营养素及其他食物成分在人体中消化、吸收、利用与排泄的过程及其对人体健康、疾病的作用,营养素之间的相互作用和平衡,营养素需要量和膳食营养素参考摄入量,营养缺乏病和营养相关慢性病的预防和营养治疗,特殊人群和特殊环境下的营养,食物的营养素保存和营养素强化,植物化学物与保健食品,社区营养管理和营养教育,食物营养政策和营养法规等。

营养学属于自然科学范畴,是预防医学的组成部分,具有很强的实践性。从理论上讲,营养学与生物化学、生理学、病理学、临床医学、食品科学(包括餐饮)、农业科学等学科都有密切联系。从应用方面来看,它可以指导群体或个体合理安排饮食,防病保健;有助于制定国家的食物生产、分配及食品加工政策,改善国民体质,促进社会经济发展。

近年来,营养学的研究内容更加宏观。2005年5月发布的《吉森宣言》以及同年9月第十八届国际营养学大会上均提出了营养学的新定义:营养学(也称为新营养学),是一门研究食品体系、食品和饮品及其营养成分与其他组分和它们在生物体系、社会和环境体系之间及之内的相互作用的科学。新营养学特别强调营养学不仅是一门自然科学,而且还是一门社会学和环境科学,是三位一体的综合性学科。因此,它的研究内容不仅包括食物与人体健康,还包括社会政治、经济、文化等,以及环境与生态系统的变化对食物供给进而对人类生存、健康的影响。

它不仅要关注一个地区、一个国家的营养问题,而且要关注全球的营养问题;不仅要关注现代的营养问题,而且要关注未来营养学持续发展的问题。

3. 标准人

营养学上通常使用的"标准人",是指从事轻体力劳动的体重 60 kg 的成年（18~50 岁）男性,其能量供给量每天为 2 250 kcal（1 kcal≈4.186 kJ）。在没有特别指出某一特定性别、年龄、体重及生理状况群体中的营养指标时,通常是以标准人作为参考对象的。例如,世界卫生组织推荐每人每天食盐的摄入量不超过 6 g,我们通常认为是对标准人而言的。因性别、年龄、体重及生理状况不同,这个指标可能会增加或减少。

二、膳食营养素参考摄入量

膳食营养素参考摄入量（DRIs）是为了保证人体合理摄入营养素而设定的每日平均膳食营养素摄入量的一组参考值。随着营养学研究的深入发展,膳食营养素参考摄入量的内容逐渐增加。初期主要包括四个指标:平均需要量（EAR）、推荐摄入量（RNI）、适宜摄入量（AI）、可耐受最高摄入量（UL）。《中国居民膳食营养素参考摄入量（2013 版）》增加了与非传染性慢性病有关的三个指标:宏量营养素可接受范围（AMDR）、预防非传染性慢性病的建议摄入量和特定建议值。本学习单元先介绍前四个指标。

1. 平均需要量

平均需要量是指某一特定性别、年龄及生理状况群体中的所有个体对某种营养素需要量的平均值。

按照平均需要量水平摄入营养素,根据某些指标判断可以满足这一群体中 50% 个体需要量的水平,但不能满足另外 50% 个体对该营养素的需要。

平均需要量是制定推荐摄入量的基础,由于某些营养素的研究尚缺乏足够的人体需要量资料,因此并非所有营养素都能制定出平均需要量。

2. 推荐摄入量

推荐摄入量是指可以满足某一特定性别、年龄及生理状况群体中绝大多数个体（97%~98%）需要量的某种营养素摄入水平。长期摄入推荐摄入量水平,可以满足机体对该营养素的需要,使组织中有适当的营养素储备并维持机体健康。推荐摄入量的主要用途是作为个体每日摄入该营养素的目标值。

推荐摄入量是根据某一特定人群中体重在正常范围内的个体需要量而设定的。

对个别身高、体重超过此参考范围较多的个体，可能需要按每千克体重的需要量调整其推荐摄入量。

3. 适宜摄入量

当某种营养素的个体需要量研究资料不足而不能计算出平均需要量，从而无法推算推荐摄入量时，可通过设定适宜摄入量来提出这种营养素的摄入量目标。适宜摄入量是通过观察或实验获得的健康群体某种营养素的摄入量。例如，纯母乳喂养的足月产健康婴儿，从出生到6个月，他们的营养素全部来自母乳，故摄入的母乳中的营养素数量就是婴儿所需各种营养素的适宜摄入量。

适宜摄入量与推荐摄入量相似之处是二者都用作个体摄入量的目标值，能够满足目标人群中几乎所有个体的需要。适宜摄入量和推荐摄入量的区别在于适宜摄入量的准确性远不如推荐摄入量，可能明显地高于推荐摄入量。因此，使用适宜摄入量时要比使用推荐摄入量更加小心。

4. 可耐受最高摄入量

可耐受最高摄入量是营养素或食物成分的每日摄入量的安全上限，是一个健康群体中几乎所有个体都不会产生毒副作用的最高摄入水平。对一般群体来说，摄入量达到可耐受最高摄入量水平对几乎所有个体均不会导致损害健康，但并不表示达到此摄入水平对健康是有益的。对大多数营养素而言，健康个体的摄入量超过推荐摄入量或适宜摄入量水平并不会产生益处。因此，可耐受最高摄入量并不是一个建议的摄入水平。目前，虽有些营养素还没有足够的资料来确定可耐受最高摄入量，但并不意味着过多摄入这些营养素没有潜在的危险。

三、膳食营养素参考摄入量之间的关系

人体每天所需的各种营养素都要从饮食中获得，因此必须科学地安排每日膳食以提供数量及质量适宜的营养素。为了帮助个体和人群安全地摄入各种营养素，避免可能产生营养不足或营养过剩的危害，营养学家根据有关营养素需要量的知识，提出了适用于各年龄、性别及劳动、生理状态人群的膳食营养素参考摄入量，并对如何使用这些参考值来评价膳食质量和发展膳食计划提出了建议。

下面以某种营养素为例说明摄入水平与随机个体摄入不足或过多的概率，如图2-1所示。如果一个人不摄入某种营养素，在一定时间内就会发生某种营养素缺乏病；如果一群人长期不摄入某种营养素他们将全部发生某种营养素缺乏病。随着摄入量的增加，摄入不足的概率相应降低，发生缺乏的危险性逐渐减小。当

一个随机个体摄入量达到平均需要量水平时，他缺乏该营养素的概率为0.5，即有50%的机会缺乏该营养素；随着摄入量增加，随机个体的营养素摄入量达到推荐摄入量水平时，摄入不足的概率变得很小，发生缺乏的机会在3%以下；但若继续增加该营养素的摄入量直到某一点，开始出现摄入过多的表现，这一点可能就是该营养素的可耐受最高摄入量。

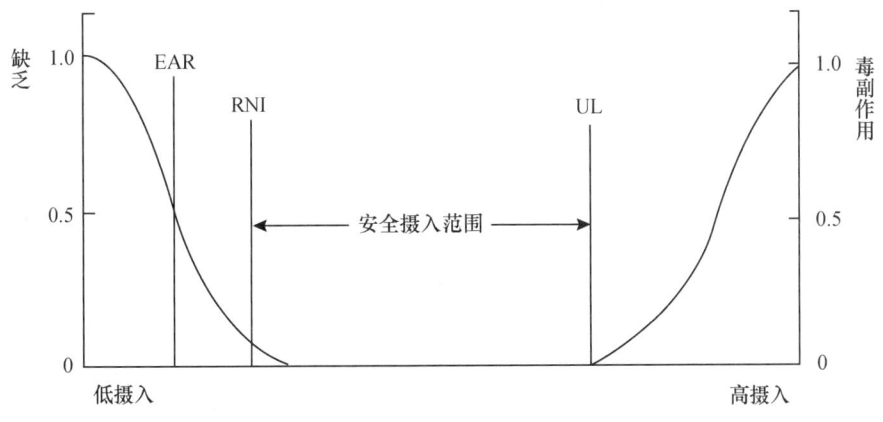

图2-1　摄入水平与随机个体摄入不足或过多的概率

推荐摄入量和可耐受最高摄入量之间是一个"安全摄入范围"，日常摄入量保持在这一范围内，发生缺乏和中毒的危险性都很小。若摄入量超过安全摄入范围继续增加，则产生毒副作用的概率也随之增加，理论上当达到某一水平时，机体出现毒副反应的概率等于1.0，即一定会发生中毒。在自然膳食条件下这种情况是不可能发生的，但为了避免摄入不足和摄入过多的风险，应当努力把营养素的摄入量控制在安全摄入范围之内。

四、影响人类健康与长寿的主要因素

影响人类健康与长寿的因素很多，通常认为重要的因素有遗传、环境、营养、心理、运动、医疗等。

1. 遗传

人类健康、人口素质和遗传性疾病均受遗传影响，遗传决定了人类具体的生长、发育、衰老和死亡，很大程度上决定了人类个体的健康状况和后代的遗传素质。遗传性疾病的发病率和疾病类型在不断增加，一些危害严重的常见病现已证明与遗传有关。遗传病严重威胁人类健康和人口素质，是导致流产以及儿童死亡的主要原因和老年人不能颐养天年的主要因素。

随着人类基因组计划的完成，科学家们已经发现了色盲、肌肉萎缩症、眼白化病、某些精神病等基因病在"生命天书"中的位置，并翻译绘制出部分基因的生命密码图谱。相信随着基因研究的发展，人类终有一天能实现具有划时代意义的健康梦想。

2. 环境

环境包括自然环境和社会环境。

自然环境是指以人类为主体的外部世界，是人类生存发展的物质基础。人与环境，像鱼和水一样密不可分。环境创造了人类，人类依存于环境，受其影响，不断与之相适应；人类又通过自身的生产活动不断改造环境，使人与自然更加和谐。生活环境对人类的生存和健康意义重大，适宜的生活环境，可以促进人类的健康长寿。反之，如果对人类生产和生活活动中产生的各种有害物质处理不当，使环境受到破坏，不仅损害人类健康，甚而还会导致人类健康近期和远期的危害，威胁子孙后代。也就是说严重的环境污染，能造成生态系统的危机，导致人类的灾难。

社会环境是对人类所处的社会政治环境、经济环境、法制环境、科技环境、文化环境等宏观因素的综合。社会环境对人类健康有着重大影响。其狭义仅指人类生活的直接环境，如家庭、劳动组织、学习条件和其他集体性社团等。优质的、融洽的社会环境有助于人类健康水平的提高和寿命的延长；反之，劣质的、杂乱的社会环境势必造成人类健康水平的下降。

3. 营养

合理的营养是人类健康与长寿不可或缺的因素。人从胎儿时期开始到生命结束都离不开营养素。随着科学的发展，人们开始探讨并掌握了部分生、老、病、死的规律，明确了营养素在生命过程中的重要作用。合理营养和平衡膳食不但能提高一代人的健康水平，而且还可以造福子孙后代，提高整个民族的素质。

营养是人类优生学的基础。一个民族的体格发育除与遗传因素有关外，营养状况也是一个不可忽略的重要因素。营养素的缺乏或过量，对人体的健康与疾病产生有直接或间接的影响。目前，由于人民生活水平的提高，各种典型的营养素缺乏病已不多见，而营养与人体和健康的关系更多地表现在对人们体力、劳动生产率，以及对疾病的发生、发展、病程、预后等间接的关系上。

4. 心理

良好的心态可以使机体免疫机能处于最佳状态，几乎可以抵抗所有不利的内外因素。紧张的情绪可使体内交感神经和肾上腺髓质活动加强，血液中儿茶酚胺激素增高，引起心脏功能失常，血管内膜也会积存胆固醇，导致血压升高，可促发脑疾病。突然的心理应激可造成心跳过速、血压升高、血管收缩、心律失常直至室颤、猝死。即使是慢性心理压力，工作负担过重、人际关系不和等也可造成机体血液黏滞度增加、血糖及纤维蛋白原增加而加重心血管系统的负荷。因此，在日常生活、学习、工作中，要经常保持情绪稳定、心情舒畅，要宽宏大度，妥善解决各种不愉快的事，乐观处世。

5. 运动

运动可使心血管系统舒缩趋向正常化，各系统的功能得到改善，从而起到降低血压的作用。对于肥胖者来说，运动可减轻体重，促进新陈代谢，降低血液黏度和脂质的含量，缓解动脉硬化。适量的体育锻炼还可以使身体的血液循环和微循环得到改善。步行是最简单而安全的运动。步行可以使心脏收缩加强，心跳加快，血流加速，冠状动脉的血流量增多，从而使身体适应步行运动的需要，这对心脏也是一种锻炼。因此，锻炼可根据自己的实际情况、身体状况制定运动方案，因人而异、循序渐进、持之以恒。

6. 医疗

医疗卫生条件对人体健康长寿的影响是不言而喻的。过去由于贫困落后，卫生条件差，疫病流行，疾病传染，寄生虫、消化道疾病等随处可见，由于医疗水平低，新生儿死亡率高，儿童夭折多；有的疾病诊断不清，治疗办法少，地方病无防治措施；结核病、乙型肝炎发病率高而又无法医治，甚至肺炎也夺去不少人的生命。如今，医疗卫生事业有了突飞猛进的发展，医疗卫生条件得到了极大改善，诊疗水平、卫生防疫水平都有非常大的进步。但医疗毕竟不是维修机器，其服务对象是人，医疗水平也尚未达到任何疾病都能治好的程度，因而要掌握医疗规律，过度检查、过度医疗反而对健康与长寿有害无益。

五、营养是维持健康的基础

1. 维持人体组织的构成

营养素是人体的物质基础，人体的生长发育、组织修复、延缓衰老都与营养状况有关。从胎儿时期起直至成年，营养对组织器官的正常发育尤为重要。孕妇的营养状况直接关系到胎儿发育，而胎儿的发育不良又会导致成年期慢性病的发生。在成年期，细胞不断更替，也需要正常的营养素供给。充裕的营养素还可使人体内有所储备，以应付各种特殊情况下的营养需求。

2. 维持生理功能

维持健康首先要保证能量需要，其中基础代谢消耗的能量是生命活动所必需的。各种器官的正常功能均有赖于营养素通过神经系统、酶、激素来调节，特别是脑功能、心血管功能、肝肾功能、免疫功能。

3. 维持心理健康

当今社会竞争激烈、工作节奏快、人际关系复杂，工作压力造成很强的心理应激。在这种情况下，心理因素也会诱发器质性病变，故而维持心理健康尤为重要。所谓维持心理健康就是指除保持正常器官的生理功能以外，还保持较好的心理承受能力。现已证明营养素不仅可以构建神经系统的组织形态，而且会直接影响各项神经功能的形成。儿童表现为学习认识能力即智力的发育，成人表现为应激适应能力及对恶劣环境的耐受能力。

4. 预防疾病发生

营养素的缺乏或过量都会引发疾病。营养素缺乏可能属于摄入不足的原发性，也可能是其他原因引起的继发性。在临床上除了直接由缺乏营养素引起的各种症状外，还可诱发其他并发症。营养素过量会引起急慢性的中毒反应，也可引起许多慢性非传染性疾病。肥胖是营养过量的最普遍的表现，而肥胖又是心脑血管疾病、糖尿病、肿瘤等慢性病的危险因素。合理营养防止了营养素缺乏或过量，也就预防了营养素缺乏诱发的并发症与营养素过量引起的慢性病。

六、营养对人群健康的影响

1. 保证儿童的正常生长发育

从身高、体重、头围、胸围等体格测量指标，可判定儿童的生长发育状况。以儿童的生长迟缓率（身高不足）和低体重率（体重不足）反映营养不良的程度；血红蛋白、血浆维生素水平，以及尿维生素负荷实验则可评定微量营养素的营养状况。

2. 满足各类特殊人群的营养需要

对于青少年、孕产妇、老年人，因其生理状况不同而对营养有特殊需求。如铁对青少年的体力与智力发育，叶酸对孕妇预防胎儿先天性神经管畸形，维生素D与钙对保持老年人骨质健康都有重要作用。在制定这类特殊人群的膳食指南时，需要强调某些食物的选择，从而确保其所需营养素的摄入。

3. 增强特殊环境下人群的抵抗力、耐受性、适应性

人体在恶劣环境下或在特殊劳动条件下，如感染、中毒、缺氧、高温、失重、

深潜等条件，整体营养状况及某些个别营养素对增强抵抗力、耐受性、适应性有重要作用。已有证据显示在这些情况下的人群对一些微量营养素的需要量高于一般情况下的正常人群。也有证据表明许多生物活性物质在这些条件下的特殊功能，为供应这类人群的膳食提供了食物选择的依据。

4. 预防相关疾病

营养素缺乏不一定有明显的症状，而常常只是从血、尿测定中才能发现。营养素过量除高剂量时可引起中毒症状外，还常导致其他营养素的吸收利用与代谢变化，不经仔细检查很容易遗漏。一些慢性疾病的预防已从人群干预实验得到验证，对于这类疾病中某些有先期表现而尚未诊断为疾病的人群，营养素早期干预或纠正不合理膳食往往更容易见到成效。

5. 辅助各种疾病的治疗

营养状况影响人体免疫功能，对于患者抗感染、减少并发症、加速康复有重要作用。创伤患者在伤口愈合过程中，营养状况影响组织的再生与修复，肿瘤患者放疗、化疗时，保持其营养状况，能够使患者坚持疗程，达到治疗目的。营养素若能配合并加速白细胞和血小板的恢复，则对患者康复更有利。

综合以上要点，营养与健康的关系可以归纳为三点：第一，营养必须通过食物中所含的营养素及其他活性物质发挥作用，讲营养不能脱离食物及膳食；第二，营养素必须通过正常的生理过程发挥作用，讲营养要考虑各种营养素的吸收利用及代谢过程；第三，营养的目标是维持健康、预防疾病、加速康复，总的来说就是达到祛病强身的目的。

学习单元2　食物的消化、吸收与排泄

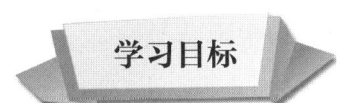

了解消化和吸收的概念

熟悉消化和吸收的一般规律及特点

食物进入口腔后,首先刺激唾液的分泌,在牙的切割、咀嚼和舌的搅拌下,唾液与食物一起混合成食团,开始了食物的消化、吸收过程。消化是指食物在物理或化学因素作用下,由大分子逐渐分解为小分子的过程;吸收是指消化后的小分子被胃肠道吸收到体内为机体利用的过程。

一、食物的消化

1. 口腔内消化

食物在口腔内主要进行的是机械性消化,伴随少量的化学性消化,且能反射性地引起胃、肠、胰、肝、胆囊等器官的活动,为以后的消化做准备。

唾液有如下作用:可湿润与溶解食物,以引起味觉;可清洁和保护口腔;唾液中的蛋白可使食物合成食团,便于吞咽;唾液中的淀粉酶可对淀粉进行简单的分解,但这一作用很弱,且唾液淀粉酶仅在口腔中起作用,当进入胃后,pH 值下降,此酶迅速失去活性。

营养素中,淀粉的消化是从口腔开始的,淀粉在淀粉酶的作用下分解为麦芽糖。

2. 胃内消化

食物入胃后被暂时储存,在此期间受到胃液的化学性消化和胃壁肌肉的机械性消化。

纯净的胃液是一种无色透明的酸性液体,pH 值为 0.9~1.5,正常成人每日胃液分泌量为 1.5~2.5 L。胃液所含的重要成分有盐酸、胃蛋白酶原、黏液和内因子。

胃液中盐酸的作用如下:①能激活胃蛋白酶原,并提供胃蛋白酶发挥作用所需的酸性环境;②可抑制和杀死随食物进入胃内的细菌;③盐酸进入小肠后能促进胰液、胆汁和小肠液的分泌;④盐酸所造成的酸性环境,有助于小肠对铁和钙的吸收。

蛋白质的消化首先在胃中进行,但最主要的消化还是在小肠中。

3. 小肠内消化

食糜进入小肠后,在胰液、胆汁、小肠液和小肠运动的作用下,基本完成食物的消化和吸收过程。小肠内消化和吸收过程是消化、吸收中最重要的阶段。

(1) 胰液的分泌

胰液是由胰腺的外分泌部分泌,pH 值为 7.8~8.4,日分泌量为 1~2 L。胰液中有胰淀粉酶、胰脂肪酶、胰蛋白酶原和糜蛋白酶原等消化酶，能消化三种宏量营养素。胰淀粉酶可将淀粉水解为麦芽糖及葡萄糖；胰脂肪酶可分解甘油三酯为脂肪酸、甘油一酯和甘油；胰蛋白酶原和糜蛋白酶原等可被激活为胰蛋白酶和糜蛋白酶，都能分解蛋白质，二者共同作用时，可使蛋白质分解为更小分子的多肽和氨基酸。

（2）胆汁的分泌

胆汁是由肝细胞不断生成的具有苦味的有色液汁。成人每日分泌量为800～1 000 mL。胆汁除水分外，还有胆色素、胆盐、胆固醇、卵磷脂、脂肪酸、矿物质等成分。胆汁中没有消化酶，但胆汁对脂肪的消化和吸收具有重要作用。胆汁的作用主要是胆盐的作用，胆盐、胆固醇和卵磷脂等均可降低脂肪的表面张力，使脂肪乳化成许多微滴，从而增加胰脂肪酶的作用面积，有利于脂肪的消化。

（3）小肠液的分泌

小肠液边分泌边吸收，这种液体的交流为小肠内营养物质的吸收提供了媒介。小肠液中除水和电解质外，还含有黏液、免疫球蛋白和两种酶：肠激酶（能激活胰蛋白酶原）和肠淀粉酶。小肠液具有消化食物和保护肠黏膜免受机械性损伤和胃酸侵蚀的作用。

存在于小肠黏膜上皮细胞内的有能分解多肽为氨基酸的几种肽酶，以及分解双糖为单糖的几种单糖酶。当营养物质被吸收入上皮细胞内以后，这些消化酶继续对营养物质进行消化。

蛋白质、脂肪，以及双糖以上的碳水化合物的消化主要都在小肠里进行。

4. 大肠的消化功能

大肠是消化管的末段，人类的大肠内没有重要的消化活动。大肠黏膜的上皮和大肠腺均含有许多分泌黏液的杯状细胞，分泌的大肠液富含黏液，起到保护肠黏膜和润滑粪便的作用。大肠内有许多细菌，这些细菌主要来自食物携带和大肠自身。大肠内的pH值和温度对一般细菌的繁殖极为有利，故细菌在此大量繁殖。细菌中含有分解食物残渣的酶，其分解产物有单糖、乙酸、乳酸、二氧化碳、沼气、氢气等。大肠对蛋白质的分解称为腐败作用，其分解产物，除肽、氨基酸、氨等外，还有多种具有毒性的物质，如吲哚、酚等，这类物质产生后，一部分则随粪便排出体外。大肠细菌能利用大肠的内容物合成人体必需的某些维生素，如维生素B_1、维生素B_2及叶酸等B族维生素和维生素K。经细菌分解作用后的食物残渣及其分解产物、肠黏膜的分泌物、脱落的肠上皮细胞和大量的细菌一起组成粪便，排出体外。

二、食物营养素的吸收

口腔及食管内没有营养素的吸收过程。胃只对少量营养素进行吸收，食物营养素被吸收的部位主要是小肠，尤其是小肠上端的十二指肠和空肠。回肠有显著的储备能力，用于代偿时的需要。大肠主要是吸收水分和盐类。

1. 胃内吸收

胃的吸收功能很弱，正常情况下仅吸收少量的水分和酒精。

2. 小肠内吸收

能消化成单糖的碳水化合物在小肠中可被完全吸收；脂类的吸收主要在十二指肠的下部和空肠上部；蛋白质可消化为氨基酸在小肠内被吸收；食物中的维生素也是被小肠吸收，大部分的矿物质和水也是由小肠吸收。

小肠是消化管中最长的部分，小肠黏膜形成许多环形皱褶和大量绒毛凸于肠腔，每条绒毛的表面是一层柱状上皮细胞，柱状上皮细胞顶端的细胞膜又形成许多细小的凸起，称微绒毛（见图2-2）。环形皱褶、绒毛和微绒毛的存在，使小肠黏膜的表面积增加，达到200 m^2左右，这就使小肠具有巨大的吸收面积。食物经过在小肠内的消化作用，已被分解成可被吸收的小分子物质。小肠是吸收的主要场所，绝大部分营养成分在小肠内已吸收完毕。食物在小肠内停留的时间较长，一般是3~8 h，为充分吸收提供了充裕的时间。小肠细胞膜的吸收作用主要依靠被动转运与主动转运两种形式来完成。

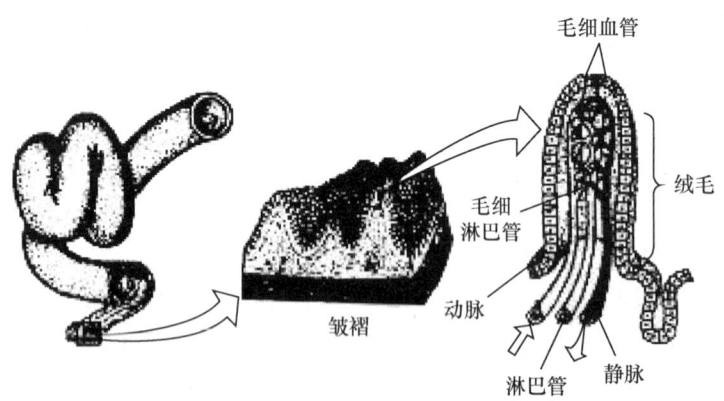

图2-2 小肠内表面的皱褶和小肠绒毛示意图

胆盐可与脂肪酸、甘油一酯等结合，形成水溶性复合物，促进脂肪消化产物的吸收，并能促进脂溶性维生素的吸收。

3. 大肠内吸收

大肠对营养素的吸收主要是吸收水分和盐类。另外，细菌分解食物残渣会产生一些具有毒性的物质，有一部分会被吸收入血到肝脏解毒。因此，养成每日排便、定时排便的习惯，会防止更多的毒素被吸收到血液中，有利于人体健康。

培训课程 2 人体所需营养素

学习单元 1 蛋白质

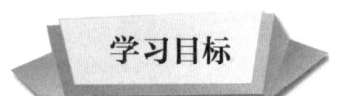

了解氨基酸

熟悉蛋白质的生理功能

熟悉蛋白质营养价值评价的方法

掌握蛋白质的食物来源及参考摄入量

组成人体的化学物质很多,将性质相近的物质归在一起,大致有蛋白质、碳水化合物、脂类、水、矿物质等。从中可以看出,人体所摄取的营养素,除维生素外,都是构成人体的化学物质。一般来讲,水约占人体的55%~67%,蛋白质占16%~19%,脂类占10%~15%,碳水化合物占1%~2%,矿物质占3%~4%。这些化学物质在人体内的功能各异,它们构成了人体的各种细胞和细胞间质,并供给细胞活动的能量。任何一种物质的缺乏,都会导致人体功能的障碍和损伤。

蛋白质是生物体内一种极重要的物质,是化学结构复杂的高分子有机化合物,是人体的必需营养素之一。生命是物质运动的高级形式,这种运动方式是通过蛋白质来实现的。人体的生长、发育、运动、遗传、繁殖等一切生命活动都离不开蛋白质。生命运动需要蛋白质,也离不开蛋白质。蛋白质是生命的物质基础,没有蛋白质就没有生命。

一、氨基酸及其分类

蛋白质的原子组成是碳、氢、氧和氮，有些还含有硫原子。由于碳水化合物及脂肪的原子组成只有碳、氢、氧，而不存在氮，因此蛋白质是人体氮的唯一或最主要的来源，其营养价值也是碳水化合物和脂肪所不能替代的。

蛋白质主要由氨基酸组成，氨基酸是构成蛋白质的基本单位，因氨基酸的组合排列不同而组成各种类型的蛋白质。人体中约有10万种以上的蛋白质，这些蛋白质始终处于不断分解又不断合成的动态平衡之中，组织蛋白不断地更新和修复，成人体内每天有3%的蛋白质被更新。

1. 氨基酸的概念

蛋白质分子是生物大分子，分子量约从5 000到数百万。构成蛋白质的基本单位是氨基酸，氨基酸的化学结构式如图2-3所示。

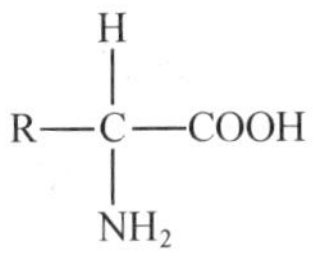

$$R-\underset{\underset{NH_2}{|}}{\overset{\overset{H}{|}}{C}}-COOH$$

图2-3 氨基酸的化学结构

蛋白质是由许多氨基酸以肽键联结在一起，并形成一定空间结构的大分子。由于氨基酸的种类、数量、排列次序和空间结构千差万别，就构成了无数种功能各异的蛋白质，也才有了丰富多彩、奥妙无穷的生物世界。两个或两个以上氨基酸通过肽键共价连接形成的聚合物称为肽，含10个以上氨基酸的肽称多肽，含10个以下氨基酸的肽称寡肽，含3个或2个氨基酸的分别称三肽和二肽。

2. 必需氨基酸的分类

人体的氨基酸分类具体见表2-1。

表2-1 人体的氨基酸

必需氨基酸	非必需氨基酸	半必需氨基酸
异亮氨酸	天门冬氨酸	半胱氨酸
亮氨酸	天门冬酰胺	
赖氨酸	谷氨酸	
甲硫氨酸	谷氨酰胺	酪氨酸

续表

必需氨基酸	非必需氨基酸	半必需氨基酸
苯丙氨酸	甘氨酸	
苏氨酸	脯氨酸	
色氨酸	丝氨酸	酪氨酸
缬氨酸	精氨酸	
组氨酸	丙氨酸	

构成人体蛋白质的氨基酸有20种，其中9种氨基酸为必需氨基酸，必需氨基酸是指人体不能自身合成或合成速度不能满足机体需要，必须从食物中直接获得的氨基酸。它们是异亮氨酸、亮氨酸、赖氨酸、甲硫氨酸、苯丙氨酸、苏氨酸、缬氨酸、色氨酸和组氨酸。

组氨酸是婴儿的必需氨基酸。由于人体组氨酸在肌肉和血红蛋白中储存量较大，而人体对其需求量又相对较小，因此很难证实成人体内有无合成组氨酸的能力，故尚难确定组氨酸是否为成人体内的必需氨基酸。

半胱氨酸和酪氨酸在体内分别由甲硫氨酸和苯丙氨酸转变而成，如果膳食中能直接提供这两种氨基酸，则人体对甲硫氨酸和苯丙氨酸的需要可分别减少30%和50%。所以，半胱氨酸和酪氨酸这类可减少人体对某些必需氨基酸需要量的氨基酸，称为半必需氨基酸，或条件必需氨基酸。

在计算食物必需氨基酸组成时，往往将甲硫氨酸和半胱氨酸、苯丙氨酸和酪氨酸合并计算。其余9种氨基酸，人体自身可以合成以满足机体需要，故称非必需氨基酸。

3. 氨基酸模式和限制性氨基酸

（1）氨基酸模式

氨基酸模式是指某种蛋白质中各种必需氨基酸的构成比例，即根据蛋白质中必需氨基酸含量，以含量最少的色氨酸为1计算出的其他氨基酸的相应比值。因人体对组氨酸的需求量相对较小，一般只考虑除组氨酸以外的其他8种必需氨基酸的比例。几种食物蛋白质和人体蛋白质氨基酸模式见表2-2。通常以人体必需氨基酸需要量模式作为参考蛋白质，用以评价食物蛋白质的营养价值。

表 2-2　几种食物蛋白质和人体蛋白质氨基酸模式

氨基酸	鸡蛋全蛋	牛奶	牛肉	大豆	面粉	大米	人体
异亮氨酸	3.2	3.4	4.4	4.3	3.8	4.0	4.0
亮氨酸	5.1	6.8	6.8	5.7	6.4	6.3	7.0
赖氨酸	4.1	5.6	7.2	4.9	1.8	2.3	5.5
甲硫氨酸+半胱氨酸	3.4	2.4	3.2	1.2	2.8	2.8	2.3
苯丙氨酸+酪氨酸	5.5	7.3	6.2	3.2	7.2	7.2	3.8
苏氨酸	2.8	3.1	3.6	2.8	2.5	2.5	2.9
缬氨酸	3.9	4.6	4.6	3.2	3.8	3.8	4.8
色氨酸	1.0	1.0	1.0	1.0	1.0	1.0	1.0

注：因对组氨酸是否为成人必需氨基酸尚不明确，故未计组氨酸。

（2）限制性氨基酸

食物蛋白质的必需氨基酸组成与参考蛋白质相比，缺乏较多的氨基酸称限制性氨基酸，缺乏最多的一种称第一限制性氨基酸。由于该种氨基酸缺乏或不足限制或影响了其他氨基酸的利用，从而降低了食物蛋白质的营养价值。食物蛋白质氨基酸组成与人体必需氨基酸需要量模式接近的食物，在体内的利用率就高，反之则低。例如，动物蛋白中的蛋、奶、肉等，以及大豆蛋白的氨基酸组成与人体必需氨基酸需要量模式较接近，所含的必需氨基酸在体内的利用率较高，故称为优质蛋白质。

其中鸡蛋蛋白质的氨基酸组成与人体蛋白质氨基酸模式最为接近，在比较食物蛋白质营养价值时常作为参考蛋白质，或称标准蛋白质。参考蛋白质指可测定其他蛋白质质量的标准蛋白质。

而在植物蛋白中，赖氨酸、甲硫氨酸、苏氨酸和色氨酸含量相对较低，所以营养价值也相对较低。

二、蛋白质及其生理功能

1. 蛋白质分类

蛋白质的化学结构非常复杂，大多数蛋白质的化学结构尚未阐明，因此无法根据蛋白质的化学结构进行分类。在营养学上常按营养价值分类。

(1) 完全蛋白质

完全蛋白质指所含必需氨基酸种类齐全、数量充足、比例适当，不但能维持成人的健康，并能促进儿童生长发育的蛋白质，如乳类中的酪蛋白、α-乳白蛋白，蛋类中的卵白蛋白、卵磷脂，肉类中的白蛋白、肌肉蛋白，大豆中的大豆蛋白，小麦中的麦谷蛋白，玉米中的谷蛋白等。完全蛋白质是优质蛋白质。

(2) 半完全蛋白质

半完全蛋白质指所含必需氨基酸种类齐全，但有的数量不足，比例不适当，可以维持生命，但不能促进生长发育的蛋白质，如小麦中的麦胶蛋白等。大多数植物蛋白是半完全蛋白质。

(3) 不完全蛋白质

不完全蛋白质指所含必需氨基酸种类不全，既不能维持生命，也不能促进生长发育的蛋白质，如玉米中的玉米胶蛋白、动物结缔组织和肉皮中的胶原蛋白、豌豆中的豆球蛋白等。

2. 蛋白质的生理功能

(1) 构成机体组织

蛋白质是构成机体组织、器官的重要成分，人体各组织、器官无一不含蛋白质。在人体的瘦体组织中，如肌肉组织和心、肝、肾等器官均含有大量蛋白质；骨骼、牙齿，乃至指甲中也含有大量蛋白质；细胞中除水分外，蛋白质约占细胞内物质的80%。因此，构成机体组织、器官的成分是蛋白质最重要的生理功能。身体的生长发育可视为蛋白质不断积累的过程，这对生长发育期的儿童尤为重要。

人体内各种组织细胞的蛋白质始终在不断更新。例如，人血浆蛋白的半寿期约为10天，肝中大部分蛋白质的半寿期为1~8天，某些蛋白质的半寿期很短，只有数秒钟。人体只有摄入足够的蛋白质才能维持组织的更新，身体受伤后也需要蛋白质作为修复材料。

(2) 调节生理功能

机体生命活动之所以能够有条不紊地进行，有赖于多种生理活性物质的调节。而蛋白质在体内是构成多种具有重要生理活性物质的成分，参与调节生理功能。例如，核蛋白构成细胞核并影响细胞功能；酶蛋白具有促进食物消化、吸收和利用的作用；免疫球蛋白具有维持机体免疫功能的作用；肌球蛋白具有调节肌肉收缩的功能；血液中的脂蛋白、运铁蛋白、维生素A结合蛋白具有运送营养素的作用；血红蛋白具有携带、运送氧的功能；白蛋白具有调节渗透压、维持体液平衡的功能；由蛋白质或蛋白质衍生物构成的某些激素，如垂体激素、甲状腺素、胰岛素及肾上腺素等都是机体的重要调节物质。

（3）供给能量

蛋白质在人体内分解成氨基酸后，经脱氨基作用生成的α-酮酸，可以直接或间接经三羧酸循环氧化分解，同时释放能量，是人体能量来源之一。但是，蛋白质的这种功能可以由碳水化合物、脂肪代替。因此，供给能量是蛋白质的次要功能。

3. 蛋白质系数和氮平衡

（1）蛋白质系数

蛋白质是人体氮元素的唯一来源。蛋白质的测定非常复杂烦琐，而氮的测定相对容易，因此常以测量氮的量计算相应蛋白质的量。大多数蛋白质的含氮量相当接近，平均约为16%。因此，在任何食物样品中，每克氮相当于6.25g蛋白质（即100÷16），其折算系数为6.25。6.25也被称为蛋白质系数。只要测定食物样品中的含氮量，就可以算出其中蛋白质的大致含量：

每100 g样品中蛋白质的含量（g）= 每克样品中含氮量（g）×6.25×100

（2）氮平衡

所谓氮平衡，反映的是机体摄入氮和排出氮的关系，即蛋白质分解代谢与合成代谢处于动态平衡。其关系式如下：

$$B = I - (U + F + S)$$

式中：B——氮平衡状态，g；

I——摄入氮量，g；

U——尿氮含量，g；

F——粪氮含量，g；

S——皮肤等氮损失，g。

当摄入氮和排出氮相等时为零氮平衡，健康成人应维持零氮平衡并富余5%。

如摄入氮多于排出氮则为正氮平衡，儿童处于生长发育期、妇女怀孕、疾病恢复时，以及运动、劳动等需要增加肌肉时均应保证适当的正氮平衡，以满足机体对蛋白质的需要。

摄入氮少于排出氮则为负氮平衡，人在饥饿、疾病及老年时期等，一般处于负氮平衡，但应尽量避免这种情况。

三、蛋白质的营养价值评价

评价食物蛋白质的营养价值，对于食品品质的鉴定、新资源食品的研究与开发、指导人群膳食等许多方面都很必要。各种食物的蛋白质、氨基酸模式等都不一样，人体对不同蛋白质的消化、吸收和利用程度也存在差异，所以营养学上，主要是从食物的蛋白质含量，消化率和利用率三方面来全面地评价食物蛋白质的营养价值。

1. 蛋白质的含量

虽然蛋白质的含量不等于质量，但是没有一定的数量，再好的蛋白质其营养价值也有限，所以蛋白质含量是食物蛋白质营养价值的基础。食物中蛋白质含量测定非常不容易，一般是先测定食物中的氮含量，这样相对容易，再乘以蛋白质系数6.25，就可以得到食物中蛋白质的含量。

2. 蛋白质消化率

蛋白质的消化率是评价食物蛋白质营养价值的生物学方法之一，是指蛋白质在消化道内被吸收的蛋白质占摄入蛋白质的百分数，是反映食物蛋白质在消化道内被分解和吸收程度的一项指标。

由于蛋白质在食物中存在形式、结构各不相同，食物中含有不利于蛋白质吸收的其他因素的影响等，不同的食物，或同一种食物的不同加工方式，其蛋白质的消化率都有差异，一般动物性食物中的蛋白质消化率高于植物性食物，如鸡蛋和牛奶蛋白质的消化率分别为97%和95%，而玉米和大米蛋白质的消化率分别为85%和87%。大豆整粒食用时，消化率仅60%，而加工成豆腐后，消化率提高到90%以上，这是因为加工后的制品中去除了大豆中的纤维素和其他不利于蛋白质消化、吸收的影响因素。几种食物蛋白质的消化率见表2-3。

表2-3 几种食物蛋白质的消化率

食物	消化率	食物	消化率	食物	消化率
鸡蛋全蛋	97%	大米	87%	大豆粉	86%
牛奶	95%	面粉（精制）	96%	菜豆（俗称四季豆）	78%
肉	94%	燕麦	86%	花生酱	95%
玉米	85%	小米	79%	花生	94%
豆子	78%	黑小麦	90%	中国混合膳食	96%

蛋白质消化率一般采用动物或人体实验测定，根据是否考虑内源粪代谢氮因素，可分为表观消化率和真消化率两种方法。

(1) 蛋白质表观消化率

蛋白质表观消化率，即不计内源粪代谢氮的蛋白质消化率。通常以动物或人体为实验对象，在实验期内，测定实验对象摄入的食物氮（摄入氮）和从粪便中排出的氮（粪氮），然后按下式计算：

$$蛋白质表观消化率（\%）= \frac{摄入氮-粪氮}{摄入氮} \times 100\%$$

(2) 蛋白质真消化率

蛋白质真消化率，即考虑内源粪代谢氮时的消化率。粪便中排出的氮实际上有两个来源：一是来自未被消化、吸收的食物蛋白质，即粪氮；二是来自脱落的肠黏膜细胞以及肠道细菌等所含的氮，即粪代谢氮。通常以动物或人体为实验对象，首先设置无氮膳食期，即在实验期内给予无氮膳食，并收集无氮膳食期内的粪便，测定氮含量，即为粪代谢氮；然后再设置被测食物蛋白质实验期，实验期内再分别测定摄入氮和粪氮；从被测食物蛋白质实验期的粪氮中减去无氮膳食期的粪代谢氮，才是摄入食物蛋白质中真正未被消化、吸收的部分，故称蛋白质真消化率。计算公式如下：

$$蛋白质真消化率（\%）= \frac{摄入氮-粪氮-粪代谢氮}{摄入氮} \times 100\%$$

由于粪代谢氮测定十分烦琐，且难以准确测定，故在实际工作中常不考虑粪代谢氮，特别是当膳食中的膳食纤维含量很少时，可不必计算粪代谢氮；当膳食中含有多量膳食纤维时，成年男性的粪代谢氮值，可按每天每千克体重 12 mg 计算。

3. 蛋白质利用率

蛋白质利用率是指食物蛋白质被消化、吸收后在体内被利用的程度。衡量蛋白质利用率的指标有很多，主要有：生物价、蛋白质净利用率、蛋白质功效比值、氨基酸评分等，各指标从不同的角度反映蛋白质被利用的程度。生物价是评价食物蛋白质营养价值较常用的方法，这里仅介绍生物价。

蛋白质的生物价是反映食物蛋白质消化、吸收后被机体利用的程度。计算公式如下：

$$生物价 = \frac{储留氮}{吸收氮} = \frac{吸收氮-（尿氮-尿内源性氮）}{食物氮-（粪氮-粪内源性氮）} \times 100\%$$

生物价越高，说明蛋白质被机体利用的程度越高，蛋白质的营养价值越高。

食物蛋白质的生物价对指导肝脏及肾脏疾病患者的膳餐具有很好的指导意义。生物价越高，表明膳食中蛋白质被人体利用合成蛋白质的程度越高，经肝脏及肾脏代谢和排泄的氮越少，因而可以减少肝脏和肾脏的负担。常见食物的蛋白质生物价见表2-4。

表2-4 常见食物的蛋白质生物价

食物	生物价	食物	生物价
鸡蛋全蛋	94	熟大豆	64
鸡蛋蛋白	83	扁豆	72
鸡蛋蛋黄	96	蚕豆	58
脱脂牛奶	85	白面粉	52
鱼肉	83	小米	57
牛肉	76	玉米	60
猪肉	74	白菜	76
大米	77	甘薯	72
小麦粉	67	马铃薯	67
生大豆	57	花生	59

4. 蛋白质的营养不良及评价

（1）蛋白质缺乏

蛋白质是人体最重要的营养素，蛋白质缺乏会给人体健康造成灾难性的损伤，蛋白质的摄入量在很大程度上决定了儿童的生长情况和成人的健康。

蛋白质缺乏在成人和儿童中都有发生，但处于生长阶段的儿童更为敏感。据世界卫生组织估计，目前世界上大约有500万儿童患蛋白质能量营养不良，其中有因疾病和营养不当引起的，但大多数是因贫穷和饥饿引起的，主要分布在非洲、中南美洲、中东、东南亚和南亚地区等。

蛋白质缺乏会引起蛋白营养缺乏症和营养消瘦症。

蛋白营养缺乏症又称夸休可尔症（Kwashiorkor），来自加纳语，指能量摄入基本满足而蛋白质严重不足的儿童营养性疾病，主要表现为体重下降不明显，腹、腿部水肿、虚弱、表情淡漠、生长滞缓、头发变色、变脆和易脱落，易感染其他疾病等。2003年5月，安徽阜阳地区相继出现婴幼儿因饮用劣质奶粉而腹泻，导致重度营养不良的情况。据统计，2003年5月后的10个月间，因食用劣质奶粉出现营养不良综合征的婴幼儿共100余人。这些劣质奶粉主要是以各种廉价的食品原料，如淀粉、蔗糖等全部或部分替代乳粉，再用奶香精等添加剂进行调香调味制成。这些婴幼儿患上的就是蛋白营养缺乏症。

营养消瘦症又称为Marasmus，原意即为"消瘦"，指蛋白质和能量摄入均严重不足的儿童营养性疾病，患儿消瘦无力，体重下降明显，仅为同年龄儿童平均体重的60%，没有明显的水肿，因易感染其他疾病而死亡。主要是由饥饿造成的。

以上两种情况可单独存在，也可并存。对成人来说，蛋白质摄入不足，同样可引起体力下降、水肿、抗病力减弱等症状。

（2）蛋白质摄入过多

蛋白质，尤其是动物蛋白摄入过多，对人体同样有害。首先，过多的动物蛋白的摄入，就必定伴有较多的动物脂肪和胆固醇摄入。其次，蛋白质过多本身也会产生有害影响。正常情况下，人体不储存蛋白质，所以必须将过多的蛋白质脱氨分解，氮则由尿排出体外。这一过程需要大量水分，从而加重了肾脏的负荷，若肾功能已经受损，则危害更大。最后，过多的动物蛋白摄入，也造成含硫氨基酸摄入过多，这样可加速骨骼中钙的丢失，易产生骨质疏松。

一些癌症可能与摄入蛋白质过多有关，尤其是结肠癌、乳腺癌、肾癌、胰腺癌和前列腺癌。

四、蛋白质的食物来源及参考摄入量

1. 蛋白质的食物来源

蛋白质的食物来源可分为植物蛋白和动物蛋白两大类。植物蛋白中，谷类含蛋白质10%左右，蛋白质含量不算高，但由于是人们的主食，所以仍然是膳食蛋白质的主要来源。豆类含有丰富的蛋白质，特别是大豆含蛋白质高达35%~40%，氨基酸组成也比较合理，在体内的利用率较高，是植物蛋白中非常好的蛋白质来源。此外，薯类、杂豆类、坚果类、菌藻类等植物性食物的蛋白质含量也较高，是人体蛋白质来源的重要补充。

蛋类含蛋白质11%~14%，是优质蛋白质的重要来源。奶类（牛奶）一般含蛋白质3.0%~3.5%，是婴幼儿蛋白质的最佳来源。

肉类包括禽、畜和鱼的肌肉。新鲜肌肉含蛋白质15%~22%，肌肉蛋白质营养价值优于植物蛋白，是人体蛋白质的重要来源。

为改善膳食蛋白质质量,在膳食中应保证有一定数量的优质蛋白质。一般要求动物蛋白和大豆蛋白应占膳食蛋白质总量的30%~50%。

常见食物蛋白质含量见表2-5。

表2-5 常见食物蛋白质含量(g/100g可食部分)

食物	蛋白质含量	食物	蛋白质含量
猪肉(瘦)	20.3	小麦粉(富强粉)	10.3
猪肉(肥瘦)	13.2	小麦粉(标准粉)	11.2
牛肉(肥瘦)	19.9	小米	9.0
羊肉(肥瘦)	19.0	面包	8.3
鸡	19.3	玉米(鲜)	4.0
鸭	15.3	玉米面	8.1
鹅	17.9	粳米(标一)	7.7
草鱼	16.6	籼米(标一)	7.7
河蟹	17.5	高粱米	10.4
河虾	16.4	甘薯	1.4
海参	16.5	黄豆	35.0
鸡蛋	13.3	绿豆	21.6
鸭蛋	12.6	豆腐	8.1
鹅蛋	11.1	赤小豆	20.2
牛奶	3.0	核桃(鲜)	12.8
酸奶	2.5	花生仁	24.8
奶酪(干酪)	25.7	紫菜(干)	26.7
梨	0.4	蘑菇(干)	21.0
苹果	0.2	香菇	2.2

2. 蛋白质的参考摄入量

理论上成人每人每天摄入约30g蛋白质就可以满足零氮平衡,但从安全性和消化、吸收等其他因素考虑,《中国居民膳食营养素参考摄入量(2013版)》对成人蛋白质的推荐摄入量为1 g/(kg·d)为宜,具体见表2-6。

表2-6 我国居民膳食蛋白质参考摄入量

人群	平均需要量（g/d）		推荐摄入量（g/d）	
	男	女	男	女
0岁~	—ª	—	9（AI）	9（AI）
0.5岁~	15	15	20	20
1岁~	20	20	25	25
3岁~	25	25	30	30
6岁~	25	25	35	35
7岁~	30	30	40	40
9岁~	40	40	45	45
10岁~	40	40	50	50
11岁~	50	45	60	55
14岁~	60	50	75	60
18岁~	60	50	65	55
50岁~	60	50	65	55
孕妇（早）	—	+0[b]	—	+0
孕妇（中）	—	+10	—	+15
孕妇（晚）	—	+25	—	+30
乳母	—	+20	—	+25

注：a. 未制定参考值者用"—"表示。

b. "+"表示在同龄人群参考值基础上额外增加量，下同。

3. 提高膳食蛋白质质量

（1）增加膳食中的蛋白质

大豆蛋白的营养和保健功能越来越被重视，大豆蛋白不仅营养价值高，而且有利于预防高脂血症等慢性疾病。牛奶是富含多种营养素的优质蛋白质食物来源，我国人均牛奶的年消费量较低，2015年5月召开的第四届"奶牛营养与牛奶质量"国际研讨会上披露，我国已是全球奶类生产、加工和消费大国，但人均奶类消费水平依然较低，约为亚洲平均水平的1/2、世界平均水平的1/3。因此，应大力提倡我国各类人群增加牛奶和大豆及其制品的消费。

（2）蛋白质互补

两种或两种以上食物蛋白质混合食用，其中所含有的必需氨基酸取长补短、相互补充，达到较好的比例，从而提高蛋白质利用率的作用，称为蛋白质互补作用。一般大豆蛋白缺乏甲硫氨酸，但富含赖氨酸；而大多数谷蛋白却与此相反，缺少赖氨酸而富含甲硫氨酸。如上述两种食物混合食用，可以使蛋白质利用率提高 10%～30%，不同蛋白质的互补作用实际上是所含氨基酸成分相互补充的结果。

将多种食物混合食用，会提高食物蛋白质的生物价。例如，玉米、小米、熟大豆单独食用时，其生物价分别为 60、57、64，如按 40%、40%、20% 的比例混合食用，生物价可提高到 73。如将玉米、面粉、大豆混合食用，蛋白质的生物价也会提高。这是因为玉米、面粉的蛋白质中赖氨酸含量较低，甲硫氨酸相对较高；而大豆中的蛋白质恰恰相反，混合食用时赖氨酸和甲硫氨酸两者可相互补充。若在植物性食物的基础上再添加少量动物性食物，蛋白质的生物价还会提高，如小麦粉、小米、熟大豆、牛肉单独食用时，其蛋白质的生物价分别为 67、57、64、76，若按 31%、46%、8%、15% 的比例混合食用，其蛋白质的生物价可提高到 89。可见动物性、植物性食物混合食用比单纯植物性食物混合还要好。几种食物混合食用后蛋白质的生物价见表 2-7。

表 2-7　几种食物混合食用后蛋白质的生物价

食物	单独食用生物价	混合食用所占比例		
小麦粉	67	37%	—	31%
小米	57	32%	40%	46%
熟大豆	64	16%	20%	8%
豌豆	48	15%	—	—
玉米	60	—	40%	—
牛肉	76	—	—	15%
混合食用生物价		74%	73%	89%

（3）蛋白质互补的原则

为充分发挥食物蛋白质的互补作用，在调配膳食时，应遵循以下三个原则。

1）搭配的食物种类越多越好。每日摄入的食物种类最好不少于 20 种，以发挥杂食之利，提高膳食营养的覆盖面。

2）食物之间的生物学种属越远越好，如动物性和植物性食物之间的混合比单纯植物性食物之间的混合要好。

3）食用时间越近越好，同时食用最好，因为单个氨基酸在血液中的停留时间约 4 h，然后到达组织器官，再合成组织器官的蛋白质，而合成组织器官蛋白质的氨基酸必须同时到达才能发挥互补作用，合成组织器官蛋白质。

学习单元 2　碳水化合物

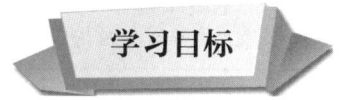

了解碳水化合物种类
熟悉碳水化合物、膳食纤维的生理功能
掌握碳水化合物、膳食纤维的参考摄入量及食物来源
了解食物血糖生成有关知识

碳水化合物是由碳、氢、氧三种元素组成的有机化合物，因分子式中氢和氧的比例恰好与水相同为 2∶1 而得名。因为一些不属于碳水化合物的分子也有同样的元素组成比例，如醋酸（$C_2H_4O_2$）、乳酸（$C_3H_6O_3$）等，此外，有一些化合物在结构与性质方面都与碳水化合物相似，如鼠李糖（$C_6H_{12}O_5$），但确属糖类，因此国际化学名词委员会在 1927 年曾建议用"糖类"一词来代替碳水化合物。但由于习惯和接受率，"碳水化合物"一词至今仍被广泛使用。

碳水化合物是较早被发现的营养素之一，广泛存在于动植物中，包括构成动物体结构的骨架物质（如膳食纤维、果胶、黏多糖和几丁质），以及为能量代谢提供原料的物质如淀粉、糊精、菊糖和糖原等。碳水化合物是人类膳食能量的最主要的来源，对人类营养有着重要作用。

一、碳水化合物种类和益生元

碳水化合物根据聚合度，可分为糖、寡糖、多糖等三类，见表 2-8。

表 2-8　碳水化合物分类

分类（糖分子聚合度）	亚组	举例
糖（1~2）	单糖	葡萄糖，果糖，半乳糖
	双糖	蔗糖，麦芽糖，乳糖，海藻糖
	糖醇	山梨糖醇，甘露糖醇

续表

分类（糖分子聚合度）	亚组	举例
寡糖（3~9）	异麦芽低聚寡糖	麦芽糊精
	其他寡糖	棉籽糖，水苏糖，低聚果糖
多糖（≥10）	淀粉	直链淀粉，支链淀粉，变性淀粉
	非淀粉多糖	纤维素，半纤维素，果胶，亲水胶质物

1. 糖

糖主要包括单糖、双糖和糖醇。

（1）单糖

单糖的分子结构简单，不再被水解，可直接被消化道吸收利用。

食物中的单糖主要有葡萄糖、果糖和半乳糖，单糖是最简单的碳水化合物，是构成寡糖和多糖的基本组成单位，通常根据其所含碳元素的数量分为三碳糖、四碳糖、五碳糖和六碳糖等，其中六碳糖（己糖）在自然界中分布最广。

葡萄糖是单糖中最重要的一种，人体的血糖就是葡萄糖。所有动物的血液中都有这种糖，但含量很少。葡萄糖广泛存在于大多数水果和蔬菜中，水果中含量最为丰富，尤以葡萄中含量最多。

果糖是最甜的一种单糖，其甜度是葡萄糖的1.75倍。果糖和蔗糖同时存在于大多数水果中，蜂蜜中含量最多。

半乳糖几乎全部以结合形式存在，在自然界中不单独存在，是乳糖、水苏糖、棉籽糖等的组成成分之一，其甜度低于葡萄糖。

（2）双糖

双糖是由两个单糖分子上的羟基脱水生成的糖苷，广泛存在于自然界中。食物中的双糖主要有蔗糖、麦芽糖和乳糖等。

蔗糖由一分子葡萄糖和一分子果糖缩合而成。蔗糖广泛存在于植物中，甘蔗和甜菜含量丰富，是绵白糖、砂糖、红糖的主要成分。

麦芽糖由两分子葡萄糖缩合而成。以谷类种子发出的芽中含量较多，尤以麦芽中含量最多，因此称麦芽糖。

乳糖由一分子葡萄糖和一分子半乳糖缩合而成。它只存在于动物的乳汁中，甜度仅为蔗糖的1/6。乳糖不溶于水，在消化道中由乳糖酶作用而分解成葡萄糖和半乳糖。

(3) 糖醇

糖醇是单糖的衍生物，如山梨糖醇、甘露糖醇、木糖醇等，广泛应用在食品工业及临床中。

山梨糖醇主要存在于植物的果实中，工业上可通过羟化葡萄糖而制得。在体内山梨糖醇转变成果糖，90%以上被吸收并代谢，其肠道吸收过程比葡萄糖慢得多，对血糖的影响比葡萄糖小得多，因此山梨糖醇常作为甜味剂而用于食品中。

甘露糖醇在海藻、蘑菇中含量丰富。甘露糖醇可通过甘露糖羟化而获得。在临床上可作为利尿剂，或在食品工业上作为无糖食品的甜味剂。甘露糖醇广泛存在于水果、蔬菜中，甜度与蔗糖相同。工业上可通过氢化木糖而获得，常作为甜味剂。

2. **寡糖**

寡糖又称低聚糖，是由3~9个单糖构成的一类小分子多糖。由于寡糖中的化学键不能被人体消化酶分解，因此不易被消化。常见的低聚糖主要有棉籽糖、水苏糖、低聚果糖、大豆低聚糖等。

棉籽糖为三糖，由葡萄糖、果糖和半乳糖构成，多见于蜂蜜中，也是大豆低聚糖的主要成分。水苏糖为四糖，由葡萄糖、果糖和两分子半乳糖组成，常与蔗糖、棉籽糖共存，主要存在于豆类中。摄入大量豆类常引起腹部胀气，主要是由于棉籽糖、水苏糖不能被消化道中的消化酶分解，而被肠道微生物发酵产气引起的。

低聚果糖是蔗糖分子的果糖残基上结合1~3个果糖组成的寡糖。主要存在于水果、蔬菜中，如香蕉、大蒜、洋葱等。低聚果糖在体内不易被消化、吸收，但易被大肠双歧杆菌利用，被认为是大肠双歧杆菌的增殖因子。

大豆低聚糖是存在于大豆中的可溶性糖分的总称，主要成分是棉籽糖、水苏糖，也含有一定量的蔗糖等其他成分，除大豆外，还常见于其他豆类中，如豇豆、豌豆、绿豆、扁豆等。大豆低聚糖也是大肠双歧杆菌的增殖因子，常作为功能性食品的基料，用于食品工业生产中。

3. **多糖**

多糖由不少于10个葡萄糖分子脱水缩合而成，无甜味，一般不溶于水，在营养学上可分为淀粉和非淀粉多糖。

(1) 淀粉

淀粉是由许多的葡萄糖单体联结而成的，在谷类、豆类、坚果类以及薯类等块根类食物中含量丰富。

1) 直链淀粉结构如图2-4所示。直链淀粉可溶解于热水中，遇碘变蓝，天然食物中含量少。直链淀粉容易"老化",形成难以消化的抗性淀粉。

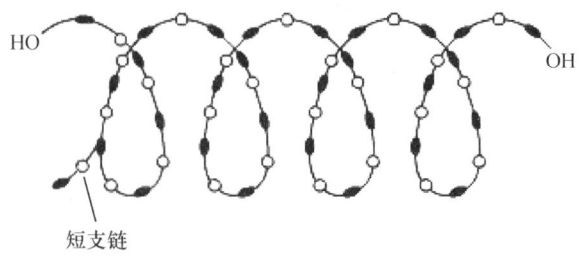

图 2-4 直链淀粉的螺旋状结构

2)支链淀粉结构如图 2-5 所示。支链淀粉难溶于水,遇碘变棕。支链淀粉易使食物糊化,消化率较高。

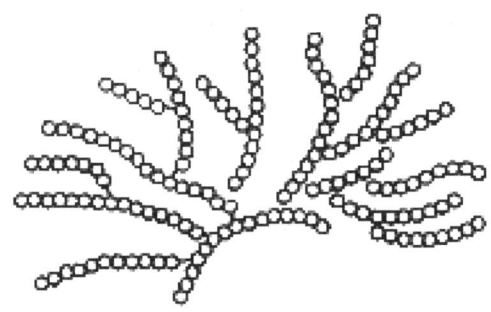

图 2-5 支链淀粉的分支链状结构

3)变性淀粉又称改性淀粉,是指普通淀粉经过物理或化学方法处理后,使其某些性质改变的淀粉。变性淀粉在食品工业中常用于增稠、稳定冷冻食品内部结构、改善食物的风味等。

4)抗性淀粉是健康人小肠内剩余的不被消化、吸收的淀粉及其降解产物的总称。广泛存在于一些水果及豆科作物中,其特性是在小肠内部消化,在结肠内发酵并被完全吸收。

5)糖原为淀粉在动物体内储存能量的一种形式,故又称为动物淀粉,其结构如图 2-6 所示。它存在于肝脏、肌肉和其他组织中,人体中的淀粉约有 1/3 存在于肝脏,称为肝糖原,可维持人体正常的血糖浓度;其余 2/3 存在于肌肉,称为肌糖原,可提供肌肉运动所需要的能量。糖原和血糖的总量占体重 1% 以下,与蛋白质和脂肪相比,碳水化合物是体内含量较少的大分子营养素。

(2)非淀粉多糖

非淀粉多糖主要由植物细胞壁成分组成,在体内不能被消化、吸收,在营养

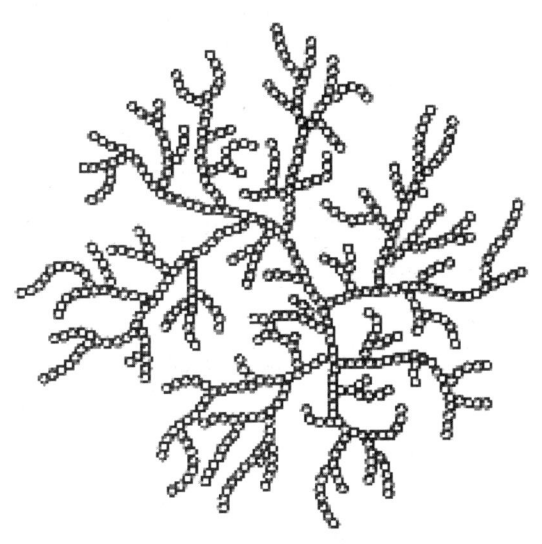

图 2-6　糖原的分枝状结构

学上称为膳食纤维，包括纤维素、半纤维素和果胶、木质素等。

1）纤维素是植物的骨干，植物细胞壁的主要成分，分布于植物的根、茎、叶、花、果、种子，以及谷类的外壳中。在人体消化道内缺乏消化纤维素的酶，同时纤维素水溶性较小，不能被酸水解，因此不能被人体消化、吸收。纤维素具有吸水性，可以增加肠道内容物的体积，还可刺激和促进胃肠道的蠕动，有利于其他食物的消化、吸收及粪便的排泄。

2）半纤维素也是植物细胞壁的主要成分，通常与纤维素同时存在于植物性食物中。半纤维素在人体消化道内不能被消化酶分解，但在大肠中易被细菌发酵，大肠中半纤维素比纤维素更易于被细菌分解。

3）果胶是存在于蔬菜和水果软组织中的无定形物质，可在热溶液中溶解，在酸性溶液中遇热形成凝胶，在食品加工中常作为增稠剂使用。

4）木质素是使植物木质化的物质，虽然包括在不可利用的碳水化合物的范畴内，但它并不是真正的碳水化合物。因与纤维素、半纤维素同时存在于植物细胞壁中，进食时往往一并被摄入人体内，而被认为是膳食纤维的组成成分。通常果蔬植物所含的木质素甚少，人和动物均不能消化木质素。

4. 益生元

随着人们对糖尿病等慢性病研究的深入和对膳食治疗的认识，科学界认识到，碳水化合物的所有性质均来源于它的两大特性——小肠消化和结肠发酵。小肠消化与血糖和供能有关，发酵与其肠道健康等功能作用有关。据此，一些新术语如抗性淀粉、膳食纤维、益生元、血糖生成指数等应运而生，这些新术语体现了科学界对不同种类碳水化合物的吸收利用差异上的认识。

近年来，已证实某些不被消化的碳水化合物在结肠发酵时有选择性地刺激肠道菌的生长，特别是某些益生菌群的增殖，如乳酸菌、双歧杆菌。益生菌可提高人体消化系统功能，尤其是肠道功能。不被消化的碳水化合物常被称为"益生元"，如低聚果糖、菊粉、非淀粉多糖、抗性淀粉等。

二、碳水化合物的生理功能与食物来源

1. 碳水化合物的生理功能

（1）储存和提供能量

每克葡萄糖在体内氧化可以产生 4 kcal（16.7 kJ）的能量。在维持人体健康所需要的能量中，55%~65%由碳水化合物提供。糖原是肌肉和肝脏碳水化合物的储存形式，肝脏约储存机体内 1/3 的糖原。一旦机体需要，肝脏中的糖原即分解为葡萄糖以提供能量。碳水化合物在体内释放能量较快，供能也快，是神经系统和心肌的主要能源，也是肌肉活动时的主要燃料，对维持神经系统和心脏的正常供能，增强耐力、提高工作效率都有重要意义。

（2）构成机体组织及重要生命物质

碳水化合物是构成机体组织的重要物质，并参与细胞的组成和多种活动。每个细胞都有碳水化合物，其含量为 2%~10%，主要以糖脂、糖蛋白和蛋白多糖的形式存在，分布在细胞膜、细胞器、细胞质以及细胞间质中。糖和脂形成的糖脂是细胞与神经组织的结构成分之一。除每个细胞都有碳水化合物外，糖结合物还广泛存在于各组织中。

（3）节约蛋白质

当膳食中碳水化合物供应不足时，机体为了满足自身对葡萄糖的需要，则通过糖原异生作用将蛋白质转化为葡萄糖供给能量；而当摄入足够量的碳水化合物时则能预防体内或膳食蛋白质消耗，不需要动用蛋白质来供能，即碳水化合物具有节约蛋白质作用。碳水化合物供应充足，体内有足够的三磷酸腺苷（ATP）产生，也有利于氨基酸的主动转运。

（4）抗生酮作用

脂肪在体内分解代谢，需要葡萄糖的协同作用。当膳食中碳水化合物供应不足时，体内脂肪或食物脂肪被动员并加速分解为脂肪酸来供应能量。在这一代谢

过程中，脂肪酸不能彻底氧化而产生过多的酮体，酮体不能及时被氧化而在体内蓄积，以致产生酮血症和酮尿症。膳食中充足的碳水化合物可以防止上述现象的发生，因此称为碳水化合物的抗生酮作用。

（5）解毒作用

碳水化合物经糖醛酸途径代谢生成的葡糖醛酸，是体内一种重要的结合解毒剂，在肝脏中能与许多有害物质如细菌毒素、酒精、砷等结合，以消除或减轻这些物质的毒性或生物活性，从而起到解毒作用。

（6）增强肠道功能

非淀粉多糖类，如纤维素、果胶、抗性淀粉、功能性低聚糖等，虽然不能在小肠内被消化、吸收，但能刺激肠道蠕动，增加结肠的发酵，增强肠道的排泄功能。

2. 碳水化合物的缺乏与过量

碳水化合物可通过影响生理和代谢过程而直接影响人体健康，因而碳水化合物缺乏或过量都将对疾病或疾病进程产生影响。

（1）缺乏

人体储存葡萄糖的能力有限，成人一般只能储存 400 g 左右，其中 200~300 g 是作为肌糖原储存于肌肉中。中枢神经系统、红细胞只能依赖葡萄糖的无氧酵解提供能量，在饥饿、禁食或某些病理状态下，细胞中的碳水化合物储备（如糖原）耗竭，为了维持血糖浓度的稳定和满足脑部的供能，体内的糖异生反应得到激活，脂肪动员加强，大量的脂肪酸经过 β 氧化提供能量的同时产生酮体，可导致酮症酸中毒。

在正常人群中完全缺乏碳水化合物的膳食或缺乏碳水化合物症状是不存在的，偶尔的低血糖也可以很容易得到纠正。

（2）过量

碳水化合物的摄入量对血脂、低密度脂蛋白胆固醇的影响明显。当膳食中饱和脂肪酸摄入量保持不变时，碳水化合物摄入量的改变对血浆低密度脂蛋白胆固醇无影响。高碳水化合物和低脂膳食可提高血脂含量 13%，增加心血管疾患发生的危险。

过量的碳水化合物摄入会引起机体碳水化合物氧化率的增加。长期的高碳水化合物摄入对糖尿病发生和发展不利。

3. 碳水化合物的参考摄入量与食物来源

（1）膳食参考摄入量

人体碳水化合物需要量常从几个方面来考虑，如葡萄糖的氧化分解率，满足脑部及葡萄糖依赖组织的需要量，糖异生及不可逆的蛋白质和氮损失量，避免酮症酸中毒及相关疾病风险，以及避免体内蛋白质分解等。此外，人体内源性的产生和能量消耗也是必须要考虑的因素。

碳水化合物的主要作用是给机体某些组织提供葡萄糖，尤其是大脑、神经组织、红细胞、肾小管、睾丸、供氧不足的骨骼肌等，有些器官或组织通常只能利用葡萄糖作为能量源。大脑虽然只有体重2%左右的重量，但它消耗了大约20%的基础代谢量。

2013年中国营养学会制定的《中国居民膳食营养素参考摄入量（2013版）》，提出我国居民碳水化合物平均需要量，具体见表2-9。

表2-9 我国居民碳水化合物平均需要量

人群	总碳水化合物（g/d）
0岁~	60（AI）
0.5岁~	85（AI）
1岁~	120
11岁~	150
18岁~	120
65岁以上	—
孕妇	130
乳母	160

注：未制定参考值者用"—"表示。

《中国居民膳食营养素参考摄入量（2013版）》提出了宏量营养素可接受范围这一新概念。宏量营养素可接受范围是指脂肪、蛋白质和碳水化合物理想的摄入量范围，该范围可以提供人体对这些必需营养素的需要，并且有利于降低慢性病的发生危险，常用占能量摄入量的百分比表示。

脂肪、蛋白质和碳水化合物都属于在体内代谢过程中能够产生能量的营养素，因此被称为产能营养素。它们属于人体的必需营养素，而且它们三者的摄入比例还影响微量营养素的摄入状况。另一方面，当产能营养素摄入过量时又可能导致机体能量储存过多，增加非传染性慢性病的发生风险。因此，有必要提出宏量营养素可接受范围，以预防营养素缺乏，同时减少由于摄入过量而导致慢性病的风险。

宏量营养素可接受范围显著的特点之一是具有上限和下限。如果个体的摄入量高于或低于推荐的范围,可能使罹患慢性病的风险增加,或导致必需营养素缺乏的可能性增加。

我国居民膳食中碳水化合物的宏量营养素可接受范围见表2-10。碳水化合物的膳食宏量营养素可接受范围为占总能量摄入量的50%~65%,添加糖的宏量营养素可接受范围占总能量摄入量要<10%。

表2-10 我国居民膳食宏量营养素可接受范围(总碳水化合物和添加糖)

人群	总碳水化合物(%E)	添加糖(%E)
0岁~	—	—
1岁~	50~65	—
4岁~	50~65	<10
18岁~	50~65	<10
孕妇	50~65	<10
乳母	50~65	<10

注:未制定参考值者用"—"表示;"%E"为占能量的百分比,下同。

(2)食物来源

碳水化合物主要来自谷类、薯类,还来源于水果蔬菜类食物和纯碳水化合物(包括淀粉和糖)等。粮谷类一般含碳水化合物60%~80%,薯类含量为15%~29%,豆类为40%~60%。单糖和双糖的来源主要是蔗糖、糖果、甜食、糕点、甜味水果、含糖饮料和蜂蜜等。各类常见富含碳水化合物的食物含量见表2-11,也是我国居民的碳水化合物的主要来源。

表2-11 常见食物中碳水化合物的含量(g/100 g可食部分)

食物	碳水化合物	不溶性膳食纤维
白糖	99.9	—
蜂蜜	75.6	—
稻米	77.2	0.6
小麦	75.2	10.8
玉米(黄、干)	73.0	6.4
小米	75.1	1.6
大麦	73.3	9.9

续表

食物	碳水化合物	不溶性膳食纤维
燕麦	77.4	6.0
木薯	27.8	1.6
粉条	84.2	0.6
藕	11.5	2.2
甘薯（白心）	25.2	1.0
马铃薯	17.8	1.1
黄豆	37.3	9.0
黑豆	33.6	10.2
绿豆	62.0	6.4
赤小豆	63.4	7.7
花生（鲜）	13.0	7.7

乳糖是哺乳动物乳腺分泌的一种特有的碳水化合物，一般仅存在于奶及奶制品中。乳糖在不同动物的乳中含量略有不同，常见的几种动物乳中的乳糖浓度为：人奶7.0%，牛奶4.7%，马奶2.6%，绵羊奶4.4%，山羊奶4.6%。

三、膳食纤维

膳食纤维的定义有两种：一是从生理学角度将膳食纤维定义为哺乳动物消化系统内未被消化的植物细胞的残存物，包括纤维素、半纤维素、果胶、树胶、抗性淀粉和木质素等；二是从化学角度将膳食纤维定义为植物的非淀粉多糖加木质素。

膳食纤维可分为可溶性膳食纤维与非可溶性膳食纤维。前者包括部分半纤维素、果胶和树胶等，后者包括纤维素、木质素等。

1. 膳食纤维的主要特性

（1）吸水作用

膳食纤维有很强的吸水能力或与水结合的能力。此作用可使肠道中粪便的体积增大，加快其转运速度，减少其中有害物质接触肠壁的时间。

（2）黏滞作用

一些膳食纤维具有强的黏滞性，能形成黏液性溶液，包括果胶、树胶、海藻多糖等。

(3) 结合有机化合物作用

膳食纤维具有结合胆酸和胆固醇的作用。

(4) 阳离子交换作用

其作用与糖醛酸的羧基有关,可在胃肠内结合矿物质如 K^+、Na^+、Fe^{3+} 等阳离子,形成膳食纤维复合物,影响其吸收。

(5) 细菌发酵作用

膳食纤维在肠道易被细菌酵解,其中可溶性膳食纤维可完全被细菌酵解,而不溶性膳食纤维则不易被酵解。酵解后产生的短链脂肪酸可作为肠道细胞和细菌的能量来源。

2. 膳食纤维的生理功能

(1) 有利于食物的消化、吸收

膳食纤维能增加食物在口腔咀嚼的时间,可促进肠道消化酶分泌,同时加速肠道内容物的排泄,这些都有利于食物的消化、吸收。

(2) 降低血清胆固醇

膳食纤维可结合胆酸,故有降血脂作用,此作用以水溶性纤维(如果胶、树胶、豆胶)的降脂作用较明显,而非水溶性纤维无此作用。

(3) 预防胆结石形成

大部分胆结石是由于胆汁内胆固醇过度饱和所致,当胆汁酸与胆固醇失去平衡时,就会析出小的胆固醇结晶而形成胆结石。膳食纤维可降低胆汁和胆固醇的浓度,使胆固醇饱和度降低,从而减少胆结石症的发生。

(4) 维护结肠功能

肠道厌氧菌大量繁殖会使中性或酸性类固醇,特别是胆酸、胆固醇及其代谢物降解,产生的代谢产物可能是致癌物。膳食纤维可抑制厌氧菌,促使嗜氧菌的生长,使具有致癌性的代谢物减少;同时膳食纤维还可借其吸水性扩大粪便体积,缩短粪便在肠道的时间,防止致癌物质与易感肠黏膜之间的长时间接触,从而减少产生癌变的可能性。

(5) 防止能量过剩和肥胖

膳食纤维有很强的吸水能力或结合水的能力,可增加胃内容物容积而增加饱腹感,从而减少摄入的食物和能量,有利于控制体重,防止肥胖。

(6) 防止便秘

膳食纤维有防止习惯性便秘,预防食管裂孔疝、痔疮等作用。

3. 膳食纤维的膳食参考摄入量与食物来源

（1）膳食参考摄入量

《中国居民膳食营养素参考摄入量（2013版）》提出了特定建议值（SPL）这一新概念。近几十年的研究证明了营养素以外的某些膳食成分，其中多数属于植物化合物，具有改善人体生理功能、预防慢性疾病的生物学作用。特定建议值是指某些疾病易感人群膳食中这些成分的摄入量达到或接近这个建议水平时，有利于维护人体健康。

《中国居民膳食营养素参考摄入量（2013版）》中，膳食纤维的特定建议值使用其适宜摄入量，为每日摄入25 g。过多摄入对机体无益，还可影响营养素的吸收利用，这是因为膳食纤维可与钙、铁、锌等结合，从而影响这些元素的吸收利用。

（2）食物来源

膳食纤维主要来源于植物性食物，如粮谷类的麸皮和糠含有大量纤维素、半纤维素和木质素；柑橘、苹果、香蕉、柠檬等水果和洋白菜、甜菜、苜蓿、豌豆、蚕豆等蔬菜含有较多的果胶。除了天然食物所含自然状态的膳食纤维外，近年来市场上还有多种以粉末状、单晶体形式存在的，从天然食物中提取的膳食纤维产品。

四、血糖生成指数（GI）

1981年，加拿大多伦多大学的营养学教授大卫·靳克斯提出了血糖生成指数的概念。传统上曾认为所有淀粉食物对血糖的影响相同。但在临床指导和研究中，他发现用食物成分数据中碳水化合物的含量指导患者控制血糖却常常得不到预期效果。大卫和同事们进行了66种食物实验，得出一些与广泛认知的学术观念不同的结论：许多淀粉食物（面包、马铃薯和许多品种的大米）都能够被快速消化和吸收，并不是普遍认为的吸收速度比糖缓慢，研究发现大多数含糖食品（糖果、冰激凌等），并不像人们普遍认为的那样迅速升高血糖。一样的食物，不同的加工方法可有不同的血糖反应。1997年，联合国粮农组织和世界卫生组织联合组织的专家委员会正式肯定了血糖生成指数的意义。

1. 血糖生成指数的概念

血糖生成指数，简称血糖指数，指餐后不同食物血糖耐量曲线在基线内面积与标准糖（葡萄糖）耐量面积之比，以百分比表示。

$$GI = \frac{某食物在食后 2\,h 血糖曲线下面积}{相当含量葡萄糖在食后 2\,h 血糖曲线下面积} \times 100\%$$

几种不同糖与葡萄糖在食后 2 h 之间的血糖曲线如图 2-7 所示。

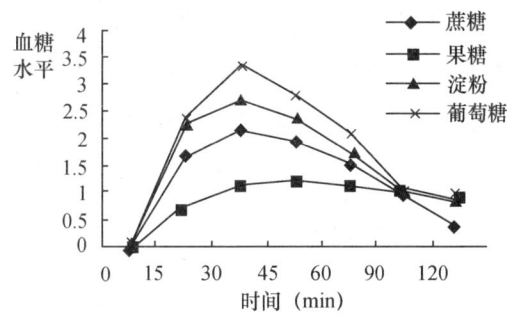

图 2-7　不同糖与葡萄糖在食后 2 h 之间的血糖曲线

血糖生成指数指的是人体食用一定食物后会引起多大的血糖反应,它通常反映了一种食物能够引起人体血糖升高多少的能力。血糖生成指数是由人体实验而来的,而多数评价食物的方法是化学方法,因此也常说血糖生成指数是一种生理学参数。

当血糖生成指数在 55% 以下时,可认为该食物为低 GI 食物;

当血糖生成指数在 55%~70% 时,该食物为中等 GI 食物;

当血糖生成指数在 70% 以上时,该食物为高 GI 食物。

血糖生成指数 GI 是用以衡量某种食物或某种膳食组成对血糖浓度影响的一个指标。高 GI 的食物或膳食,表示其进入胃肠后消化快、吸收完全,葡萄糖迅速进入血液,血糖浓度波动大;低 GI 的食物或膳食,则表示其在胃肠内停留时间长,释放缓慢,葡萄糖进入血液后峰值低,下降速度慢,血糖浓度波动小。

因此,用血糖生成指数合理安排膳食,对于调节和控制人体血糖大有好处。一般来说,只要将一半的食物从高 GI 替换成低 GI,就能获得显著改善血糖的效果。

无论对健康人还是糖尿病患者来说,保持一个稳定的血糖浓度,使其没有大的波动才是理想状态,而达到这个状态就需要合理地利用低 GI 食物。而高 GI 食物,进入胃肠后消化快、吸收率高,葡萄糖进入血液后峰值高、释放快。食物 GI 可作为糖尿病患者选择多糖类食物的参考依据,也可广泛用于高血压患者和肥胖者的膳食管理、居民营养教育,甚至扩展到运动员的膳食管理、食欲研究等。

2. 血糖生成指数的应用

（1）主食如谷类和薯类，是人体血糖高低的主导

这类食物富含碳水化合物，科学利用这部分食物，就能掌握和控制血糖变化。

（2）同等量的碳水化合物有不一样的血糖生成指数

不要轻易用食物碳水化合物的含量来决定食物取舍，因为碳水化合物含量高低并不一定与血糖生成呈正相关。用食品交换份法并不准确。

不同食物等量的碳水化合物（50 g）有不同的血糖生成指数，如藕粉碳水化合物含量高，但对血糖的影响小；而西瓜的碳水化合物含量低，但对血糖的影响却较大，具体见表2-12。

表2-12　部分食物碳水化合物含量和 GI

食物	能量 （kJ/100 g 食物）	碳水化合物 （g/100 g 食物）	GI/50 g 碳水化合物
馒头	870	44.2	88.1%
西瓜	105	5.5	72.0%
香蕉	381	22.0	52.6%
挂面（煮）	456	24.3	41.0%
藕粉	1 556	93.0	32.6%
苹果	218	13.5	36.0%
杏干	1 381	83.2	31.0%
绿豆	1 322	62.0	27.2%

（3）糖并不比米饭的血糖高

我们大家，尤其是糖尿病患者早就认为糖是应该严格控制的食物，认为糖尿病患者不可吃白糖。几十年里我们都这样认为：单糖结构简单，比淀粉更容易被消化、吸收，因此白糖最容易引起血糖升高。所以，我们应尽一切可能，避免食白糖、麦芽糖等。但研究发现：分别进食 50 g 葡萄糖、淀粉、蔗糖和果糖，实际上血糖反应不同。麦芽糖和淀粉几乎一致，而进食 50 g 淀粉比进食蔗糖引起更高的血糖反应。等量碳水化合物食物对血糖影响不同，并不绝对是单糖不好、多糖好。

（4）一样的食物，由于加工工艺不一样，有不一样的血糖反应

就像食物用不一样的调料有不一样的口味一样，每一种食物都有一个宽范围的血糖生成指数值，食物血糖反应与加工方法的不同有关。

（5）不被消化的碳水化合物可以被结肠细菌利用，然后消化、吸收

以前教科书告诉我们，食物在小肠被消化、吸收，可是近年来研究发现，不被消化的碳水化合物也可以在结肠通过细菌发酵重吸收。曾有人说，早点、晚点吸收还不是一样，血糖总是要升上来的。这就像两个水龙头下分别放着两个水桶，一个水流如注，不但冲击水桶，而且一会就会装满溢出；而另一个慢慢地滴水，迟缓有序，水面静静地增长。不消化的碳水化合物就像后者，对血糖影响平缓但有相同的能量。

学习单元3 脂类

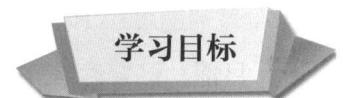

了解食物中的脂类物质与构成
熟悉脂类的生理功能
掌握脂类的食物来源及参考摄入量
了解反式脂肪酸有关知识

一、食物中的脂类物质与构成

脂类是脂肪和类似脂肪物质的统称，包括脂肪、类脂。脂类是一类化学结构相似或完全不同的有机化合物。人体脂类总量约占体重的10%~20%。

脂肪是由1分子甘油和1~3分子脂肪酸所形成的酯，包括单酰甘油、二酰甘油、三酰甘油。脂肪是体内重要的储能和供能物质，约占体内脂类总量的95%；类似脂肪物质又叫类脂，主要包括磷脂和固醇类，约占全身脂类总量的5%，是细胞膜、机体组织器官，尤其是神经组织的重要组成成分。

脂类是膳食中重要的营养素，烹饪时赋予食物特殊的色、香、味，增进食欲，适量摄入对满足机体生理需要，促进维生素A、维生素E等脂溶性维生素的吸收和利用，维持人体健康发挥着重要作用。

1. 脂肪

食物中脂肪主要由甘油三酯构成，3分子脂肪酸与1分子甘油形成甘油三酯。

通常，来自动物性食物的甘油三酯由于碳链长、饱和程度高、熔点高，常温下呈固态，故称脂；来自植物性食物的甘油三酯由于不饱和程度高、熔点低，故称油。甘油三酯分子中的三个脂肪酸，其结构不完全相同，在自然界中还未发现有单一脂肪酸构成的甘油三酯。脂肪因其所含的脂肪酸链的长短、饱和程度和空间结构不同而呈现不同的特性和功能。

人体内脂肪主要分布在腹腔、皮下和肌肉纤维之间，与食物中甘油三酯的生理功能有相同或不同之处。

（1）脂肪酸

脂肪是由甘油和脂肪酸构成的，其中甘油的分子比较简单，而脂肪酸的种类和长短却不相同。因此，脂肪的性质和特点主要取决于脂肪酸，不同食物中的脂肪所含有的脂肪酸种类和含量不一样。

脂肪酸是构成脂肪的基本单位，是具有甲基端（$-CH_3$）和羧基端（$-COOH$）的碳氢链，大多数脂肪酸含有排列成一条直链的偶数碳原子。目前，已知存在于自然界的脂肪酸有40多种，其结构通式为$CH_3(CH_2)_nCOOH$。式中 n 的数目大部分为2~24个，基本上都是偶数碳原子。脂肪酸常见分类如下。

1）按碳原子数分类，分为短链脂肪酸（含2~4个碳）、中链脂肪酸（含6~12个碳）、长链脂肪酸（含14~24个碳）。

2）按其碳链上是否存在双键分类，分为饱和脂肪酸和不饱和脂肪酸。饱和脂肪酸碳链中不含双键，不饱和脂肪酸碳链中含有双键。不饱和脂肪酸按含双键数目又可分为单不饱和脂肪酸和多不饱和脂肪酸，含有一个双键的为单不饱和脂肪酸。含有两个或两个以上双键的为多不饱和脂肪酸。

脂肪酸的命名和表达方式可以用碳的数目和不饱和双键的数目来表示。例如，棕榈酸为16个碳的饱和脂肪酸，没有不饱和双键，故以 $C_{16:0}$ 表示；油酸含有18个碳和一个不饱和双键，以 $C_{18:1}$ 表示。

饱和脂肪酸在动物脂肪中含量居多，饱和脂肪酸与胆固醇形成酯，容易在动脉内膜沉积形成粥样斑块而促进动脉硬化的形成。不饱和脂肪酸在植物油和鱼油中含量最多，可以促进胆固醇的消耗，从而具有降低血脂的作用。

按羧酸不饱和双键出现的位置分类，脂肪酸分子上的碳原子用阿拉伯数字编号定位通常有两种系统。Δ编号系统从羧基碳原子算起；n 或 ω 编号系统则从离羧基最远的甲基端碳原子算起，可分为 $n-3$、$n-6$、$n-7$ 和 $n-9$ 系列脂肪酸，或 $\omega-3$、$\omega-6$、$\omega-7$ 和 $\omega-9$ 系列脂肪酸。不饱和脂肪酸甲基端的碳原子称为 n 碳（或 ω

碳），如果第一个不饱和键所在 n 碳原子的序号是 3，则为 n-3 或 ω-3 系脂肪酸，依次类推。

常见脂肪酸的代号及食物来源见表 2-13。

表 2-13 常见脂肪酸

名称	代号	食物来源
丁酸	$C_{4:0}$	奶油
己酸	$C_{6:0}$	奶油
辛酸	$C_{8:0}$	椰子油、奶油
癸酸	$C_{10:0}$	椰子油、奶油、棕榈油
月桂酸	$C_{12:0}$	椰子油、奶油
十四[烷]酸	$C_{14:0}$	椰子油、奶油
棕榈酸	$C_{16:0}$	牛肉、羊肉、猪肉大部分脂肪
棕榈油酸	$C_{16:1}$, n-7 cis	棕榈油
硬脂酸	$C_{18:0}$	牛肉、羊肉、猪肉大部分脂肪
油酸	$C_{18:1}$, n-9 cis	大多数油脂
反油酸	$C_{18:1}$, n-9 trans	人造黄油
亚油酸	$C_{18:2}$, n-6, 9 all cis	植物油
α-亚麻酸	$C_{18:3}$, n-3, 6, 9 all cis	植物油
γ-亚麻酸	$C_{18:3}$, n-3, 6, 12 all cis	微生物发酵
花生酸	$C_{20:0}$	花生油、猪油
神经酸	$C_{20:1}$, n-9cis	鱼油
花生四烯酸	$C_{20:4}$, n-6, 9, 12, 15 all cis	植物油、微生物发酵
二十碳五烯酸（EPA）	$C_{20:5}$, n-3, 6, 9, 12, 15 all cis	鱼油
芥子酸	$C_{22:1}$, n-9 cis	菜籽油
二十二碳六烯酸（DHA）	$C_{22:6}$, n-3, 6, 9, 12, 15, 18 all cis	鱼油

注：cis 为顺式脂肪酸，trans 为反式脂肪酸。

各种脂肪酸的结构不同，功能也不一样，对脂肪酸一些特殊功能的研究也是营养学上的重要研究与开发领域。一般来说，人体细胞中不饱和脂肪酸的含量至少是饱和脂肪酸的 2 倍，但各种组织中两者的组成有很大差异，并在一定程度上与膳食中脂肪的种类有关。

3) 按羧酸的空间结构分类，分为顺式脂肪酸，其联结到双键两端碳原子上的两个氢原子都在链的同侧；反式脂肪酸，其联结到双键两端碳原子上的两个氢原子在链的不同侧。

天然食物中的油脂，其脂肪酸结构多为顺式脂肪酸。人造黄油是植物油经氢化处理后而制成的，在此过程中，植物油的双键与氧结合变成饱和键，并使其形态由液态变为固态，同时其结构也由顺式变为反式。顺式脂肪酸和反式脂肪酸的结构如图2-8所示。

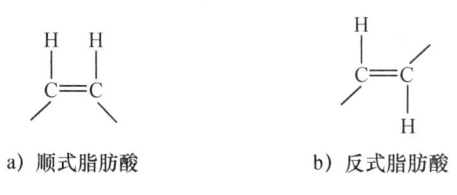

a）顺式脂肪酸　　　　b）反式脂肪酸

图2-8　顺式脂肪酸和反式脂肪酸的结构

（2）必需脂肪酸

必需脂肪酸是指人体必需，自身不能合成或合成不能满足需要，需要从食物中获得的脂肪酸。必需脂肪酸有两种：亚油酸（$C_{18:2}$）和 α-亚麻酸（$C_{18:3}$）。

亚油酸是含18个碳原子2个双键的 $n-6$ 系多不饱和脂肪酸，以甘油酯的形式存在于多种植物油脂中的必需脂肪酸。亚麻酸是含18个碳原子3个双键的 $n-3$ 系多不饱和脂肪酸。分为 α-亚麻酸和 γ-亚麻酸。α-亚麻酸以甘油酯的形式存在于亚麻籽油、紫苏籽油和其他干性油中，是人体的必需脂肪酸。γ-亚麻酸以甘油酯的形式存在于月见草油中。

必需脂肪酸有以下功能。

1) 构成磷脂的组成成分。磷脂是细胞膜的主要结构成分，它是膜磷脂具有流动特性的物质基础，所以必需脂肪酸与细胞膜的结构和功能直接相关。

2) 前列腺素合成的前体。前列腺素存在于许多器官中，有多种生理功能，如使血管扩张和收缩、神经传导、促进肾脏水的排泄，母乳中的前列腺素可以防止婴儿消化道损伤等。

3) 参与胆固醇代谢。胆固醇需要和亚油酸形成胆固醇亚油酸酯后，才能在体内转运，进行正常代谢。如果必需脂肪酸缺乏，胆固醇则与一些饱和脂肪酸结合，由于不能进行正常转运代谢，而在动脉沉积，形成动脉粥样硬化。

4）参与动物精子的形成。膳食中长期缺乏必需脂肪酸，动物可出现不孕症，授乳过程也可发生障碍。

5）维护视力。α-亚麻酸的衍生物 DHA 是维持视网膜光感受体功能所必需的脂肪酸。α-亚麻酸缺乏时，可引起光感受器细胞受损，视力减退。此外，长期缺乏 α-亚麻酸对调节注意力和认知过程也有不良影响。

但是，过多地摄入必需脂肪酸，也可使体内氧化物、过氧化物等增加，同样对机体产生不良影响。必需脂肪酸的摄入量每天应不少于总能量的 3%。

（3）其他多不饱和脂肪酸

其他多不饱和脂肪酸在体内可由必需脂肪酸转化而来。

1）n-6 系列多不饱和脂肪酸。亚油酸和花生四烯酸是 n-6 系列多不饱和脂肪酸中重要的脂肪酸，对哺乳动物来说是必需的，这类脂肪酸完全来自植物，主要是植物油。n-6 系列多不饱和脂肪酸可调节血脂和参与磷脂组成。其中，花生四烯酸还是形成类花生酸的重要前体物质，花生四烯酸缺乏时皮肤易感染、伤口愈合减慢。此外，n-6 系列多不饱和脂肪酸还具有促进生长、发育和妊娠作用，这与类花生酸调节下丘脑和垂体前叶激素释放有关。

2）n-3 系列多不饱和脂肪酸。α-亚麻酸是 n-3 系列多不饱和脂肪酸的母体，它的碳链能被延长为更长链的多不饱和脂肪酸，如 EPA 和 DHA。植物油（含有亚麻酸）和鱼油（主要包含 EPA、DHA）是 n-3 系列多不饱和脂肪酸的主要来源。

3）EPA，即二十碳五烯酸（$C_{20:5}$）。EPA 具有帮助降低胆固醇和甘油三酯的含量，促进体内饱和脂肪酸代谢的作用，从而降低血液黏稠度，增进血液循环，提高组织供氧而消除疲劳，同时可防止脂肪在血管壁的沉积，预防动脉粥样硬化的形成和发展，预防脑血栓、脑出血、高血压等心血管疾病。

4）DHA，即二十二碳六烯酸（$C_{22:6}$）。DHA 对脑神经生长发育至关重要，对婴儿视觉发育和儿童智能发育有重要作用，同时具有抗过敏、增强免疫力的作用。

2. 类脂

类脂主要有磷脂、类固醇及固醇、糖脂等。类脂在体内的含量较恒定，即使肥胖患者体内其含量也不增多；反之，在饥饿状态也不减少，故有"固定脂"或"不动脂"之称。

（1）磷脂

磷脂是含有磷酸根、脂肪酸、甘油和氮的化合物。人体内除甘油三酯外，磷脂是最多的脂类，主要存在形式有甘油磷脂、卵磷脂、鞘磷脂等。甘油磷脂存在于各种组织、血浆中，并有少量储于体脂库中，是构成细胞膜的物质并与机体的脂肪运输有关。卵磷脂又称为磷脂酰胆碱，存在于蛋黄和血浆中。鞘磷脂存在于神经鞘。

磷脂的功能主要有：①提供能量；②促进细胞内、外的物质交流；③乳化作用，磷脂可以使体液中的脂肪悬浮在体液中，有利于其吸收、转运和代谢；④对预防心血管疾病具有一定作用；⑤可促进和改善大脑组织和神经系统的功能。

卵磷脂是细胞膜的主要组成成分，细胞的存活又要依赖膜的完整性，因此卵磷脂对于细胞的结构和功能十分重要。人体可从食物中获得卵磷脂，也可由肝脏通过其他底物合成机体所需的卵磷脂。但大剂量使用卵磷脂可导致胃肠道应激、多汗、流涎，以及食欲丧失等。

（2）类固醇及固醇

类固醇是含有环戊烷多氢菲的化合物。类固醇中含有自由羟基者视为高分子醇，称为固醇。常见的固醇有动物组织中的胆固醇和植物组织中的谷固醇。

胆固醇是最重要的一种固醇，是细胞膜的重要成分，人体内90%的胆固醇存在于细胞之中。胆固醇也是人体内许多重要活性物质的合成材料，如胆汁、性激素（如睾酮）、肾上腺素（如皮质醇）等，因此肾上腺皮质中胆固醇含量很高，主要作为激素合成的原料。胆固醇还可在体内转变成7-脱氢胆固醇，后者在皮肤中经紫外线照射可转变成维生素D_3。

人体自身可以合成内源性胆固醇。肝脏和肠壁细胞是体内合成胆固醇最旺盛的组织。

（3）糖脂

糖脂是含有碳水化合物、脂肪酸和氨基乙醇的化合物。糖脂包括脑苷脂类和神经苷脂。糖脂也是构成细胞膜所必需的物质。

二、脂类的生理功能、参考摄入量与食物来源

1. 脂类的生理功能

（1）供给能量、储存能量

脂肪是人体能量的重要来源，每克脂肪在体内氧化可供给能量 9 kcal。脂肪酸是细胞的重要能量来源。在代谢过程中，脂肪可产生三磷酸腺苷，三磷酸腺苷是高能化合物，是细胞化学能的来源。当人体摄入的能量过多而不能被利用时，就

转变为脂肪而储存起来。

(2) 促进脂溶性维生素吸收

脂肪是脂溶性维生素的溶媒，可促进脂溶性维生素的吸收。另外，有些食物脂肪含有脂溶性维生素，如鱼肝油、奶油含有丰富的维生素 A 和维生素 D。

(3) 维持体温、保护脏器

脂肪是热的不良导体，在皮下可阻止体热散失，有助于御寒。在器官周围的脂肪，有缓冲机械冲击的作用，可固定和保护器官。

(4) 增加饱腹感

脂肪在胃内停留时间较长，使人不易感到饥饿。食物中脂肪含量越多，胃排空的速度越慢，所需时间越长。

(5) 改善食物的感官性状

脂肪作为食品烹饪加工的重要原料，可以改善食物的色、香、味、形，达到美观和促进食欲的作用。

2. 膳食脂肪的营养学评价

膳食脂肪的营养价值可从脂肪的消化率、必需脂肪酸含量、各种脂肪酸的比例、脂溶性维生素含量等方面进行评价。

(1) 脂肪的消化率

食物脂肪的消化率与其熔点密切相关。熔点低于体温的脂肪消化率可高达97%~98%；熔点高于体温的脂肪消化率约90%；熔点高于50 ℃的脂肪较难消化，多见于动物脂肪。含不饱和脂肪酸和短链脂肪酸越多的脂肪，熔点越低，越容易消化，多见于植物脂肪。一般植物脂肪的消化率要高于动物脂肪。

(2) 必需脂肪酸含量

一般植物油中必需脂肪酸亚油酸和 α-亚麻酸含量高于动物脂肪，其营养价值优于动物脂肪。但椰子油中亚油酸含量很低，其不饱和脂肪酸含量也少。

(3) 各种脂肪酸的比例

机体对饱和脂肪酸、单不饱和脂肪酸和多不饱和脂肪酸的需要不仅有数量要求，还有比例要求。有研究推荐饱和脂肪酸、单不饱和脂肪酸、多不饱和脂肪酸的比例应为 1∶1∶1，日本学者则建议为 3∶4∶3 更适宜，所以该比例仍需要进一步的研究。

常见食用油脂中主要脂肪酸的构成见表 2-14。

表 2-14　常见食用油脂中主要脂肪酸的构成（占脂肪总量的百分比）

食用油脂	饱和脂肪酸	不饱和脂肪酸			其他脂肪酸
		油酸	亚油酸	α-亚麻酸	
椰子油	92%	0（微量）	6%	2%	—
橄榄油	15%	75%	9%	1%	—
菜籽油（青油）	13%	20%	16%	9%	42%（主要是芥子酸）
花生油	19%	41%	38%	0.4%	1%
茶油	10%	78%	10%	1%	1%
葵花籽油	14%	19%	63%	4%	—
豆油	16%	22%	52%	7%	3%
棉籽油	24%	25%	44%	0.4%	3%
玉米油	15%	27%	56%	0.6%	1%
芝麻油（香油）	14%	38%	46%	0.8%	1%
米糠油	20%	43%	33%	3%	—
棕榈油	42%	44%	12%	—	—
猪油	43%	44%	9%	—	3%
牛油	62%	29%	2%	1%	6%
羊油	57%	33%	3%	2%	3%
鸭油	29%	52%	14%	0.8%	4%

（4）脂溶性维生素含量

脂溶性维生素含量高的脂类其营养价值也高。植物油中富含维生素 E，特别是谷类种子的胚油（如麦胚油）维生素 E 的含量非常丰富。动物脂肪几乎不含维生素，而器官脂肪如肝脏脂肪中含有丰富的维生素 A、维生素 D，某些海产鱼肝脏脂肪中维生素 A、维生素 D 含量更高。

3. 脂肪参考摄入量

膳食脂肪的需要量受年龄、生理状态、饮食习惯、经济条件、运动及气候季节等因素的影响，变动范围较大。由于生产情况、气候条件、饮食习惯的差异，各个国家的脂肪摄入量差异也很大。

《中国居民膳食营养素参考摄入量（2013版）》提出了脂肪的宏量营养素可接受范围，见表2-15。

表2-15　我国居民膳食中脂肪的宏量营养素可接受范围

人群	总脂肪（%E）	饱和脂肪酸（%E）	n-6 多不饱和脂肪酸（%E）	n-3 多不饱和脂肪酸（%E）	EPA+DHA（g/d）
0岁~	48（AI）	—	—	—	—
0.5岁~	40（AI）	—	—	—	—
1岁~	35（AI）	—	—	—	—
4岁~	20~30	<8	—	—	—
18岁~	20~30	<10	2.5~9.0	0.5~2.0	0.25~2.0
孕妇	20~30	<10	2.5~9.0	0.5~2.0	—
乳母	20~30	<10	2.5~9.0	0.5~2.0	—

注：未制定参考值者用"—"表示。

《中国居民膳食营养素参考摄入量（2013版）》提出了脂肪酸适宜摄入量，见表2-16。

表2-16　我国居民膳食脂肪酸适宜摄入量（参考摄入量）

人群	亚油酸（%E）(AI)	α-亚麻酸（%E）(AI)	EPA+DHA（g/d）(AI)
0岁~	7.3（0.15 g^a）	0.87	0.10^b
0.5岁~	6.0	0.66	0.10^b
1岁~	4.0	0.60	0.10^b
4岁~	4.0	0.60	—
孕妇	4.0	0.60	0.25（0.20^b）
乳母	4.0	0.60	0.25（0.20^b）

注：未制定参考值者用"—"表示，"a"为花生四烯酸，"b"为DHA。

《2015—2020年美国居民膳食指南》中撤销了对胆固醇的摄入限制。《中国居民膳食营养素参考摄入量（2013版）》，也撤销了2000年版对胆固醇摄入量的推荐值<300 mg/d 的规定，也没有设定膳食胆固醇的宏量营养素可接受范围。虽然血液中的胆固醇含量应该受到控制，但是没有实验表明食物中的胆固醇含量高一定会被人体吸收导致血液中胆固醇含量高。这项改动并非说明胆固醇完全无害，只是认为其危害性不足以对之加以限制，胆固醇仍然是心血管健康的潜在威胁之一。

4. 脂类的主要食物来源

人类膳食脂肪主要来源于动物脂肪组织、肉类及植物的种子。动物脂肪中饱和脂肪酸和单不饱和脂肪酸含量较多，而多不饱和脂肪酸含量较少。海洋动物和鱼也富含不饱和脂肪酸，如深海鱼、贝类食物含 EPA 和 DHA 相对较多。植物脂肪（或油）主要富含不饱和脂肪酸。植物油中普遍含有亚油酸，豆油和紫苏籽油、亚麻籽油中 α-亚麻酸较多，但可可黄油、椰子油和棕榈油则富含饱和脂肪酸。

磷脂含量较多的食物为蛋黄、肝脏、大豆、麦胚和花生等。含胆固醇丰富的食物是动物脑、肝、肾等内脏和蛋类，肉类和奶类也含有一定量的胆固醇。

三、反式脂肪酸

1. 反式脂肪酸的食物来源

（1）天然食物

反式脂肪酸的一个来源是天然食物，主要是反刍动物的产品，如牛、羊等的肉、脂肪、乳和乳制品。因为牛、羊等是反刍动物，在它的胃里有很多细菌参与消化过程，会发酵产生反式脂肪酸。这些反式脂肪酸会进入其体内，所以牛/羊肉、牛/羊奶、牛/羊油都会含有少量反式脂肪酸，一般牛脂中含反式脂肪酸 2.5%~4%，乳脂中含 5%~9.7%。

鸡和猪也通过饲料吸收反式脂肪酸，反式脂肪酸因此存在于猪肉和家禽产品中。

水果蔬菜中均有反式脂肪酸。水果蔬菜中本身脂肪含量就低，所以所含反式脂肪酸的总量很低。

（2）加工食品

反式脂肪酸的另一个来源是食品加工过程，主要是在植物油的氢化、精炼过程中产生的。加工食品中含有反式脂肪酸，如植物性奶油、马铃薯片、沙拉酱、饼干、蛋糕、面包、曲奇饼、冰激凌、薯条、方便面汤料等中均有，西式快餐如炸薯条、炸鸡腿中含有更多的反式脂肪酸。这些食品都使用了部分氢化处理的植物油。

因植物油在精炼脱臭工艺中通常需要 250 ℃以上高温和 2 h 的加热时间,高温及长时间加热可能产生一定量的反式脂肪酸。人造奶油的反式脂肪酸含量为 7.1%~17.7%(最高为 31.9%),起酥油为 10.3%(最高为 38.4%)。

食物煎炒烹炸过程中油温过高且时间过长也会产生少量反式脂肪酸。

2. 反式脂肪酸的危害

(1) 形成血栓

反式脂肪酸会增加人体血液的黏稠度和凝聚力,容易导致血栓的形成,对于血管壁脆弱的老年人来说,危害尤为严重。

(2) 影响发育

怀孕期或哺乳期的妇女,过多摄入含有反式脂肪酸的食物会影响胎儿的健康。研究发现,胎儿或婴儿可以通过胎盘或乳汁被动摄入反式脂肪酸,导致他们比成人更容易患上必需脂肪酸缺乏症,影响胎儿和婴儿的生长发育。除此之外反式脂肪酸还会影响生长发育期的青少年对必需脂肪酸的吸收。反式脂肪酸还会对青少年中枢神经系统的生长发育造成不良影响。

(3) 影响生育

反式脂肪酸会减少男性荷尔蒙的分泌,对精子的活跃性产生负面影响,中断精子在身体内的反应过程。

(4) 降低记忆力

研究认为,青壮年时期饮食习惯不好的人,老年时患阿尔茨海默病(老年痴呆症)的比例更大。

(5) 导致肥胖

反式脂肪酸不容易被人体消化,容易在腹部积累,导致肥胖。喜欢吃薯条等零食的人应提高警惕,油炸食品中的反式脂肪酸会造成明显的脂肪堆积。

(6) 容易引发冠心病

根据法国国家健康与医学研究所的一项最新研究成果表明,反式脂肪酸能使有效防止心脏病及其他心血管疾病的胆固醇的含量下降。

3. 反式脂肪酸的控制摄入量

世界卫生组织以及各国有关部门对反式脂肪的规定是基于它对心血管健康的影响而制定的。世界卫生组织的建议是,每天来自反式脂肪的热量应不超过食物总热量的 1%(大致相当于 2 g),我国采用了这一目标来做评估。而英法等国则是把 2%作为推荐标准。需要特别指出的是:这不是一个安全标准,只能当作一个指导意见,并不意味超过标准量就有害,低于标准量就安全,而是低于这个量,带来的风险可以接受。我们追求的目标应该是尽可能低。

国家卫生部于 2011 年 10 月 12 日发布了食品安全国家标准《预包装食品营养标签通则》(GB 28050—2011),其中"4 强制标示内容"的 4.4 条款规定,食品配料含有或生产过程中使用了氢化和(或)部分氢化油脂时,在营养成分表中还应标示出反式脂肪(酸)的含量。另外还规定:每天摄入反式脂肪酸不应超过 2.2 g,过多摄入有害健康;反式脂肪酸摄入量应少于每日总能量的 1%,过多有害健康;过多摄入反式脂肪酸可使血液胆固醇增高,从而增加心血管疾病发生的危险。

日常饮食要尽量减少含反式脂肪比较多的食品,控制反式脂肪酸带来的风险。控制食用油摄入,精炼植物油中也含有少量的反式脂肪酸,日常居民们购买的食用油绝大部分都是精炼植物油,《中国居民膳食指南(2016)》推荐每日植物油摄入量应控制在 25~30 g。慎食含氢化植物油的加工食品,不宜过多食用配料表中含有氢化植物油、代可可脂、人造奶油、起酥油、植物奶油、人造酥油等的食品。

学习单元 4 矿物质

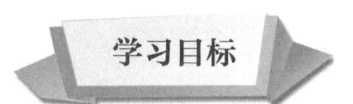

了解矿物质的分类和特点
熟悉矿物质的生理功能
掌握重要矿物质的食物来源及参考摄入量

人体组织中含有自然界各种元素,目前在地壳中发现的 94 种天然元素在人体内几乎都能检测到,其元素的种类和含量与人体生存的地理环境表层元素的组成及膳食摄入量有关。

人体中所有元素,除了组成有机化合物的碳、氢、氧、氮外,其余的元素均称为矿物质,亦称无机盐。

一、矿物质概述

1. 矿物质的分类

按照化学元素在机体内的含量多少,通常将矿物质元素分为常量元素和微量元素两类。凡体内含量大于体重0.01%的矿物质称为常量元素(或宏量元素),包括钙、磷、钾、钠、镁、氯、硫;凡人体内含量小于体重0.01%的称为微量元素(或痕量元素)。

根据目前对微量元素的研究进展,有20余种元素被认为是构成人体组织、参与机体代谢、维持生理功能所必需的,其中,铁、铜、锌、硒、铬、碘、钴和钼被认为是必需微量元素;锰、硅、镍、硼、钒为可能必需微量元素;氟、铅、镉、汞、砷、铝、锡和锂为具有潜在毒性,但低剂量可能具有功能作用的微量元素。当然,把元素定义为必需或者有毒并不恰当,因为任何一种物质都有潜在的毒性,关键在于所暴露的剂量。其他微量元素为功能未知元素或是偶然进入人体的非必需元素。

2. 矿物质的特点

(1) 矿物质在体内不能合成,必须从外界摄取

矿物质与蛋白质、脂肪和碳水化合物等营养素不同,不能在体内合成,且每天都有一定量的矿物质随尿、粪便、汗液、毛发、指甲、上皮细胞脱落,以及月经、哺乳等过程排出体外。因此,为满足机体的需要,必须不断地从膳食中得到矿物质补充。

(2) 矿物质是唯一可以通过天然水途径获取的营养素

矿物质除了通过食物获取,还可以通过天然水获取。在天然水中含有大量的矿物质元素,并容易被机体吸收。但长期饮用矿物质含量超标的水,容易导致毒性作用,如我国是氟中毒高发国家,其中饮水型氟中毒是最主要的类型,患病人数也最多,主要分布在华北、西北、东北地区。

(3) 矿物质在体内分布极不均匀

如钙和磷主要分布在骨骼和牙齿,铁分布在红细胞,碘集中在甲状腺,钴分布在造血系统,锌分布在肌肉组织等。

(4) 矿物质之间存在协同或拮抗作用

一种矿物质元素可影响另一种矿物质的吸收或改变其在体内的分布。例如,摄入过量铁或铜可以抑制锌的吸收和利用,而摄入过量的锌也可以抑制铁的吸收,

但是铁却可以促进氟的吸收。

(5) 摄入过多易产生毒性作用

某些微量元素在体内的生理剂量与中毒剂量范围较窄，摄入过多易产生毒性作用。如我国居民氟的适宜摄入量为 1.5 mg/d，而其可耐受最高摄入量为 3.0 mg/d，它们之间相差仅一倍。

3. 人体矿物质缺乏与过量的原因

(1) 地球环境因素

地壳中矿物质元素的分布不平衡，致使某些地区表层土壤中某种矿物质元素含量过低或过高，导致人群因长期摄入在这种环境中生长的食物或饮用水而引起亚临床症状甚至疾病。以我国为例，我国国土 72% 的地区均缺硒，低硒地区土壤硒含量仅为 0.25~0.95 mg/kg，流行病学调查发现硒缺乏与克山病的分布一致，硒缺乏是当地居民克山病高发的重要因素。而我国湖北恩施地区土壤表层硒含量高达 50~7 150 mg/kg，该地区居民因长期摄入富含硒食物而导致慢性硒中毒。

(2) 食物成分及加工因素

食物中含有天然存在的矿物质拮抗物，如菠菜中含有较多草酸盐可与钙或铁结合成难溶的螯合物而影响其吸收。馒头、面包在制作过程中，经过发酵能够降低植酸的含量。尼罗河三角洲地区居民因习惯食用未发酵面包，导致面粉中植酸与锌结合成不溶性物质，抑制锌的吸收利用，从而导致儿童出现锌缺乏疾病。

食物加工过程中可造成矿物质的损失，如粮谷表层富含的矿物质常因碾磨过于精细而丢失；蔬菜浸泡于水中或水煮蔬菜后把水倒掉可损失大量矿物质。食品加工过程所使用的金属机械、管道、容器或食品添加剂品质不纯，含有矿物质杂质，可以污染食品。

(3) 人体自身因素

摄入不足、消耗增加可导致矿物质缺乏，如厌食、挑食、疾病状态导致食物摄入不足或摄入食物品种单调，使矿物质供给量达不到机体需求量；生理需求增加也可引起钙、锌、铁等矿物质缺乏，如儿童、青少年、孕妇、乳母对营养素需求的增加导致矿物质的不足。当机体长期排泄功能障碍时有可能造成矿物质在体内蓄积，引起急性或慢性毒性作用。

4. 矿物质的生理功能

矿物质对人体的生理功能有一定的共性，主要表现在以下几个方面。

(1) 构成肌体的重要材料

如钙、镁、磷是骨骼和牙齿的重要成分,磷、硫是构成肌体内某些蛋白质的成分。

(2) 维持组织细胞的渗透压

如钠、钾、氯等与蛋白质共同维持各种组织的渗透压,在体液的移动与储留过程中起着重要作用。

(3) 维持肌体的酸碱平衡

硫、磷、氯等酸性离子与钙、镁、钾等碱性离子的适当配合,以及重碳酸盐和蛋白质的缓冲作用,共同调节肌体的酸碱平衡。

(4) 维持神经肌肉的兴奋性与细胞膜的通透性

各种无机离子,特别是保持一定比例的钾、钠、钙、镁离子的适当配合,是维持神经肌肉兴奋性和细胞膜具有一定的通透性的必要条件。

(5) 构成肌体的生理活性物质

人体内许多重要的生理活性物质,如红细胞中的血红蛋白、甲状腺素、谷胱甘肽过氧化物酶等,分别含有微量元素铁、碘、硒等。

(6) 构成酶系统中的激活剂

人体内的一些酶从无活性的状态转化为有活性、能发挥生理功能的状态需要有激活物的作用,许多无机离子有这样的功能,如氯离子可激活唾液淀粉酶、胃蛋白酶等,还有一些金属元素本身就是酶的一部分。

二、常量元素

1. 钙

钙是人体内含量最多的一种无机元素,成年后可达到 1 200 g,相当于人体体重的 2%。钙对人体有非常重要的生理功能,也是我国居民较容易缺乏的矿物质之一。膳食中还有多种因素影响钙的消化、吸收和代谢过程,使其利用率更低。膳食调整对预防和改善我国居民的钙营养不良状况有非常重要的意义。

(1) 生理功能

钙是骨骼和牙齿的重要成分。人体内的钙约 99% 集中在骨骼及牙齿,主要以羟基磷灰石及磷酸钙两种形式存在。成骨细胞与黏多糖等构成骨基质,羟基磷灰石及磷酸钙沉积于骨基质,形成骨骼及牙齿。骨钙的更新速率随年龄的增长而减慢,幼儿的骨骼每 1~2 年更新一次,成人更新一次则需 10~12 年。男性 18 岁以后

（女性更早一些），骨的长度开始稳定，但骨的密度仍继续增加若干年。40 岁以后骨中的矿物质逐渐减少，转换速率为每年 0.7%。

钙维持肌肉和神经的正常活动。钙离子与神经和肌肉的兴奋、神经冲动的传导、心脏的正常搏动等生理活动有密切的关系。如血清钙离子浓度降低时，肌肉、神经的兴奋性增高，可引起手足抽搐；而钙离子浓度过高时，则损害肌肉的收缩功能，引起心脏和呼吸衰竭。

钙参与凝血过程，有激活凝血酶原使之变成凝血酶的作用。钙在体内还有参与调节或激活多种酶的活性作用，如 ATP 酶、脂肪酶、蛋白质分解酶、钙调蛋白等。钙对细胞的吞噬、激素的分泌等也有影响。

（2）缺乏与过量

钙摄入量过低可致钙缺乏症，主要表现为骨骼的病变，即儿童时期的佝偻病和成人的骨质疏松症。儿童长期钙缺乏和维生素 D 不足可导致生长发育迟缓，骨软化、骨骼变形，严重缺乏者可导致佝偻病，出现"O"形或"X"形腿、肋骨串珠、鸡胸等症状。中老年人随年龄增加，骨骼逐渐脱钙。尤其妇女绝经以后，因雌激素分泌减少，钙流失加快，骨质降低到一定程度时，就不能保持骨骼结构的完整，甚至压缩变形，以至在很小外力下即可发生骨折，即为骨质疏松症。缺钙者还易患龋齿，影响牙齿质量。

钙为毒性最小的一类元素，无明显毒副作用。当然过量摄入钙也可能产生不良作用，高钙尿是肾结石的一个重要危险因素，补充钙剂能增加肾结石的相对危险性。钙过量对机体可能产生的不利影响，包括以下几种。

1）增加肾结石的危险。人体内每天有 10%～20% 的钙需要通过肾脏排出，过多的钙会增加肾脏的工作量，尿液中排泄钙增多会增加结晶核产生的概率，从而形成结石，所以认为钙过量有增加肾结石的风险。

2）引起奶碱综合征。其典型症候群包括高血钙症、碱中毒和肾功能障碍，严重程度取决于钙和碱摄入量的多少和持续时间。奶碱综合征急性发作表现为高血钙和碱中毒，特征是易兴奋、头疼、眩晕、恶心和呕吐、虚弱、肌痛和冷漠，严重者出现记忆丧失、嗜睡和昏迷。

3）干扰其他矿物质的吸收和利用。钙和铁、锌、镁、磷等元素存在相互作用。例如，钙可明显抑制铁的吸收；高钙膳食会降低锌的生物利用率；钙镁比大于 5，可致镁缺乏。

(3) 参考摄入量

中国营养学会提出的成人钙的推荐摄入量为 800 mg/d。不同年龄段的人钙的参考摄入量见表 2-17。

表 2-17 钙的参考摄入量

人群	平均需要量（mg/d）	推荐摄入量（mg/d）	可耐受最高摄入量（mg/d）
0 岁~	—	200（AI）	1 000
0.5 岁~	—	250（AI）	1 500
1 岁~	500	600	1 500
4 岁~	650	800	2 000
7 岁~	800	1 000	2 000
11 岁~	1 000	1 200	2 000
14 岁~	800	1 000	2 000
18 岁~	650	800	2 000
50 岁~	800	1 000	2 000
孕妇（早）	+0	+0	2 000
孕妇（中）	+160	+200	2 000
孕妇（晚）	+160	+200	2 000
乳母	+160	+200	2 000

注：未制定参考值者用"—"表示。

膳食中的钙主要在 pH 值较低的小肠上段被吸收，需有活性维生素 D 参与，适量维生素 D，某些氨基酸（赖氨酸、精氨酸、色氨酸），乳糖和适当的钙、磷比例，均有利于钙吸收。

膳食中不利于钙吸收的因素有谷物中的植酸，某些蔬菜（如菠菜、苋菜、竹笋等）中的草酸、过多的膳食纤维、碱性磷酸盐、脂肪等。抗酸药、四环素、肝素也不利于钙的吸收。蛋白质摄入过高，会增加肾小球滤过率，降低肾小管对钙的再吸收，使钙排出增加。

钙的吸收与年龄有关，随年龄增长其吸收率下降。婴儿钙的吸收率超过 50%，儿童约为 40%，成人只有 20% 左右。一般在 40 岁以后，钙吸收率逐渐下降。但在人体对钙的需要量大时，钙的吸收率增加，妊娠、哺乳和青春期，钙的需要量最大，因而钙的吸收率增高；钙的需要量小时，钙的吸收率降低。

(4) 食物来源

奶和奶制品是钙的最好食物来源，含钙丰富，且吸收率高。豆类、坚果类、绿色蔬菜、各种瓜子也是钙的较好来源。少数食物如虾皮、海带、芝麻酱等含钙量特别高。常见食物的钙含量见表2-18。

表2-18 含钙丰富的食物

食物	含量（mg/100 g）	食物	含量（mg/100 g）	食物	含量（mg/100 g）
牛奶	104	苜蓿	713	酸枣棘	435
奶酪	799	荠菜	294	紫菜	264
全脂牛奶粉	676	雪里蕻	230	海带（湿）	241
酸奶	118	苋菜	187	黑木耳	247
虾皮	991	乌塌菜	186	口蘑	169
虾米	555	油菜薹	156	黄豆	191
河虾	325	榛子（炒）	815	豆腐	164
泥鳅	299	花生仁（炒）	284	豆腐皮	116
红螺	539	葵花子	115	千张	313
河蚌	248	白芝麻	620	豆腐干	308
鲜海参	285	黑芝麻	780	素鸡	180

有人认为猪骨富含钙，喝猪骨汤是补钙的好办法，这其实是补钙的一个误区。猪骨汤里主要的成分为水、脂肪、少量的含氮浸出物，钙和蛋白质的含量很少，长时间煲煮还可产生大量嘌呤。浓白、口感好的猪骨汤是因其中的脂肪含量高，并非钙含量高。骨头里的钙是以磷酸盐形式存在的，不容易溶解到汤里。有实验证明，500 g猪骨加2 L纯净水在高压锅里炖煮30 min，不加醋的猪骨汤每100 g钙含量只有1.1 mg，另加醋75 mL的猪骨汤每100 g钙含量也只有4.32 mg。

水中的硬度以碳酸钙计<150 mg/L时，称为软水，相当于含钙6 mg/100 g以下的水为软水。一般的自来水都超过这个标准。

2. 磷

正常人体内含磷600~700 g，每千克无脂肪组织约含磷12 g。体内的磷85.7%集中于骨骼和牙齿中，其余散在分布于全身各组织及体液中，其中一半存在于肌肉组织中。

（1）生理功能

1）构成骨骼和牙齿。磷在骨骼及牙齿中的存在形式主要是无机磷酸盐，主要成分是羟基磷灰石。磷在骨骼、牙齿中的重要性与钙盐相同。

2）组成生命的重要物质。磷是组成核酸、磷蛋白、磷脂、环腺苷酸、环鸟苷酸、多种酶的成分。

3）参与能量代谢。高能磷酸化合物如三磷酸腺苷及磷酸肌酸等为能量载体，在细胞内能量的转换、代谢中，以及作为能源物质在生命活动中起重要作用。

4）参与酸碱平衡的调节。磷酸盐缓冲体系接近中性，参与酸碱平衡的调节，可构成体内的缓冲体系。

（2）缺乏与过量

一般不会由于膳食原因引起营养性磷缺乏，只有在一些特殊情况下才会出现。如早产儿若仅喂以母乳，因人奶含磷量较低，不能满足早产儿骨磷沉积的需要，可发生磷缺乏，出现佝偻病样骨骼异常。

一般情况下，不易发生由膳食摄入过量磷的问题。在某些特殊情况下，如医用口服、灌肠或静脉注射大量磷酸盐后，可形成高磷血症。

（3）参考摄入量与食物来源

以往因为食物中含磷普遍而丰富，很少因为膳食原因引起营养性磷缺乏，仅与钙的需要量相联系而考虑钙、磷比值。

《中国居民膳食营养素参考摄入量（2013 版）》中，成人磷推荐摄入量为 720 mg/d。成人可耐受最高摄入量为 3 500 mg/d。

磷在食物中分布很广，无论动物性食物或植物性食物，在其细胞中，都含有丰富的磷，动物的乳汁中也含有磷。磷是与蛋白质并存的，瘦肉、蛋、奶、动物的肝、肾含磷量都很高，海带、紫菜、芝麻酱、花生、干豆类、坚果、粗粮含磷也较丰富。但粮谷中的磷为植酸磷，不经过加工处理，吸收利用率较低。

3. 钾

正常成人体内钾总量约为 50 mmol/L。人体内钾主要存于细胞内，约占钾总量的 98%，其他钾存在于细胞外。

（1）生理功能

钾可参与碳水化合物、蛋白质的代谢，维持细胞内正常渗透压，维持神经肌肉的应激性和正常功能，维持心肌的正常功能，维持细胞内外正常的酸碱平衡。

（2）缺乏与过量

人体内钾总量减少可引起钾缺乏症，可在神经肌肉、消化、心血管、泌尿、中枢神经等系统发生功能性或病理性改变。主要表现为肌肉无力或瘫痪、心律失常及肾功能障碍等。

体内钾过多，血钾浓度高于 5.5 mmol/L 时，可出现毒性反应，称高钾血症。钾过多可使细胞外钾离子浓度上升，心肌自律性、传导性和兴奋性受抑制。主要表现在神经肌肉和心血管方面。神经肌肉表现为极度疲乏软弱、四肢无力、下肢沉重，心血管系统可见心率缓慢、心音减弱。

(3) 参考摄入量与食物来源

《中国居民膳食营养素参考摄入量（2013 版）》中，成人钾适宜摄入量 2 000 mg/d，预防非传染性慢性病的建议摄入量为 3 600 mg/d。

预防非传染性慢性病的建议摄入量是《中国居民膳食营养素参考摄入量（2013 版）》新增加的一个指标。膳食营养素摄入量过高或过低导致的慢性病一般涉及肥胖、糖尿病、高血压、血脂异常、脑卒中、心肌梗死以及某些癌症。预防非传染性慢性病的建议摄入量是以非传染性慢性病的一级预防为目标提出的必需营养素的每日摄入量。当非传染性慢性病易感人群某些营养素的摄入量接近或达到建议摄入量时，可以降低其发生非传染性慢性病的风险。

大部分食物都含有钾，但蔬菜和水果是钾较好的来源。每 100 g 谷类中含钾 100~200 mg，豆类中含 600~800 mg，蔬菜和水果中含 200~500 mg，畜禽肉类中含量约为 150~300 mg，鱼类中 200~300 mg。每 100 g 食物含钾量高于 800 mg 以上的食物有紫菜、黄豆、冬菇、赤小豆等。

4. 钠

钠是人体中一种重要无机元素，一般情况下，成人体内钠含量大约为 77（女）~100（男）g，约占体重的 0.15%。体内钠主要在细胞外液，占总体钠的 44%~50%，骨骼中含量也高达 40%~47%，细胞内液含量较低，仅 9%~10%。食盐即氯化钠，是人体获得钠的主要来源。

(1) 生理功能

钠可以调节体内水分与渗透压，维持酸碱平衡，对三磷酸腺苷的生成和利用、肌肉运动、心血管功能、能量代谢都有影响，还可以增强神经肌肉兴奋性。

(2) 缺乏与过量

人体内钠在一般情况下不易缺乏。但在某些情况下，如禁食，少食，膳食钠限制过严而摄入量非常低时，或在高温、重体力劳动、过量出汗、胃肠疾病、反复呕吐、腹泻（泻剂应用）使钠过量排出丢失时，或某些疾病引起肾不能有效保留钠时，胃肠外营养缺钠或低钠时，利尿剂的使用而抑制肾小管重吸收钠时均可引起钠缺乏。钠的缺乏在早期症状不明显，表现为倦怠、淡漠、无神、起立时昏倒。

失钠达 0.5 g/（kg 体重）以上时，可出现恶心、呕吐、血压下降、痛性肌肉痉挛，尿中无氯化物检出。当失钠达 0.75~1.2 g/（kg 体重）时，可出现恶心、呕吐、视力模糊、心跳加速、脉搏细弱、血压下降、肌肉痉挛、疼痛反射消失，甚至木僵、昏迷、外周循环衰竭、休克，终因急性肾功能衰竭而死亡。

钠摄入量过多，尿中钠、钾离子比值增高，是高血压的重要因素。尿中钠、钾离子比值与血压呈正相关，而尿钾与血压呈负相关。高血压家族史人群较普遍存在对盐敏感的现象，而对盐不敏感的或较耐盐者，在无高血压家族史者中较常见。

正常情况下，钠摄入过多并不蓄积，但某些情况下，如误将食盐当作食糖加入婴儿奶粉中哺喂，则可引起中毒甚至死亡。急性中毒，会出现水肿、血压上升、血浆胆固醇升高、脂肪清除率降低、胃黏膜上皮细胞受损等情况。

(3) 参考摄入量与食物来源

《中国居民膳食营养素参考摄入量（2013 版）》中，成人钠适宜摄入量为 1 500 mg/d，50 岁以后适宜摄入量为 1 400 mg/d，预防非传染性慢性病的建议摄入量为 2 000 mg/d。

钠普遍存在于各种食物中，一般动物性食物钠含量高于植物性食物，但人体钠来源主要为食盐（钠），加工、制备食物过程中加入的钠或含钠的复合物如谷氨酸、小苏打（碳酸氢钠）等，以及酱油、盐渍、腌制肉或烟熏食品、酱咸菜类、发酵豆制品、咸味休闲食品等。

5. 镁

正常成人体内镁总量约 25 g，其中 60%~65% 存在于骨骼和牙齿中，27% 分布于软组织。镁主要分布于细胞内，细胞外液的镁不超过 1%。

(1) 生理功能

镁可激活多种酶的活性，维持骨骼生长和神经肌肉的兴奋性，维护胃肠道和激素的功能。

(2) 缺乏与过量

引起镁缺乏的原因有很多，主要有镁摄入不足、镁吸收障碍、镁丢失过多，以及多种临床疾病等。镁缺乏可致血清钙下降，神经肌肉兴奋性亢进，对血管功能可能有潜在的影响。镁对骨矿物质的内稳态有重要作用，镁缺乏可能是绝经后骨质疏松症的一种危险因素。

在正常情况下，肠、肾及甲状旁腺等能调解镁代谢，人体一般不易发生镁中毒。用镁盐抗酸、导泻、利胆、抗惊厥或治疗高血压脑病，亦不至于发生镁中毒。

只有在肾功能不全、糖尿病酮症的早期、肾上腺皮质功能不全、黏液水肿、骨髓瘤、草酸中毒及关节炎等发生血镁升高的情况下方可见镁中毒。

（3）参考摄入量与食物来源

《中国居民膳食营养素参考摄入量（2013版）》中，成人镁推荐摄入量为330 mg/d。

镁虽然普遍存在于食物中，但食物中的镁含量差别甚大。由于叶绿素是镁卟啉的螯合物，所以绿叶蔬菜是富含镁的。食物中如糙粮、坚果也含有丰富的镁，而肉类、淀粉类食物及牛奶中的镁含量属中等。除了食物之外，从饮水中也可以获得少量镁。

6. 氯

氯是人体必需常量元素之一，是维持体液和电解质平衡中所必需的元素，也是胃液的一种必需成分。自然界中常以氯化物形式存在，最普通的形式是食盐。氯在人体含量平均为1.17 g/kg，总量约为82~100 g，占体重的0.15%，广泛分布于全身，主要以氯离子形式与钠、钾化合存在。其中氯化钾主要在细胞内液，而氯化钠主要在细胞外液中。

（1）生理功能

氯离子可维持细胞外液的容量与渗透压；维持体液酸碱平衡；参与血液二氧化碳的运输；还参与胃液中胃酸的形成，从而促进维生素B_{12}和铁的吸收；激活唾液淀粉酶分解淀粉，促进食物消化；刺激肝脏功能，促使肝中代谢废物排出；稳定神经细胞膜电位。

（2）缺乏与过量

由于氯来源广泛，特别是食盐，人体摄入量往往大于正常需要水平。因此，由饮食引起的氯缺乏很少见。但不合理配方膳（含氯量1~2 mmol/L）的应用、患先天性腹泻（再吸收障碍）的婴儿，可致氯缺乏。

大量出汗、腹泻、呕吐，或肾病导致肾功能改变，使用利尿剂等引起的氯的大量丢失，均可造成氯的缺乏。氯的缺乏常伴有钠缺乏，容易造成低氯性代谢性碱中毒，常可发生肌肉收缩不良、消化功能受损，且可影响生长发育。

人体摄入氯过多引起对机体的危害作用并不多见。仅见于严重失水、持续摄入高氯化钠（如食盐）或过多氯化铵。此外，敏感个体氯过量可致血压升高。

（3）参考摄入量与食物来源

《中国居民膳食营养素参考摄入量（2013版）》中，成人氯适宜摄入量为

2 300 mg/d，50 岁以后摄入量为 2 200 mg/d。

膳食氯几乎完全来源于氯化钠，仅少量来自氯化钾。因此，食盐及其加工食品，酱油，盐渍、腌制食品，酱咸菜，以及咸味食品等都富含氯化物。一般天然食品中氯的含量差异较大，天然水中几乎都含有氯，日常饮水估计每天可提供氯 40 mg 左右，与从食盐中摄取的氯的量（约 6 g）相比并不重要。

7. 硫

硫是人体必需常量元素之一，人体内硫约占体重的 0.25%。

（1）生理功能

硫参与构成各种蛋白质、酶类、肽（谷胱甘肽）和激素（胰岛素、肾上腺皮质激素）等，几乎参与体内所有类别的代谢活动，发挥各种生理功能。

其他含硫化合物还有壳聚糖，是结缔组织的基质成分，起保护关节的重要作用；角蛋白含有大量的胱氨酸，起保持皮肤、头发和指甲健康的作用。

（2）缺乏与过量

目前，还未发现人类存在后天的硫缺乏症。毛发低硫营养不良是一种罕见的常染色体隐性遗传病，表现为特征性的头发短、脆，发硫含量异常低下。

饮水中含有过量的硫酸盐可能导致渗透性腹泻和稀便，还可能导致溃疡性结肠炎。

（3）参考摄入量与食物来源

由于未发现人类存在后天的硫缺乏症，因而国内外均没有对硫制定参考摄入量。硫的主要膳食来源是含硫氨基酸，主要存在于动物蛋白、谷蛋白和大豆蛋白中。

三、微量元素

1. 铁

人体内铁总量为 4~5 g，可分为功能性铁和储存铁。功能性铁是铁的主要存在形式，其中血红蛋白含铁量占体内总铁量的 60%~75%；储存铁存在于肝、脾与骨髓中，占体内总铁量的 25%~30%。正常男性的储存铁约为 1 000 mg，女性仅为 300~400 mg。铁缺乏是我国居民常见的一种营养缺乏症。

（1）生理功能

铁为血红蛋白、肌红蛋白、细胞色素以及一些呼吸酶的主要成分，参与体内氧与二氧化碳的转运、交换和组织呼吸过程；铁与红细胞的形成和成熟有关；铁与免疫功能关系密切，可提高机体免疫力；铁还有许多重要功能，如催化 β-胡萝卜素转化为维生素 A，参与嘌呤与胶原的合成，促进抗体的产生，促进脂类从血液中转运以及肝脏的解毒功能等。

（2）缺乏与过量

铁缺乏是一种常见的营养缺乏病，0~4 岁的婴幼儿、青少年、育龄期妇女、孕妇、乳母更易发生。体内铁缺乏，可引起含铁酶减少或铁依赖酶活性降低，使细胞呼吸障碍，从而影响组织器官功能，降低食欲。严重者可有渗出性肠病变及吸收不良综合征等。铁缺乏的儿童易烦躁，对周围事物不感兴趣，成人则冷漠呆板，当血红蛋白继续降低，则出现面色苍白，口唇黏膜和眼角膜苍白，有疲劳乏力、头晕、心悸、指甲脆薄、反甲等症状。儿童、青少年还可表现为身体发育受阻，出现体力下降、注意力与记忆力调节过程障碍、学习能力降低等现象。

早产、低出生体重儿及胎儿死亡与孕早期贫血有关。铁缺乏可损害儿童的认知能力，且在补充铁后也难以恢复。铁缺乏也可引起心理活动和智力发育的损害及行为改变。

铁过量可致中毒，急性中毒常见于误服过量铁剂，多见于儿童，主要症状为消化道出血，且死亡率很高。慢性铁中毒可发生于消化道吸收的铁过多和肠道外输入过多的铁。多种疾病如心脏病、肝脏疾病、糖尿病及某些肿瘤等与体内铁的储存过多也有关。

（3）参考摄入量与食物来源

《中国居民膳食营养素参考摄入量（2013 版）》中，成人铁推荐摄入量男性为 12 mg/d，女性为 20 mg/d，可耐受最高摄入量男女均为 42 mg/d。

铁在食物中主要以三价铁形式存在，少数为还原铁（亚铁）。肉类等食物中的铁 40% 左右是血红素铁，其他为非血红素铁。非血红素铁受膳食因素影响明显。粮谷和蔬菜中的植酸盐、草酸盐，以及茶叶和咖啡中的多酚类物质均可影响铁的吸收。胃中胃酸缺乏或服用过多的抗酸药物，不利于铁离子的释出，也阻碍铁吸收。维生素 C，维生素 B_2，某些单糖、有机酸，以及动物肉类有促进非血红素铁吸收的作用。肉类食物中铁的吸收率较高。

血红素铁在体内吸收时不受膳食中植酸、磷酸等的影响，但与非血红素铁一样都受体内铁需要量与储存量的影响。当铁储存量多时，吸收率降低；储存量减少时，需要量增加，吸收率也会增高。胃肠吸收不良综合征也影响铁的吸收，缺铁性贫血时铁吸收率增高。

铁广泛存在于各种食物中，但分布极不均衡，吸收率相差也极大。一般动物性食物铁的含量和吸收率均较高,因此膳食中铁的良好来源主要为动物肝脏、动物全血、畜禽肉类、鱼类。植物性食物中铁吸收率较动物性食物低。干苔菜、黑木耳中含铁量高,蔬菜一般颜色越深铁含量越高。蛋类铁的含量不算低,但吸收率较低,仅有3%。牛奶是贫铁食物,且吸收率不高。

也可以选用铁酱油补铁。铁酱油,又叫铁强化酱油,是在普通酱油中添加了铁成分,以达到吃酱油时就能补铁的目的的一种营养强化酱油。

2. 锌

成人体内锌含量为 2.0~2.5 g,以肝、肾、肌肉、视网膜、前列腺为高。血液中 75%~85% 的锌分布在红细胞,其余在白细胞和血浆中。锌对生长发育、免疫功能、物质代谢和生殖功能等均有重要作用。

(1) 生理功能

锌在人体内具有催化功能,有近百种酶依赖锌的催化;结构功能,锌在酶中也有结构方面的作用;调节功能,锌作为一个调节基因表达的因子,在体内有广泛作用。

(2) 缺乏与过量

人类锌缺乏体征是一种或多种锌的生物学功能降低的结果,严重的先天性锌吸收不良会导致肠病性肢端皮炎。这种严重缺锌引起的皮肤损害和免疫功能损伤目前并不常见。人类锌缺乏的常见体征是生长缓慢、皮肤伤口愈合不良、味觉障碍、胃肠道疾患、免疫功能减退等。

成人一次性摄入 2 g 以上的锌会发生锌中毒,其主要特征是锌对胃肠道的直接作用,导致上腹疼痛、腹泻、恶心、呕吐。长期每天补充 100 mg 较大量锌可发生贫血、免疫功能下降、高密度脂蛋白胆固醇降低等。长期每天服用 25 mg 锌,可引起铜继发性缺乏,损害免疫器官和免疫功能,影响中性粒细胞及巨噬细胞活力,抑制其趋化性和吞噬作用及减弱细胞的杀伤能力。

(3) 参考摄入量与食物来源

《中国居民膳食营养素参考摄入量(2013版)》中,成人锌推荐摄入量男性为每天 12.5 mg,女性为 7.5 mg;可耐受最高摄入量男女均为每天 40 mg。

植物性食物中含有的植酸、单宁和纤维素等均不利于锌的吸收,而动物性食物中的锌生物利用率较高,维生素 D 可促进锌的吸收。我国居民的膳食以植物性食物为主,含植酸和纤维素较多,锌的生物利用率一般为 15%~20%。

锌的来源广泛,但食物中的锌含量差别很大,吸收利用率也有很大差异。贝壳类海产品、红色肉类、动物内脏、菌藻类、蔬菜都是锌的极好来源。植物性食物含锌量较低，精细的粮食加工过程可导致锌大量丢失。如小麦加工成精面粉后大约80%的锌被去掉；豆类被制成罐头后比新鲜大豆锌含量损失60%左右。

3. 碘

碘在人体的总量为22~50 mg，其中50%存在于肌肉中，20%存在于甲状腺内，10%存在于皮肤，6%存在于骨骼内，其余14%分散在于各内分泌组织、中枢神经和血浆中。甲状腺组织中碘浓度最高，甲状腺所含的碘有99%为有机结合碘，1%以碘离子形式存在。

（1）生理功能

碘在体内主要参与甲状腺素的合成，其生理作用也是通过甲状腺素的作用表现出来的。至今尚未发现碘的独立功能。甲状腺素调节和促进代谢，与生长发育关系密切。

碘可参与能量代谢，促进代谢和身体的生长发育，促进神经系统发育，并具有促进垂体激素分泌的作用。

（2）缺乏与过量

碘缺乏不仅会引起甲状腺肿和少数克汀病（呆小病）发生，还可引起更多的亚临床克汀病和儿童智力低下的发生。碘缺乏引起的疾病包括甲状腺肿、流产、先天畸形、地方性克汀病等。孕妇严重缺碘，可殃及胎儿发育，使新生儿生长损伤，尤其是神经、肌肉、认知能力低下，导致胎儿时期和围生期死亡率上升。

较长时间的高碘摄入也可导致高碘性甲状腺肿等危害。高碘、低碘都可引起甲状腺肿，高碘时碘越多患病率也越高。

（3）参考摄入量与食物来源

人体对碘的需要量取决于对甲状腺素的需要量。维持正常代谢和生命活动所需的甲状腺素是相对稳定的，合成这些激素所需的碘量为50~75 μg。

《中国居民膳食营养素参考摄入量（2013版）》中，成人碘每天适宜摄入量为120 μg，可耐受最高摄入量（UL）男女均为600 μg。

人类所需的碘主要来自食物，为一日总摄入碘量的80%~90%，其次为饮水与食盐。食物中碘含量的高低取决于各地区土壤及土质等。甲状腺肿流行地区的食物碘含量常低于非流行地区的同类食物。

海洋生物含碘量丰富，是碘的良好来源，如海带、紫菜、海鱼、蚶干、蛤干、干贝、淡菜、海参、海蜇、龙虾等，其中干海带含碘量可达36 mg/100 g。而远离海洋的内陆山区或不易被海风吹到的地区，土壤和空气中含碘量较低，这些地区的食物含碘量也不高。

陆地食品含碘量动物性食品高于植物性食品，蛋、奶含碘量相对稍高，其次为畜禽肉类，淡水鱼的含碘量低于畜禽肉类。

在碘缺乏地区采取碘强化是有效预防碘缺乏的重要措施，如在食盐中加碘等。国家规定在食盐中添加碘的标准为 20~30 mg/kg，按每天食用 6 g 盐计，摄入碘在 71~107 μg。

4. 硒

硒是人体必需的微量元素，这一认识是 20 世纪后半叶营养学上较为重要的发现之一。成人体内硒总量在 3~20 mg，广泛分布于人体各组织器官和体液中，肾中硒浓度最高，肝脏次之，血液中相对低些，脂肪组织中含量最低。

（1）生理功能

硒可构成含硒蛋白与含硒酶，且具有抗氧化作用，对甲状腺激素具有调节作用，可维持正常免疫功能，并具有抗肿瘤作用。

（2）缺乏与过量

硒缺乏已被证实是发生克山病的重要原因。克山病在我国最初发生于黑龙江省克山地区，临床上主要症状为心脏扩大、心功能失代偿、心力衰竭等。克山病的病因虽然未能完全解释清楚，但人体硒缺乏状态是克山病发病的主要和基本因素已得到学术界共识。此外，缺硒与大骨节病也有关，补硒可以缓解一些症状，对患者骨骺端改变有促进修复、防止恶化的效果。

硒摄入过多也可致中毒。20 世纪 60 年代，我国湖北恩施地区和陕西紫阳县发生过吃高硒玉米而引起急性中毒的病例。患者 3~4 天内头发全部脱落，中毒体征主要是头发脱落和指甲变形，严重者可致死亡。

（3）参考摄入量与食物来源

膳食硒需要量是以防止克山病发生为指标的最低硒摄入量。大约每天 20 μg 作为膳食硒最低需要量。

《中国居民膳食营养素参考摄入量（2013 版）》中，成人硒每天推荐摄入量为 60 μg；可耐受最高摄入量为 400 μg。

性别、年龄、健康状况等，以及膳食中硒的化学形式和量，是否存在硫、重金属、维生素，都可影响硒在体内的吸收和分布。

硒的良好来源是海洋食物和动物的肝、肾及畜禽肉类。谷类和其他种子的硒含量依赖它们生长土壤的硒含量，因环境的不同而差异较大。蔬菜和水果的含硒量甚微。

5. 氟

正常人体内含氟总量为 2~3 g，约有 96% 积存于骨骼及牙齿中，少量存于内脏、软组织及体液中。

（1）生理功能

氟会对骨骼与牙齿的形成起到重要作用。人体骨骼固体的 60% 为骨盐（主要为羟基磷灰石），氟能与骨盐结晶表面的离子进行交换，形成氟磷灰石而成为骨盐的组成部分。骨盐中的氟多时，骨质坚硬，而且适量的氟有利于钙和磷的利用及在骨骼中沉积，可加速骨骼生长，并维护骨骼的健康。

氟也是牙齿的重要成分，氟被牙釉质中的羟基磷灰石吸附后，在牙齿表面形成一层抗酸性腐蚀的、坚硬的氟磷灰石保护层。

（2）缺乏与过量

氟缺乏时，由于牙釉质中不能形成氟磷灰石而得不到保护，牙釉质易被微生物、有机酸和酶侵蚀而发生龋齿。此外，钙磷的利用也会受到影响，从而导致骨质疏松。

摄入过量的氟可引起急性或慢性氟中毒。急性氟中毒的症状和体征为恶心、呕吐、腹泻、腹痛、心功能不全、惊厥、麻痹以及昏厥，多见于特殊的工业环境中。氟的慢性中毒主要发生于高氟地区，因长期摄入过量的氟而引起，主要造成骨骼和牙齿的损害，其临床表现为氟斑牙和氟骨症。长期摄入氟超标的饮用水（1~2 mg/L）所引起的不良反应为氟斑牙，而长期摄入高剂量的氟则可引起氟骨症。近年来的研究表明，过量的氟对机体的免疫功能也有损伤。

（3）参考摄入量与食物来源

《中国居民膳食营养素参考摄入量（2013 版）》中，成人氟每天适宜摄入量为 1.5 mg，可耐受最高摄入量为 3.5 mg。人体每日摄入的氟大约 65% 来自饮水，30% 来自食物。我国规定饮用水含氟量标准为 0.5~1 mg/L。

膳食和饮水中的氟进入人体后，主要在胃部被吸收。氟被吸收得很快，吸收率也很高。饮水中的氟可完全被吸收，食物中的氟一般吸收率为 75%~90%。铝盐、钙盐可降低氟在肠道中的吸收率，而脂肪水平提高可增加氟的吸收率。

一般情况下，动物性食品中氟含量高于植物性食品，海洋动物中氟含量高于淡水及陆地食品，茶叶、鸡肉、鱼及海产品都是含氟高的食物。

学习单元 5　维生素

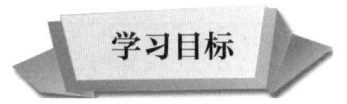

了解维生素的特点和分类
熟悉各类维生素的生理功能
掌握各类维生素的食物来源及参考摄入量

一、维生素概述

1. 维生素的定义与特点

维生素是一种一般不能在体内合成，或合成不能满足机体需要，必须由食物不断供给，用来维持人体正常生理功能所必需的一类微量的低分子有机化合物。

维生素虽然在机体内含量极微，但在机体的代谢、生长发育等过程中起重要作用。它们虽种类繁多、性质各异，但都具有以下共同特点。

（1）维生素或其前体都在天然食物中存在，但是没有一种天然食物含有人体所需的全部维生素。

（2）维生素不是机体的组成成分，在体内不提供热能。

（3）维生素参与维持机体正常生理功能，需要量极少，通常以 mg、μg 计，但却是必不可少的成分。

（4）维生素一般不能在体内合成或合成的量极少，不能满足机体需要，必须由食物不断供给。

（5）食物中某些维生素长期缺乏或不足可引起代谢紊乱和出现病理状态，形成维生素缺乏症。

2. 维生素的分类

各种维生素化学结构不同，生理功能各异，科学家们发现维生素的生理作用与它们的溶解度有很大关系，所以通常按照维生素的溶解性能不同将其分为脂溶性维生素和水溶性维生素两大类。

脂溶性维生素主要有维生素 A、维生素 D、维生素 E 及维生素 K；水溶性维生素主要有维生素 C 及 B 族维生素。B 族维生素包括维生素 B_1、维生素 B_2、维生素 B_6、维生素 B_{12} 和烟酸、叶酸、泛酸、生物素、胆碱等。两类维生素的溶解性不同，吸收、排泄、体内的积存、缺乏症出现的快慢以及毒性有着很大的差异（见表2-19）。

表 2-19 脂溶性维生素与水溶性维生素的异同点

项目	脂溶性维生素	水溶性维生素
化学组成	仅含碳、氢、氧	除含碳、氢、氧外，有的还含有氮、钴或硫等元素
溶解性	溶于脂肪及脂溶剂	溶于水
吸收、排泄	随脂肪经淋巴系统吸收，从胆汁少量排出	经血液吸收过量时，很快从尿中排出
积存性	摄入后，大部分积存在体内	一般在体内无非功能性的单纯积存
缺乏症出现速度	缓慢	较快
营养状况评价与毒性	不能用尿进行分析评价；大剂量摄入（6~10倍推荐摄入量）易引起中毒	大多数可以通过血或尿进行评价；几乎无毒性，除非极大量

3. 维生素的缺乏和过量

（1）缺乏

维生素为人体所必需，缺乏至一定程度可引起维生素缺乏病。维生素缺乏的原因是食物中供给量不足，或维生素在体内存在吸收障碍，或破坏分解增强及生理需要量增加等。维生素缺乏在体内是一个渐进过程：初始储备量降低，继而有关生化代谢异常、生理功能改变，然后才是组织病理变化，并出现临床症状和体征。

（2）过量

过量补充维生素也可能带来副作用，甚至毒性。维生素虽然对人体有益，但绝不能过量服用。脂溶性维生素在体内的吸收往往与机体对脂肪的吸收有关，且排泄率不高，摄入过多会对身体产生有害影响，甚至中毒。水溶性维生素排泄率较高，毒性较低，但超过生理需要量过多时，也会出现代谢不正常等不良反应。

二、脂溶性维生素

脂溶性维生素包括维生素 A、维生素 D、维生素 E 及维生素 K。

1. 维生素 A

维生素 A 又称视黄醇或抗干眼病维生素，是人类最早发现的维生素。维生素 A 只在动物性食物中存在，但植物性食物中含有的许多属于 β-胡萝卜素及其他类胡萝卜素，可以在人体内转化为维生素 A，故胡萝卜素又称为维生素 A 原。

维生素 A 和胡萝卜素均溶于脂肪及大多数有机溶剂中，不溶于水。动物性食品中的维生素 A 相对稳定，一般烹饪和加工过程中不易被破坏。

（1）生理功能

1）维持视觉功能。要维持良好的暗光视觉，就需要源源不断地向杆状感觉细胞供给充足的视黄醛。维生素 A 缺乏时，暗适应时间延长。

2）维持皮肤黏膜完整性。维生素 A 是调节糖蛋白合成的一种辅酶，对上皮细胞的细胞膜起稳定作用，维持上皮细胞的形态完整和功能健全。

3）维持和促进免疫功能。视黄酸（维生素 A_1 酸）通过核受体对靶基因的调控可以提高细胞免疫功能，促进免疫细胞产生抗体，以及促进 T 淋巴细胞产生某些淋巴因子。

4）促进生长发育和维持生殖功能。维生素 A 缺乏时，长骨形成和牙齿发育均受影响；可致男性睾丸萎缩，精子数量减少、活力下降。

5）抗氧化作用。类胡萝卜素能捕捉自由基，淬灭单线态氧，提高抗氧化防御能力。高维生素 A 和 β-胡萝卜素摄入量者患肺癌等上皮癌症的危险性减少。

6）其他功能。维生素 A 缺乏可使破骨细胞数目减少，成骨细胞的功能失控，导致骨膜骨质过度增生，骨腔变小。过量维生素 A 可刺激骨的重吸收，并抑制骨的再形成。

（2）缺乏与过量

缺乏维生素 A 的眼部症状有夜盲症和角膜软化。

在未发生夜盲前，通常先有暗适应障碍。暗适应指从亮处进入暗处，眼睛在黑暗中适应一段时间才能看到物体的生理现象。这段在黑暗中不能看到东西的时间叫作暗适应时间。视紫红质是一种与维持暗视觉有关的蛋白质，维生素 A 缺乏，维持暗视觉的视紫红质生成发生障碍，影响视网膜对暗光的敏感度，导致暗适应能力降低，以致夜盲。患者多在黎明及黄昏时看物不清，病情较重则发展为夜盲。

维生素 A 缺乏严重时，初期可引起角膜干燥、角化、失去光泽，后期可出现角膜软化、溃疡、穿孔，最终导致失明。

缺乏维生素 A 的皮肤症状，初期时仅表现出皮肤干燥，之后由于毛囊上皮角化，出现角化过度的丘疹，以上臂后侧和大腿前外侧出现最早，以后逐渐扩展到上、下肢伸侧，肩和下腹部，很少累及胸、背和臀部。

在维生素 A 缺乏时，儿童可表现为骨组织停止生长，发育迟缓，另外可出现齿龈增生角化，牙齿生长延缓，其表面可出现裂纹并容易发生龋齿。

正常膳食不会引起维生素 A 中毒，除非大量食用含有维生素 A 极高的食物如动物肝脏等。服用大量维生素 A 补充剂，如鱼肝油、维生素 A 胶囊等，是引起中毒的主要原因，特别是在儿童当中。急性维生素 A 中毒多在食用后 3~6 h 发病，多发生于一次或多次连续摄入成人膳食推荐摄入量的 100 倍，或儿童大于其推荐摄入量的 20 倍。

（3）参考摄入量与食物来源

维生素 A 成人膳食推荐摄入量，男性为每天 800 μgRE，女性为每天 700 μgRE，最好有 1/3 来自动物性食物。可耐受最高摄入量为每天 3 000 μgRE。其中，RE 为视黄醇当量。1 μgRE = 1 μgRE 视黄醇 = 6 μgRE β-胡萝卜素 = 12 μgRE 其他类胡萝卜素。计算食物中维生素 A 的量需要把植物性食物中的胡萝卜素的量换算成相当于维生素 A 的量。

维生素 A 在部分动物性食品中含量丰富，如动物肝脏、肾脏、蛋黄、全脂乳类。在蛋类和奶类摄入不足时，往往依靠植物来源的胡萝卜素来供应维生素 A。胡萝卜素在深绿色和橙黄色蔬菜中含量较高，如西蓝花、胡萝卜、菠菜、苋菜、油菜、空心菜等，水果中以杧果、橘子、木瓜、枇杷等橙黄色品种含量比较丰富。

（4）稳定性

维生素 A 和胡萝卜素都对酸、碱和热稳定，通常烹饪加工不易被破坏，但易氧化和受紫外线破坏，因此要注意避氧、隔光。当食物中含有磷脂、维生素 E、维生素 C 和其他抗氧化剂时，维生素 A 和胡萝卜素较为稳定。油脂酸败可引起维生素 A 严重损失。

2. 维生素 D

维生素 D 因具有抗佝偻病的作用，所以又叫抗佝偻病维生素。以维生素 D_3（胆钙化醇）和维生素 D_2（麦角钙化醇）两种形式最为常见。

人体内维生素 D_3 的来源是皮肤表皮和真皮内的 7-脱氢胆固醇经紫外线照射转变而来，从动物性食物中摄入甚少，故一般成人只要经常接触阳光，在一般膳食条件下是不会引起维生素 D_3 缺乏的。维生素 D_2 是植物体内的麦角固醇经紫外线照射而来，其活性只有维生素 D_3 的 1/3。由于 7-脱氢胆固醇和麦角固醇经紫外线照射可转变为维生素 D，故称它们为维生素 D 原。

(1) 生理功能

1) 促进小肠黏膜对钙的吸收。运至小肠的维生素 D_3 进入小肠黏膜细胞，可在该处诱发一种特异的钙结合蛋白的合成，这种蛋白质能把钙从刷状缘处主动转运，透过黏膜细胞进入血液循环。

2) 促进骨组织的钙化。维生素 D 可促进和维持血浆中适宜的钙、磷浓度，满足骨钙化过程的需要。

3) 促进肾小管对钙、磷的重吸收。维生素 D 可通过促进重吸收减少钙、磷的流失，从而保持血浆中钙、磷的浓度。

(2) 缺乏与过量

维生素 D 缺乏症根据年龄不同，有不同的临床表现。婴幼儿时期维生素 D 缺乏可导致佝偻病的发生，成人阶段的维生素 D 缺乏则会形成骨软化症。维生素 D 缺乏症主要发生于生活在日照补充区和气温偏低的地区，且食物中缺乏维生素 D 来源的人群中，尤以婴幼儿、妇女、老年人常见。

维生素 D 中毒的主要原因是短期内多次给予大剂量维生素 D 以治疗维生素 D 缺乏症，或者是每日补充维生素 D 剂量过大。

(3) 参考摄入量与食物来源

由于维生素 D 不仅可以通过膳食摄取，还可以经过阳光照射皮肤而合成，经皮肤合成量的多少受到光照时间、紫外线强度、暴露面积等诸多因素的影响，因此维生素 D 每日的最低需要量很难确定。《中国居民膳食营养素参考摄入量（2013版）》中，成人维生素 D 的推荐摄入量为每天 10 μg，可耐受最高摄入量为每天 50 μg。

维生素 D_2 和维生素 D_3 在食物中含量较低。植物性食物如蘑菇、蕈类中含有少量维生素 D_2，部分动物性食品中含有维生素 D_3，以肝脏和鱼油含量最为丰富，其次是鸡蛋、黄油和富含脂肪的海鱼，如鲱鱼、鲑鱼和沙丁鱼等。牛奶和人奶中有少量维生素 D，市售牛奶中常常强化维生素使其成为膳食中维生素 D 的重要来源。谷类、豆类、蔬菜、水果中几乎不含维生素 D。

(4) 稳定性

维生素 D 溶于脂肪溶剂，对热、碱较稳定。如在 130 ℃加热 90 min 也不被破坏，故通常的烹饪方法不会导致损失。光及酸可促进维生素 D 异构化，油脂酸败也可引起维生素 D 损失。

3. 维生素 E

维生素 E 又名生育酚，维生素 E 是生育酚与三烯生育酚的总称。自然界中的维生素 E 共有 8 种化合物，即 α-生育酚、β-生育酚、γ-生育酚、δ-生育酚和 α-三烯生育酚、β-三烯生育酚、γ-三烯生育酚与 δ-三烯生育酚。这 8 种化合物生理活性不相同，其中 α-生育酚是自然界中分布最广泛、含量最丰富、活性最高的维生素 E 形式（通常作为维生素 E 的代表），β-生育酚、γ-生育酚和 δ-生育酚的活性，分别为 α-生育酚的 50%、10% 和 2%。α-三烯生育酚的活性大约为 α-生育酚的 30%。

（1）生理功能

1）抗氧化。维生素 E 是非酶抗氧化系统中最重要的抗氧化剂，可以清除体内的自由基，并阻断其引发的链反应，防止生物膜和脂蛋白中多不饱和脂肪酸、细胞骨架及其他蛋白质的巯基受自由基和氧化剂的攻击。

2）抗动脉粥样硬化。维生素 E 可抑制细胞膜脂质的过氧化反应，增加低密度脂蛋白胆固醇的抗氧化能力，减少氧化型低密度脂蛋白胆固醇的产生。维生素 E 能够抑制血小板在血管表面凝集，保护血管内皮，因此它具有帮助预防动脉粥样硬化等心血管疾病的作用。

3）免疫功能。维生素 E 可减少脂褐质（细胞内某些成分被氧化分解后的沉积物）的形成，并能够保护 T 淋巴细胞，从而保护人体的免疫功能。

（2）缺乏与过量

维生素 E 广泛存在于自然界食物中，并几乎储存在体内所有器官组织中。维生素 E 可在体内储存较长时间，一般不会引起缺乏。但机体脂肪吸收不良或患某些疾病时可导致维生素 E 的缺乏。成人患维生素 E 吸收不良时，因体内的储存，数年后才表现出维生素 E 的缺乏；但儿童维生素 E 缺乏，若不及时补充维生素 E，可迅速发生神经方面的症状，并影响认知能力和运动功能发育。

在脂溶性维生素中，维生素 E 的毒性相对较低。动物实验未发现维生素 E 有致畸、致癌、致突变作用，大剂量摄入时可抑制动物生长，干扰甲状腺功能及血液凝固，使肝中脂类增加。有证据表明，人体维生素 E 长期每天摄入 1 000 mg 以上，可能出现中毒症状，如视力模糊、头痛和极度疲乏等。

（3）参考摄入量与食物来源

维生素 E 的需要量随着生理时期的不同而发生变化。妊娠期妇女对维生素 E 的需要量有所增加，以满足胎儿的生长发育需要。由于维生素 E 会随着乳汁分泌，因此乳母需要增加维生素 E 的摄入，以弥补哺乳造成的损失。由于维生素 E 有抗衰老和防止氧自由基损伤的作用，因此老年人有必要适当增加维生素 E 的摄入。《中国居民膳食营养素参考摄入量（2013 版）》中规定了各年龄组的维生素 E 适宜摄入量，以生育酚当量（α-TE）来表示，成年男女为每天 14 mgα-TE，可耐受最高摄入量为每天 700 mgα-TE。

维生素 E 主要存在于各种动植物原料中，特别是油料种子（如麦胚油、棉籽油、玉米油），某些谷物和各种坚果类食物，如核桃、葵花子、松子等，其他食物如麦胚、豆类中含量也较多，蛋类、鸡（鸭）肫、绿叶蔬菜也有一定含量，肉、水果、其他蔬菜含量很少。

（4）稳定性

维生素 E 为浅黄色油状液体，溶于酒精、脂肪与脂溶剂，不溶于水，对酸稳定。在有氧条件下，维生素 E 对光、热、碱不稳定，易发生氧化，各种生育酚都可被氧化为生育酚自由基、生育醌及生育氢醌。在无氧条件下，维生素 E 对光、热、碱相对稳定。油脂酸败可加速维生素 E 的损失。

4. 维生素 K

维生素 K 是一类萘醌的化合物，自然界有两种：维生素 K_1 或称叶绿醌，可从绿色植物分离所得；维生素 K_2 或称甲基萘醌，由细菌合成，有多种化学结构。人工合成的维生素 K_3，常被用作动物饲料。

（1）生理功能

1）血液凝固作用。血凝过程中的许多凝血因子的生物合成有赖于维生素 K，血浆中还有四种蛋白质被确定为维生素 K 依赖性蛋白质，它们有抑制或刺激血液凝固的作用。维生素 K 缺乏的主要症状是出血，在某些情况下可产生致命的贫血，以及凝血时间延长和凝血酶原含量低下。

2）在骨代谢中的作用。骨中有两种蛋白质与维生素 K 有关，即骨钙素和 γ-羧基谷氨酸蛋白质（MGP）。骨钙素溶于水，在成骨细胞中合成，其功能是调节钙磷比例，将钙结合到骨组织。MGP 不溶于水，在骨以外的组织（如肾、肺、脾）中合成，其功能是将钙结合到骨的有机成分和矿物质中。维生素 K 作为辅酶参与骨钙素和 MGP 的形成，所以通过这两种蛋白质影响骨组织的代谢。血清骨钙素是评价维生素 K 营养状况的灵敏指标，也可作为老年妇女骨质疏松的预报指标。

（2）缺乏与过量

由于维生素 K 来源丰富，正常成人肠道微生物能合成维生素 K，所以很少发生维生素K缺乏。维生素K缺乏导致的主要疾病是"新生儿出血症",这是由于维生素K的胎盘转运很少,出生时维生素K的储存量有限,肠道细菌丛尚未建立,合成维生素K的能力较弱所致。其后果将产生内脏出血和中枢神经系统损伤,并有高死亡率。

目前,动物或人群的研究均未显示从食物或补充剂摄入维生素K会对机体产生不良影响。

(3) 参考摄入量与食物来源

《中国居民膳食营养素参考摄入量(2013版)》确定维生素K的每日适宜摄入量为80 μg。

维生素K_1与K_2的毒性很小,但维生素K_3是有毒的,可产生致命的贫血和低凝血酶原血症。目前,尚未确定维生素K的可耐受最高摄入量值。

维生素K_1是绿色植物中叶绿体的组成成分,故绿色蔬菜中含量丰富,动物肝脏、鱼类中含量也较高,而水果和谷物中含量较少,畜禽肉类和乳制品中含量中等。

(4) 稳定性

维生素K在室温是黄色油状物,其他衍生物在室温为黄色结晶。它们溶于脂肪及脂溶剂而不溶于水,对光和碱敏感,但对热和氧化剂相对稳定。

三、水溶性维生素

1. 维生素C

维生素C又称抗坏血酸,是一种含有6个碳原子的酸性多羟基化合物。维生素C虽然不含有羧基,但仍具有有机酸的性质。维生素C易溶于水,不溶于脂肪溶剂。

(1) 生理功能

1) 羟化作用。维生素C参与体内重要的羟化反应,该反应是体内多种重要物质代谢的关键过程。维生素C参与胶原蛋白合成,可作为脯氨酸羟化酶与赖氨酸羟化酶的辅助因子,催化多肽链中的脯氨酸残基与赖氨酸残基羟化为羟脯氨酸残基与羟赖氨酸残基,然后合成胶原蛋白。

2) 抗氧化作用。维生素C具有较强的还原性,是一种很强的水溶性抗氧化剂,与脂溶性抗氧化剂协同作用,在体内可还原超氧化物、羟自由基、次氯酸及其他活性氧化物,清除自由基,防止脂质过氧化反应。

3) 保持酶的活性。体内多种含巯基的酶发挥催化作用需要有巯基,维生素 C 能使酶分子中的巯基维持在还原状态,从而保持酶的活性,有效地发挥作用。

4) 提高机体免疫力。维生素 C 提高机体免疫力主要通过两方面的作用:①白细胞的吞噬功能依赖于血浆维生素 C 水平;②维生素 C 能通过抗氧化作用促进抗体形成,在抗体分子中含有相当数量的二硫键(—S—S—),这些二硫键是由 2 个半胱氨酸构成的,合成抗体必须有半胱氨酸,较高浓度的维生素 C 能通过使二硫键还原为巯基,促进食物中的胱氨酸还原为半胱氨酸,以促进抗体的形成。

5) 解毒。大剂量维生素 C 对某些毒物如重金属离子 Pb^{2+}、Hg^{2+}、As^{2+}、Cd^{2+}、苯、细菌毒素及某些药物具有解毒作用。

(2) 缺乏与过量

维生素 C 缺乏时可引起维生素 C 缺乏病,俗称坏血病。坏血病起病缓慢,自饮食缺乏维生素 C 至发展成坏血病一般历时 4~7 个月。患者多有体重减轻、四肢无力、衰弱、肌肉关节等疼痛、牙龈松肿、牙龈炎,间或有感染发炎,婴儿常有激动、软弱、倦怠、食欲减退、四肢动痛、肋软骨接头处扩大、四肢长骨端肿胀以及有出血倾向等,全身任何部位可出现大小不等和程度不同的出血、血肿或瘀斑。坏血病患者若得不到及时治疗,可发展到晚期,此时可因发热、水肿、麻痹或肠坏疽而死亡。维生素 C 缺乏还可引起胶原合成障碍,故可致骨有机质形成不良而导致骨质疏松。

维生素 C 的毒性很小,但过量服用仍能产生一些副作用。主要因为维生素 C 的分解代谢产物之一是草酸盐,过量摄取维生素 C 时,草酸盐排泄量增加,可能会导致泌尿系统结石。成人每日摄入超过 2~3 g 的维生素 C,可引起渗透性腹泻,此时小肠蠕动加速,导致人体出现腹痛、腹泻等症状,且容易造成人体脱水。

(3) 参考摄入量与食物来源

中国营养学会建议的维生素 C 膳食推荐摄入量,成人为每天 100 mg,可耐受最高摄入量为每天 2 000 mg。

维生素 C 主要来源于新鲜蔬菜与水果。蔬菜中,辣椒、茼蒿、苦瓜、白菜、豆角、菠菜、马铃薯、韭菜等中含量丰富;水果中,酸枣、红枣、草莓、柑橘、柠檬等中含量最多;在动物的内脏中也含有少量的维生素 C。

(4) 稳定性

维生素 C 在酸性环境中稳定,但在有氧、热、光和碱性环境下不稳定,特别是有氧化酶及痕量铜、铁等金属离子存在时,可促进其被氧化破坏。氧化酶一般在蔬菜中含量较多,特别是黄瓜和白菜类,所以蔬菜在储存过程中,维生素 C 都有不同程度损失。但在植物中,特别是枣、刺梨等水果中含有生物类黄酮,能保护食物中维生素 C 的稳定性。

2. 维生素 B_1

维生素 B_1 又称硫胺素、抗神经炎素等,因其分子中含有硫和胺,故称硫胺素。维生素 B_1 极易溶于水,不溶于其他有机溶剂。

(1) 生理功能

1) 构成辅酶,维持体内正常代谢。维生素 B_1 在硫胺素焦磷酸激酶的作用下,与三磷酸腺苷(ATP)结合形成硫胺素焦磷酸(TPP)。TPP 是维生素 B_1 的活性形式,在体内构成 α-酮酸脱氢酶系和转酮醇酶的辅酶。

2) 促进胃肠蠕动。维生素 B_1 可抑制胆碱酯酶对乙酰胆碱的水解,乙酰胆碱(副交感神经化学递质)有促进胃肠蠕动作用。维生素 B_1 缺乏时,胆碱酯酶活性增强,乙酰胆碱水解加速,因而胃肠蠕动缓慢,腺体分泌减少,食欲减退。

3) 对神经组织的作用。维生素 B_1 缺乏时可引起神经系统病变和功能异常。研究发现,在神经组织以 TPP 含量最多,大部分位于线粒体,10% 在细胞膜。TPP 可能与膜钠离子通道有关,当 TPP 缺乏时渗透梯度无法维持,引起电解质与水转移。

(2) 缺乏与过量

维生素 B_1 缺乏可引起脚气病,临床上根据年龄差异分为成人脚气病和婴儿脚气病。脚气病不是平常北方人所说的"脚气"或南方人所说的"香港脚",这两者都是脚癣,由真菌引起,而由缺乏维生素 B_1 所引起的脚气病是全身性神经系统代谢紊乱。脚气病早期症状为体弱、疲倦、烦躁、健忘、消化不良、便秘和工作能力下降。根据临床症状脚气病分为如下三种。

1) 干性脚气病。以周围神经炎为主要症状,表现为腓肠肌压痛痉挛、腿沉重麻木并有蚁行感,后期感觉消失,肌肉萎缩,共济失调。

2) 湿性脚气病。以循环系统症状为主,可出现心悸、气促、心跳过速和水肿,心电图可见低电压、右心室肥大。

3) 混合性脚气病。见于维生素 B_1 严重缺乏者,可同时出现神经和心血管系统症状。

婴儿脚气病多发生于 2~5 个月因缺乏维生素 B_1 的母乳喂养的婴儿,以心血管症状为主,早期症状为食欲不振、心跳快、气促、发绀、水肿、烦躁不安,晚期症状为心力衰竭。婴儿脚气病发病非常迅速，如不及时救治，常常死于心力衰竭。

正常食物不会引起维生素 B_1 中毒。有研究显示，每日口服 500~1 500 mg 维生素 B_1，持续 10 天未发现不良反应。

(3) 参考摄入量与食物来源

中国营养学会推荐的维生素 B_1 膳食参考摄入量为成年男性 1.4 mg/d，成年女性 1.2 mg/d。

维生素 B_1 广泛存在于天然食物中，但含量随食物种类而异，且受采集、储存、烹饪、加工等条件影响。最为丰富的来源是葵花子、花生、大豆粉、瘦猪肉；其次为小麦粉、小米、玉米、大米等谷类食物；鱼类、蔬菜和水果中含量较少。建议食用碾磨不太精细的谷物，可防止维生素 B_1 缺乏。

(4) 稳定性

维生素 B_1 固态形式比较稳定，在 100 ℃ 时也很少被破坏；在水溶液中呈酸性时稳定，在 pH<5 时，加热至 120 ℃ 仍可保持其生理活性，在 pH=3 时，即使高压蒸煮至 140 ℃ 持续 1 h，损失也很少；对氧和光也比较稳定；碱性环境中易于被氧化失活，不耐热，在 pH>7 的情况下煮沸，可使其大部分或全部被破坏，甚至在室温下储存，亦可逐渐被破坏。

3. 维生素 B_2

维生素 B_2 又称核黄素。

(1) 生理功能

1) 构成黄素辅酶参加物质代谢。维生素 B_2 在体内与三磷酸腺苷（ATP）作用形成黄素单核苷酸还原酶（FMN）和黄素腺嘌呤二核苷酸（FAD），它们是多种氧化酶系统不可缺少的构成部分，在生物氧化中起递氢体的作用，参与氨基酸、脂肪酸和碳水化合物代谢。

2) 参与细胞的正常生长。在皮肤黏膜，特别是经常处于活动的弯曲部，损伤后细胞的再生需要维生素 B_2。如果维生素 B_2 缺乏，小损伤也不易愈合，可被视为维生素 B_2 缺乏的特殊表现。

3) 参与肾上腺皮质激素的产生。

4) 维生素 B_2 还与视网膜对光的感应有关。

5) 维生素 B_2 可激活维生素 B_6，参与色氨酸形成烟酸的过程。

(2) 缺乏与过量

维生素 B_2 缺乏是我国常见的营养缺乏病之一。见于摄入量低下、膳食供给不足、限制食物的供应、储存和加工不当导致维生素 B_2 被破坏、胃肠道功能紊乱（如腹泻、感染性肠炎）等。成人一般需要 3~8 个月出现症状，往往其他维生素缺乏症状比它先表现出来。维生素 B_2 轻度缺乏没有明显的体征改变，仅有生化代谢的变化。当严重缺乏时，主要表现为眼睛、皮肤、口腔等部位发生病变。

维生素 B_2 缺乏患者有视力模糊、怕光、流泪、易疲劳的现象，常伴有睑缘炎、结膜炎、角膜血管增生。也有报道认为，老年白内障的发生与维生素 B_2 缺乏有关。有些暗适应能力下降与维生素 B_2 不足也有关。

维生素 B_2 缺乏还可引起脂溢性皮炎，好发于脂肪分泌旺盛的鼻翼两侧、眉间、耳郭后等。初期产生轻度红斑，有脂状黄色鳞片，中期在黄色鳞片之后有丝状霜末，晚期更明显。维生素 B_2 缺乏还可导致阴囊皮炎，早期表现为阴囊瘙痒，夜间尤为明显，继而出现红斑型、丘疹型、湿疹型皮肤损害。

维生素 B_2 缺乏常干扰铁在体内的吸收、储存与动员，致铁含量下降，严重可造成缺铁性贫血。此外，维生素 B_2 的缺乏还影响生长发育，妊娠期的缺乏还可致胎儿骨骼畸形。

从膳食中摄入过量维生素 B_2 的情况未见报道。人与动物均无维生素 B_2 中毒的证据。有人一次服用 60 mg 并静脉注射 11.6 mg 的维生素 B_2，未出现不良反应。

（3）参考摄入量与食物来源

中国营养学会推荐的维生素 B_2 膳食参考摄入量为成年男性每天 1.4 mg，成年女性每天 1.2 mg。

维生素 B_2 广泛存在于天然食物中，但因其来源不同，含量差异很大。动物性食品，尤以动物内脏如肝、肾、心肌等含量最高，其次是蛋类、奶类，大豆和各种绿叶蔬菜中也含有一定数量的维生素 B_2，其他植物性食物中含量较低。

（4）稳定性

维生素 B_2 对热较稳定，在中性或酸性溶液中，短期加热也不致被破坏，但在碱性溶液中加热较易被破坏。游离型维生素 B_2 对光敏感，特别是对紫外线，如将牛奶（奶中维生素 B_2 40%~80%为游离型）放入瓶中在日光下照射，2 h 内维生素 B_2 可被破坏一半以上，破坏的程度随温度及 pH 值升高而加速。不论在中性、酸性或碱性媒质中，游离型维生素 B_2 均可被紫外线破坏。

4. 维生素 B_6

维生素 B_6 是吡啶的衍生物，在生物组织内有吡哆醇、吡哆醛和吡哆胺三种形式，均具有维生素 B_6 的生物活性。这三种形式通过酶可互相转换。第一种主要存在于植物性食品中,后两种主要存在于动物性食物中。

(1) 生理功能

1) 参与氨基酸代谢。维生素 B_6 作为辅酶在体内氨基酸代谢中发挥重要作用,如丙氨酸、天冬酰胺、精氨酸、天冬氨酸、半胱氨酸、异亮氨酸、赖氨酸、苯丙氨酸、色氨酸、酪氨酸及缬氨酸等的转氨基作用。当维生素 B_6 不足时,色氨酸代谢受干扰,尿中黄尿酸、犬尿酸、3-羟基犬尿酸及喹啉酸排出增多。

2) 参与糖原与脂肪酸代谢。磷酸酯形式的维生素 B_6 也是磷酸化酶的一个基本成分,磷酸化酶催化肌肉与肝中糖原转化为葡萄糖-1-磷酸;此外,还参与亚油酸转化为花生四烯酸及胆固醇的合成与转运。

维生素 B_6 的功能还涉及脑和组织中能量转化、核酸代谢、内分泌功能、辅酶 A 生物合成、草酸盐转化为甘氨酸,以及血红素和抗体合成等。近年来研究发现,维生素 B_6 可降低血浆同型半胱氨酸水平,后者水平升高已被认为是心血管疾病的一种可能危险因素。

(2) 缺乏与过量

单纯维生素 B_6 缺乏较少见,常伴有其他 B 族维生素的缺乏。临床表现为口炎、舌炎、唇干裂,个别患者出现神经精神症状,易激惹、抑郁及性格改变。儿童对维生素 B_6 缺乏较敏感,可出现烦躁、抽搐和癫痫样惊厥等症状。除饮食因素外,某些药物如异烟肼也会诱发维生素 B_6 缺乏症。

食物中的维生素 B_6 一般不会引起人体中毒,但长期给予大剂量如每天 500 mg 维生素 B_6 则有毒副作用,主要表现为神经毒性和光敏感反应。

(3) 参考摄入量与食物来源

中国营养学会推荐的维生素 B_6 的膳食参考摄入量成人为每天 1.4 mg。

维生素 B_6 广泛存在于动植物食物中,其中豆类、畜肉及肝脏、鱼类等食物中含量较丰富,其次为蛋类、水果和蔬菜,乳类、油脂等含量较低。

(4) 稳定性

维生素 B_6 易溶于水,对酸相当稳定,在碱性溶液中易被破坏,在中性溶液中易被光破坏,对氧较稳定。吡哆醛和吡哆胺较不耐热,吡哆醇耐热,在食品加工、储存过程中稳定性较好。

5. 维生素 B_{12}

维生素 B_{12} 又称钴胺素,是一组含钴的类咕啉化合物,氰钴胺素为其简称,其结构中的氰基(CN)可由其他基团代替,成为不同类型的钴胺素。

(1) 生理功能

1) 食物中的维生素 B_{12} 与蛋白质相结合，进入人体消化道内，在胃酸、胃蛋白酶及胰蛋白酶的作用下，维生素 B_{12} 被释放，并与胃黏膜细胞分泌的一种糖蛋白内因子（IF）结合，在回肠部被吸收。维生素 B_{12} 在体内以两种辅酶形式发挥生理作用，即甲基 B_{12}（甲基钴胺素）和辅酶 B_{12}（腺苷基钴胺素）参与体内生化反应。

2) 参与同型半胱氨酸甲基化转变为甲硫氨酸。甲基 B_{12} 作为甲硫氨酸合成酶的辅酶，从 5-甲基四氢叶酸获得甲基后转而供给同型半胱氨酸，并在甲硫氨酸合成酶的作用下合成甲硫氨酸。维生素 B_{12} 缺乏时，同型半胱氨酸转变为甲硫氨酸受阻，可引起血清同型半胱氨酸水平升高。

3) 参与甲基丙二酸-琥珀酸的异构化反应。维生素 B_{12} 作为甲基丙二酰辅酶 A 异构酶的辅酶参与甲基丙二酸-琥珀酸的异构化反应。当维生素 B_{12} 缺乏时，甲基丙二酰辅酶 A 异构酶的功能受损，甲基丙二酰辅酶 A 通过非维生素 B_{12} 依赖性丙二酰辅酶 A 水解酶的作用，转变为甲基丙二酸，然后转变为未知的代谢物。因此，维生素 B_{12} 缺乏时，血清中甲基丙二酰辅酶 A 及其水解产物甲基丙二酸与 α-甲基柠檬酸均升高，尿中甲基丙二酸排出量增多。

(2) 缺乏与过量

维生素 B_{12} 缺乏多因吸收不良引起，多见于素食者由于不吃肉食而发生维生素 B_{12} 缺乏。老年人和胃切除患者胃酸过少可引起维生素 B_{12} 的吸收不良。维生素 B_{12} 缺乏的表现：巨幼红细胞贫血，高同型半胱氨酸血症。

迄今未见从食物或补充剂中摄入过量维生素 B_{12} 有害人体健康的报告。

(3) 参考摄入量与食物来源

人体一般不容易出现维生素 B_{12} 缺乏，因为在缺乏维生素 B_{12} 的饮食情况下，肝中所储存的维生素 B_{12} 可维持 5 年以上。但胃、肠、胰及肝等有病变时易发生维生素 B_{12} 缺乏。中国营养学会建议的维生素 B_{12} 膳食参考摄入量，成人为每天 2.4 μg。

维生素 B_{12} 的主要食物来源为肉类，如动物内脏、鱼类、贝壳类及蛋类等，尤其是牛羊等反刍动物的内脏含量很高；乳及乳制品中含量较少。植物性食品基本不含维生素 B_{12}。豆腐乳是一种发酵豆制品，经细菌发酵而得，维生素 B_{12} 含量很高。

(4) 稳定性

维生素 B_{12} 在 $4.5<pH<5$ 的弱酸条件下最稳定，在强酸（$pH<2$）或碱性溶液

中则分解，遇热可有一定程度的破坏，但快速高温消毒损失较小。遇强光或紫外线易被破坏。

6. 烟酸

烟酸又名维生素 PP、尼克酸等，其氨基化合物为烟酰胺，是吡啶的衍生物。烟酸、烟酰胺均溶于水及酒精，25 ℃时，1 g 烟酸可溶于 60 mL 水或 80 mL 酒精中，但不溶于乙醚；烟酰胺的溶解度大于烟酸，1 g 可溶于 1 mL 水或 1.5 mL 酒精，在乙醚中也能溶解。烟酸可以由色氨酸转化而来。

（1）生理功能

1）参与能量与氨基酸代谢。烟酰胺与腺嘌呤、核糖和磷酸结合构成的烟酰胺腺嘌呤二核苷酸（简称：辅酶Ⅰ、NAD）及烟酰胺腺嘌呤二核苷酸磷酸（NADP）是体内多种脱氢酶的辅酶，依赖烟酰胺作为其重要功能基团，在生物氧化还原中起电子载体或递氢体作用，在细胞代谢过程中参与多种氧化还原反应，特别是葡萄糖酵解、三羧酸循环、脂肪酸 β-氧化、酮体生成和氨基酸代谢过程。

2）参与蛋白质等物质的转化。NAD 作为各种 ADP-核糖基化反应的底物，参与蛋白质的核糖基化过程，与 DNA 复制、修复和细胞分化有关。NADP 在维生素 B_6、泛酸和生物素存在下，参与脂肪酸、胆固醇以及类固醇激素等的生物合成。

调节葡萄糖代谢。非辅酶形式的烟酰胺作为葡萄糖耐量因子（GTF）的组分，促进胰岛素反应，增加葡萄糖的利用及促使葡萄糖转化为脂肪。

（2）缺乏与过量

烟酸缺乏可引起癞皮病。此病起病缓慢，常有前驱症状，如体重减轻、疲劳乏力、记忆力差、失眠等。如不及时治疗，则可出现皮炎（Dermatitis）、腹泻（Diarrhea）和抑郁（Depression）。由于这三种系统症状英文名词的开头字母均为"D"，故又称为癞皮病"3D"症状。

目前，尚未见因食物中烟酸引起中毒的报道。烟酸对人体的毒性报道主要见于服用烟酸补充剂、烟酸强化食品，以及临床采用大量烟酸治疗高脂血症时患者所出现的副反应。这些不良反应都与剂量有关，并随剂量减少或停药而缓解。

（3）参考摄入量与食物来源

由于色氨酸在体内可转化为烟酸，当蛋白质摄入增加时，可相应减少烟酸的摄入。烟酸的需要量或推荐摄入量用烟酸当量（NE）表示。根据测定，平均 60 mg 色氨酸可转变为 1 mg 烟酸，因此烟酸当量则为：

$$烟酸当量（mgNE）= 烟酸（mg）+ 1/60 色氨酸（mg）$$

中国营养学会推荐的烟酸膳食参考摄入量，成年男性每天 15 mgNE，成年女性 12 mgNE。

烟酸及烟酰胺广泛存在于食物中。植物性食物中存在的主要是烟酸，动物性食物中以烟酰胺为主。烟酸和烟酰胺在肝、肾、瘦畜肉、鱼以及坚果类中含量丰富；乳、蛋中的含量虽然不高，但色氨酸较多，可转化为烟酸。谷类中的烟酸 80%～90% 存在于种皮中，故加工影响较大。玉米含烟酸且含量不低，甚至高于小麦粉，但以玉米为主食的人群容易发生癞皮病。其原因为：①玉米中的烟酸为结合型，不能被人体吸收利用；②玉米中的色氨酸含量低。如果用碱处理玉米，可将结合型的烟酸水解成为游离型的烟酸，易被机体利用。有些地区的居民，虽然长期大量食用玉米，但由于玉米经过处理，并不患癞皮病。我国新疆地区曾用碳酸氢钠（小苏打）处理玉米以预防癞皮病，收到了良好的预防效果。

（4）稳定性

烟酸和烟酰胺性质比较稳定，酸、碱、氧、光或加热条件下不易被破坏；在高压下，120 ℃持续 20 min 也不被破坏。一般加工烹饪损失很小，但会随水流失。

7. 叶酸

叶酸又称叶精、蝶酰谷氨酸、维生素 M 等，是与蝶酰谷氨酸功能和化学结构相似的一类化合物的统称。叶酸微溶于水，其钠盐易于溶解，但不溶于乙醇、乙醚等有机溶剂。

（1）生理功能

1）叶酸在肠壁、肝脏及骨髓等组织细胞中，经叶酸还原酶作用，还原成具有生理活性的四氢叶酸。四氢叶酸的主要生理作用是体内生化反应中一碳单位转移酶系的辅酶，起着一碳单位传递体的作用。四氢叶酸分子式中第 5、10 两个氮原子即为一碳单位的传递体。

2）参与核酸和蛋白质合成。组氨酸、丝氨酸、甘氨酸、甲硫氨酸等均可供给一碳单位，这些一碳单位从氨基酸释出后，以四氢叶酸作为载体，参与其他化合物的生成和代谢，主要包括：①参与嘌呤和胸腺嘧啶的合成，进一步合成 DNA 和 RNA；②参与氨基酸之间的相互转化，如丝氨酸与甘氨酸之间的相互转化（需维生素 B_6 参与）、组氨酸分解为谷氨酸、同型半胱氨酸与甲硫氨酸之间的相互转化（需维生素 B_{12} 参与）；③参与血红蛋白和其他重要的甲基化合物合成，如肾上腺素、胆碱、肌酸等。叶酸携带一碳单位的功能与许多重要的生化过程密切相关。

体内叶酸缺乏则一碳单位传递受阻，核酸合成及氨基酸代谢均受影响，而核酸及蛋白质合成正是细胞增殖、组织生长和机体发育的物质基础，因此叶酸对于细胞分裂和组织生长具有极其重要的作用。

3) 参与 DNA 甲基化。DNA 甲基化能引起染色质结构、DNA 构象、DNA 稳定性及 DNA 与蛋白质相互作用方式的改变，从而控制基因表达。基础研究和人类观察研究发现，叶酸水平低下可降低基因组 DNA 甲基化水平。

(2) 缺乏与过量

叶酸缺乏可引起巨幼红细胞贫血和高同型半胱氨酸血症，还会引起胎儿神经管畸形。

天然食物中的叶酸不存在摄入过量而致中毒的问题。但长期摄入大剂量合成叶酸，可能产生以下毒副作用：①干扰抗惊厥药物的作用，诱发患者惊厥发作；②干扰锌的吸收；③掩盖维生素 B_{12} 缺乏的早期表现，可延误对神经系统损害的诊断和治疗。

(3) 参考摄入量与食物来源

叶酸的摄入量通常以膳食叶酸当量（DFE）表示。由于食物中叶酸的生物利用率仅为 50%，而叶酸补充剂与膳食混合时生物利用率为 85%，比单纯来源于食物的叶酸利用度高 1.7 倍，因此 DFE 的计算公式为：

$$DFE（\mu g）= 膳食叶酸（\mu g）+1.7 \times 叶酸补充剂（\mu g）$$

中国营养学会建议的我国居民叶酸膳食参考摄入量，成人每天 400 μg DFE，可耐受最高摄入量每天 1 000 μg DFE。

叶酸广泛存在于各种动植物食品中。富含叶酸的食物为动物肝、肾、鸡蛋、豆类、酵母、绿叶蔬菜、水果及坚果等。

由于食物叶酸与合成的叶酸补充剂生物利用率不同，因此有必要在计算叶酸摄入量时，分别统计来自食物的和叶酸补充剂中的叶酸，以便计算 DFE。

(4) 稳定性

叶酸对热、光、酸性溶液均不稳定，在酸性溶液中温度超过 100 ℃ 即分解。在碱性和中性溶液中对热稳定。食物中的叶酸烹饪加工后损失率可达 50%~90%。

8. 泛酸

泛酸，又名遍多酸。因其广泛存在于动植物组织中而得名。

(1) 生理功能

泛酸的生理功能主要是其衍生物 4′-磷酸泛酰巯基乙胺可作为乙酰辅酶 A 和酰

性磷酸酶（ACP）的活性成分，乙酰辅酶 A 是许多酶的辅因子和酰基载体，而 ACP 是脂肪酸合酶复合体的一个组分，起转移酰基作用。

(2) 缺乏与过量

泛酸在动植物食物中普遍存在，人类因膳食因素引起的单纯泛酸缺乏病十分少见。长期食用缺乏泛酸的半合成膳食，或使用泛酸拮抗剂，可能致泛酸缺乏。泛酸缺乏的症状有疲乏、感情淡漠、全身乏力、胃肠不适、情绪失常、手脚感觉异常、肌无力、步态摇晃，以及对胰岛素的敏感性降低和抗体产生减少等。补充大量泛酸后这些症状和体征好转。

泛酸过量及其毒性作用罕见。人类服用大剂量（每天 10~20 g）泛酸可以很好耐受，偶尔可产生轻度肠道不适和腹泻。

(3) 参考摄入量与食物来源

中国营养学会建议的我国居民泛酸膳食参考摄入量为成人每天 5 mg。

泛酸在自然界有广泛的食物来源，主要是肝、肾、蛋黄、肉类和全谷食品。

(4) 稳定性

泛酸的水溶液在中性条件值下很稳定，而在酸性或碱性情况下易被热破坏。泛酸盐较泛酸稳定。

9. 生物素

生物素又称维生素 H。

(1) 生理功能

1) 作为生物素依赖性羧化酶的辅酶。生物素在碳酸氢盐依赖性羧化反应中作为羧化酶的辅酶，在脂类、糖、氨基酸和能量代谢中发挥重要作用。在哺乳动物中，生物素是五种羧化酶的必需辅助因子。

2) 基因调节作用。利用 HepG2 细胞和外周血单核细胞 DNA 芯片等现代生物技术，已经证明在人体组织中有 2 000 种以上生物素依赖性基因，在信号转导中发挥作用。

(2) 缺乏与过量

生物素缺乏主要见于长期生食鸡蛋者。如果膳食缺乏生物素，同时大量给予磺胺类药等抗生素，或长期使用全静脉营养而忽略在输液中加入生物素，也可发生生物素缺乏。生物素缺乏的表现主要以皮肤症状为主，可见毛发变细、失去光泽、皮肤干燥、鳞片状皮炎、红色皮疹，严重者的皮疹可延伸到眼睛、鼻子和嘴周围。此外，患者还可伴有食欲减退、恶心、呕吐、舌乳头萎缩、精神沮丧、疲乏、肌痛、高胆固醇血症及脑电图异常等。这些症状多发生在生物素缺乏10周后。在6个月以下婴儿，可出现脂溢性皮炎。

生物素毒性很低，目前未发现生物素对人或动物有何不利影响。

（3）参考摄入量与食物来源

中国营养学会建议的我国居民生物素膳食参考摄入量为成人每天40 μg。

生物素广泛存在于天然食物中。生物素含量相对丰富的食物有谷类、坚果、蛋黄、酵母、动物内脏、豆类和一些蔬菜。不同食物中生物素含量差别较大，并且受到季节、加工方式的影响。

（4）稳定性

生物素的干粉形式对空气、热和光相当稳定，但在水溶液、强酸或强碱中易于降解。

学习单元6　水

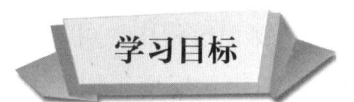

了解水在体内的分布

熟悉水的生理功能

掌握水的需要量、食物来源及科学饮水方法

食物中除了含有蛋白质、碳水化合物、脂肪、矿物质、维生素等营养素之外，还含有人体含量最多的水。水是构成身体的主要成分之一，具有重要的、调节人体生理功能的作用，是维持生命的重要物质基础。对人的生命而言，断水比断食的威胁更为严重，人如断食而只饮水时尚可生存数周，但如断水则只能生存数日。断食至所有体脂和组织蛋白质耗尽50%时，才会导致死亡；而断水至失去全身水分10%时就可能导致死亡。可见水对于生命的重要性。

一、水在体内的分布

水是人体中含量最多的成分，总体水（人体内所含水分的总量）可因年龄、性别和体重而存在明显个体差异。新生儿总体水最多，约占体重的80%；婴幼儿次之，约占体重的70%；随着年龄的增长，总体水逐渐减少，10~16岁以后，减至成人水平；成年男性总体水约为体重的60%，女性为50%~55%；40岁以后随肌肉组织含量的减少，总体水也逐渐减少，一般60岁以上男性为体重的51.5%，女性为45.5%。

总体水还随机体脂肪含量的增多而减少，因为脂肪组织含水量较少，仅10%~30%，而肌肉组织含水量较多，可达75%~80%。水在体内主要分布于细胞内和细胞外。细胞内液约占总体水的2/3，细胞外液约占1/3。各组织器官的含水量相差很大，以血液中最多，脂肪组织中较少。女性体内脂肪较多，故水含量不如男性高。

二、水的生理功能

1. 构成细胞和体液的重要组成成分

人体血液中含水量占体内总水量的80%以上，水广泛分布在组织细胞内外，构成人体的内环境。

2. 参与人体内新陈代谢

水的溶解力很强，并有较强的电解力，可使水溶性物质以溶解状态和电解质离子状态存在；水具有较强的流动性，在消化、吸收、循环、排泄过程中，可协助加速营养物质的运送和废物的排泄，使人体内新陈代谢和生理化学反应得以顺利进行。

3. 调节人体体温

水的比热值大，1 g水升高或降低1 ℃需要约1cal的能量，大量的水可吸收代谢过程中产生的能量，使体温不至于显著升高。水的蒸发热大，在37 ℃体温的条件下，蒸发1 g水可带走约570 kal的能量。因此，在高温下，体热可随水分经皮肤蒸发散热，以维持人体体温的恒定。

4. 润滑作用

在关节、胸腔、腹腔和胃肠道等部位，都存在一定量的水分，对器官、关节、肌肉、组织能起到缓冲、润滑、保护的作用。

三、水的缺乏和过量

1. 水的缺乏

水摄入不足或水丢失过多，可引起体内失水，也称脱水。根据水与电解质丧失比例的不同,将脱水分为三种类型。

(1) 高渗性脱水

高渗性脱水的特点是以水的流失为主,电解质流失相对较少。当失水量占体重的2%~4%时,为轻度脱水,表现为口渴、尿少及工作效率降低等。失水量占体重的4%~8%时,为中度脱水,除上述症状外,可见皮肤干燥、口舌干裂、声音嘶哑及全身发软等表现。如果失水量超过体重的8%,即为重度脱水,可见皮肤黏膜干燥、高热、烦躁、精神恍惚等。若失水量达10%以上,则可危及生命。

(2) 低渗性脱水

低渗性脱水以电解质流失为主,水的流失较少。此种脱水特点是循环血量下降,血浆蛋白质浓度增高,细胞外液低渗,可引起脑细胞水肿,肌肉细胞内水过多并导致肌肉痉挛。患者早期多尿,晚期尿少甚至闭尿,尿比重降低,尿中Na^+、Cl^-降低或缺乏。

(3) 等渗性脱水

等渗性脱水是水和电解质按比例流失,体液渗透压不变,临床较为常见。其特点是细胞外液减少,细胞内液一般不减少,血浆Na^+浓度正常,兼有上述两型脱水的特点,有口渴和尿少表现。

2. 水的过量

由于人体水的摄入受口渴感的调节,水的排泄又受中枢神经系统和肾脏排尿的调节,因此一般正常人不会因饮水过多出现水中毒。人体内水分增加超过正常水平的10%时,就会导致水肿。但如果在短时间内大量饮用去离子等低渗水,会导致水中毒。由于人体肾脏的持续最大利尿速度是每分钟16 mL,一旦摄入水分的速度超过了这个标准,过剩的水分会使细胞膨胀,引起脱水低钠症,一般会导致头晕眼花、呕吐、虚弱无力、心跳加快等症状,严重的会出现痉挛、昏迷甚至危及生命。

四、人体水的需要量和来源

1. 水的需要量

水的需要量主要受代谢情况、年龄、体力活动、温度、膳食等因素的影响,故人体对水的需要量变化很大。

与其他营养素不同的是,人体内的水分可以作为代谢的终产物在体内合成,但由于机体每日都可能通过尿液、汗液等排出一定量的水分,因此,正常情况下也需要摄入一定的水分以维持体液的平衡。

中国营养学会提出,成人每天饮水的适宜摄入量为1.7 L。不同年龄段、不同性别的人每天饮水的适宜摄入量见表2-20。此表是指温和气候条件下,轻体力活动水平的人的需要量。如果在高温或进行中等以上身体活动时,应适当增加水的摄入量。

表2-20 我国居民膳食水适宜摄入量(L/d)

人群	饮水量		总摄入量	
	男性	女性	男性	女性
0岁~	—	—	0.7ª	
0.5岁~	—	—	0.9	
1岁~	—	—	1.3	
4岁~	0.8		1.6	
7岁~	1.0		1.8	
11岁~	1.3	1.1	2.3	2.0
14岁~	1.4	1.2	2.5	2.2
18岁~	1.7	1.5	3.0	2.7
孕妇	—	+0.2	—	+0.3
乳母	—	+0.6	—	+1.1

注:未制定参考值者用"—"表示,"a"表示来自母乳。

2. 水的食物来源

(1) 水的摄入

体内水的来源包括饮水和食物中的水及内生水三大部分。通常每人每日饮水约1 700 mL,食物中含水约1 000 mL,内生水约300 mL。饮水包括饮料,酒精饮料、茶、咖啡等虽然也是水的来源,但这些饮料具有利尿的作用,可以促进水从肾脏排出。固体食物中的水是人体水的另一个重要来源。但不同种类的固体食物水分含量相差比较大,天然食物中,蔬菜水果水分的含量比较高,而植物的种子、硬果类食物的水分含量比较低。内生水又称代谢水,主要来源于蛋白质、脂肪和碳水化合物代谢时产生的水。每克蛋白质产生的代谢水为0.42 mL,脂肪为1.07 mL,碳水化合物为0.6 mL。

（2）水的排出

体内水的排出以经肾脏为主，约占60%，其次是经肺、皮肤和粪便排出。一般成人每日尿量介于500~4 000 mL，最低量为300~500 mL，低于此量可导致代谢产生的废物在机体内堆积，影响机体的功能。

皮肤以出汗的形式排出体内的水。出汗分为非显性和显性两种，前者为不自觉出汗，很少通过汗腺活动产生；后者是汗腺活动的结果。一般成人经非显性出汗排出的水量约300~500 mL，婴幼儿非显性失水较多。经肺和粪便排出水的比例相对较小，但在特殊情况下，如胃肠道炎症引起的呕吐、腹泻时，可发生大量失水。

五、科学饮水

1. 少量多饮

成人一般每天喝8杯水较为合适，且要分几次喝。一次饮水过多，即使没有水中毒，大量的水积聚在胃肠中，使人胸腹感到胀满，也不利于健康。饮水过多，还会冲淡胃液，导致胃肠的吸收能力减弱。

2. 未渴先饮

如果感觉口渴，实际上体内已出现轻度脱水状况。

3. 喝水不要太快太急

喝水太快太急，会一起吞咽很多空气，容易引起打嗝或是腹部胀气。剧烈运动后的喝水方法是，先用水漱漱口，润湿口腔和咽喉，然后喝少量水，停一会儿，再喝一些，让肌体慢慢吸收。

4. 水温30 ℃以下最好

30 ℃以下的温开水比较符合肠胃的生理机能，不会过于刺激肠胃造成血管收缩或刺激肠胃蠕动。

5. 最理想的是白开水、淡茶水

符合卫生要求的白开水由于水中含有一些微量元素，比纯净水更适合人体所需。淡茶水中含有儿茶素等植物化学物和其他一些对人体有利的成分。

培训课程 3

人体所需能量

学习单元1 能量及来源

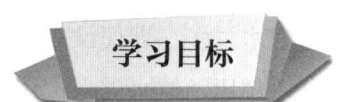

了解能量和能量单位
熟悉能量的来源

人体在生命活动过程中不断从外界环境中摄取食物,从中获得人体必需的营养物质,其中包括蛋白质、碳水化合物和脂肪,一般称为三大营养素。三大营养素经消化转变成小分子营养物质被血液吸收,这些被吸收的小分子营养物质在细胞内经过合成代谢构成机体组成成分或更新衰老的组织,同时经过分解代谢形成代谢产物,并释放出化学能。这些化学能经过转化便成为生命活动过程中各种能量的来源,所以分解代谢是放能反应,而合成代谢则需要供给能量,因此是吸能反应。机体在物质代谢过程中所伴随的能量释放、转移和利用构成了整个能量代谢过程,是生命活动的基本特征之一。

一、能量和能量单位

"能"在自然界的存在形式有太阳能、化学能、机械能、电能。按照能量守恒定律,能量既不能凭空创造也不能凭空消失,但可以从一种形式转变为另一种形式。为了计量上的方便,对各种不同存在形式的"能"需要制定一个统一的单位,即焦耳(J)或卡(cal)。营养学上所使用的能量单位,多年来一直用卡或千卡

（kcal）。1 kcal 指 1 kg 纯水的温度由 15 ℃ 上升到 16 ℃ 所需要的能量。

现在，国际上通用的能量单位是焦耳：1 J 是 1 牛顿（N）力的作用点在力的方向上移动 1 m 距离所做的功。1 000 J 即 1 kJ。

两种能量单位的换算如下：

$$1 \text{ kcal} \approx 4.186 \text{ kJ} \quad 1 \text{ kJ} \approx 0.239 \text{ kcal}$$

二、能量来源

1. 产能营养素

人体所需的能量来源于食物中的碳水化合物、脂肪和蛋白质，三者统称为"产能营养素"或"热源质"。

(1) 碳水化合物

碳水化合物是人体的主要能量来源。在我国，人体一般所需能量约 60% 以上是由食物中的碳水化合物提供的。食物中的碳水化合物经消化产生的葡萄糖等被吸收后，一部分以糖原的形式储存在肌肉和肝脏中。肌糖原是骨骼肌随时可动用的储备能源，用来满足骨骼肌的需要。肝糖原也是一种储备能源，储存量不大，主要用于维持血糖水平的相对稳定。脑组织消耗的能量较多，在通常情况下，脑组织消耗的能量均来自碳水化合物的有氧氧化，因而脑组织对缺氧环境非常敏感。另外，脑组织细胞储存的糖原又极少，代谢消耗的碳水化合物主要来自血糖，所以脑功能对血糖水平有很大的依赖性，血糖水平过低可引起抽搐甚至昏迷。

(2) 脂肪

在正常情况下，人体所消耗能量的 40%~50% 来自体内的脂肪，其中包括从食物中摄取的碳水化合物所转化成的脂肪。在短期饥饿情况下，主要由体内的脂肪供给能量。所以，脂肪也是重要的能源物质，但它不能在人体缺氧条件下供给能量。

(3) 蛋白质

人体在一般情况下主要是利用碳水化合物和脂肪氧化供能。但在某些特殊情况下，人体所需能源物质供能不足，如长期不能进食或能量消耗过多时，体内的糖原和储存脂肪已大量消耗之后，将依靠组织蛋白质分解产生氨基酸来获得能量，以维持必要的生理功能。

进食是周期性的，而能量消耗则是连续不断的，因而储备的能源物质不断被利用，又不断补充。当机体处于饥饿状态时，碳水化合物的储备迅速减少，而脂肪和蛋白质则作为长期能量消耗时的能源。

2. 能量系数

每克产能营养素在体内氧化所产生的能量值称为"能量系数",也称"食物的热价"或"食物的能量卡价"。

产能营养素体内氧化产生的能量值应为:1 g 碳水化合物在体外燃烧时平均产生能量 17.15 kJ (4.10 kcal);1 g 脂肪平均产能 39.54 kJ (9.45 kcal);1 g 蛋白质平均产能 18.2 kJ (4.35 kcal)。

食物中的营养素在消化道内并非 100% 被吸收,一般混合膳食中碳水化合物的吸收率为 98%、脂肪为 95%、蛋白质为 92%。所以,三种产能营养素在体内氧化实际产生能量,即"能量系数"为:

1 g 碳水化合物:17.15 kJ×98% = 16.81 kJ (4.0 kcal)

1 g 脂肪:39.54 kJ×95% = 37.56 kJ (9.0 kcal)

1 g 蛋白质:18.2 kJ×92% = 16.74 kJ (4.0 kcal)

3. 能量来源分配

三种产能营养素在体内都有其特殊的生理功能,虽能相互转化,但不能完全代替,三者在总能量供给中应有一个恰当的比例,即合理的分配。根据我国的饮食习惯,成人以碳水化合物占总能量供给的 55%~65%,脂肪占 20%~30%,蛋白质占 10%~15% 为宜。如果年龄小,蛋白质及脂肪供能占的比例应适当增加,成人脂肪摄入量一般不宜超过总能量的 30%。

学习单元 2 人体的能量消耗

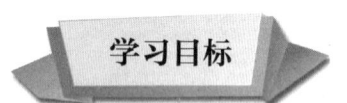

了解人体能量消耗的方式

了解基础代谢的概念

熟悉我国成人体力活动水平分级

机体的能量消耗主要由基础代谢、体力活动、食物热效应和生长发育等构成,其中正常成人能量消耗主要用于基础代谢、体力活动和食物的热效应，而孕妇、乳母、婴幼儿、儿童、青少年和刚病愈的机体还包括生长发育的能量消耗。

一、基础代谢

基础代谢指机体处于清醒、静卧（不受肌肉活动和神经紧张的影响）和空腹状态下（饭后 12~14 h，不受食物特殊动力作用），以及一定环境温度（22 ℃±2 ℃）下维持生命所需的最低热能需要量。单位时间内的基础代谢，称为基础代谢率，一般是以每小时、每平方米体表面积所发散的热量来表示 [kJ/（m^2·h）或 kcal/（m^2·h）]。一般而言，基础代谢占人体总能量消耗的一半以上，约60%~70%。影响基础代谢率的因素很多，主要有以下几点。

1. 体表面积

基础代谢率的高低与体重并不成比例关系，而与体表面积基本上成正比。因此，用体表面积来衡量基础代谢率是比较合适的。

2. 年龄

在人的一生中，婴幼儿阶段是代谢最活跃的阶段，其中包括基础代谢，以后到青春期又出现一个较高代谢的阶段。成年以后，随着年龄的增加，代谢速度缓慢地降低，其中基础代谢率也有一定的个体差异。

3. 性别

实际测定表明，在同一年龄、同一体表面积的情况下，女性基础代谢率低于男性。

4. 激素

激素对细胞的代谢及调节都有较大影响。如甲状腺功能亢进可使基础代谢率明显升高；相反，患黏液水肿时，基础代谢率低于正常水平。去甲肾上腺素可使基础代谢率下降25%。

5. 季节与劳动强度

基础代谢率在不同季节和不同劳动强度人群中存在一定差别，说明气候和劳动强度对基础代谢率有一定影响。例如，寒季人体基础代谢率高于暑季，劳动强度高者的基础代谢率高于劳动强度低者。

二、体力活动

除基础代谢外，体力活动是影响人体能量消耗的主要因素。因为生理情况相近的人，基础代谢消耗的能量是相近的，而体力活动一般分为职业活动、交通活动、家务活动和休闲活动等，这些活动的变化因人而异，因此体力活动情况相差很大。通常各种体力活动所消耗的能量约占人体总能量消耗的15%~30%。

体力活动和能量消耗的规律为：①肌肉越发达者，进行体力活动时能量消耗越多；②体重越重者，进行体力活动时能量消耗越多；③劳动强度越大、持续时间越长，能量消耗越多，其中劳动强度是主要影响因素，而劳动强度主要涉及劳动时牵动的肌肉多少和负荷的大小；④对工作熟练程度高者能量消耗较少。职业劳动强度是体力活动的主要影响因素。按照体力活动水平（PLA）分级，我国将成人活动水平分为三级，分别为轻、中、重，见表2-21。

表2-21 我国成人体力活动水平分级

活动水平	职业工作时间分配	工作内容举例	PAL 男	PAL 女
轻	75%时间坐或站立 25%时间站着活动	办公室工作、修理电器钟表、售货、酒店服务、化学实验操作、讲课等	1.55	1.56
中	25%时间坐或站立 75%时间特殊职业活动	学生日常活动、机动车驾驶、电工安装、车床操作、金工切割、餐厅服务等	1.78	1.64
重	40%时间坐或站立 60%时间特殊职业活动	厨师、机械化农业劳动、炼钢、舞蹈、体育运动、装卸、采矿等	2.10	1.82

注：PAL——除孕妇、乳母以外的成人一天平均每小时的能量消耗与其基础代谢率的比值，是身体活动强度的相对水平。

三、食物热效应

食物热效应是指由于进食引起能量消耗额外增加的现象，又称为食物特殊动力作用。例如，进食碳水化合物可使能量消耗增加5%~10%，进食脂肪增加0%~5%，进食蛋白质增加20%~30%。成人摄入的混合膳食，每日由于食物热效应而额外增加的能量消耗，相当于基础代谢的10%。

四、生长发育

处在生长发育过程中的儿童，其一天的能量消耗还应包括生长发育所需要的能量。孕妇的能量消耗则应包括胎儿由于迅速发育所需的能量，加上自身器官及生殖系统的孕期特殊发育需要的能量，尤其在孕后期。

婴幼儿、儿童和青少年的生长发育需要能量,主要包括两方面,一是合成新组织所需的能量;二是储存在这些新组织中的能量。生长发育所需的能量,在出生后前3个月约占总能量需要量的35%,在12个月时迅速降到总能量需要量的5%,出生后第二年约为总能量需要量的3%,到青少年时期为总能量需要量的1%~2%。

妇女怀孕期间,胎儿、胎盘的增长和母体组织(如子宫、乳房、脂肪储存等)的变化需要额外的能量,此外也需要额外的能量维持这些组织的代谢。

哺乳期的能量附加量由两部分组成,一是乳汁中含有的能量,二是产生乳汁所需要的能量。营养良好的乳母哺乳期所需要的附加能量可部分来源于孕期脂肪的储存。

学习单元3 能量的摄入量及食物来源

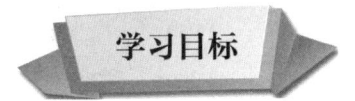

了解能量需要量的概念
掌握我国居民膳食能量需要量
熟悉能量的食物来源

一、能量需要量

能量需要量是指能长期保持良好的健康状态、维持良好的体型和机体构成以及理想活动水平的个体或群体,达到能量平衡时所需要的膳食能量摄入量。

能量需要量的制定需考虑性别、年龄、体重、身高和体力活动等因素。成人能量需要量的定义为:一定年龄、性别、体重、身高和身体活动水平的健康群体中,维持能量平衡所需要摄入的膳食能量。儿童能量需要量的定义为,一定年龄、体重、身高、性别(1岁以上儿童)的个体,维持能量平衡和正常生长发育所需要的膳食能量摄入量。孕妇的能量需要量包括胎儿组织增长所需要的能量;对于乳母,能量需要量还需要加上泌乳的能量需要量。我国居民膳食能量需要量见

表2-22。

表2-22 我国居民膳食能量需要量（kcal/d）

| 人群 | 男 | | | 女 | | |
身体活动水平	轻	中	重	轻	中	重
0岁~	90 kcal/（kg·d）					
0.5岁~	80 kcal/（kg·d）					
1岁~	900			800		
2岁~	1 100			1 000		
3岁~	1 250			1 200		
4岁~	1 300			1 250		
5岁~	1 400			1 300		
6岁~	1 400	1 600	1 800	1 250	1 450	1 650
7岁~	1 500	1 700	1 900	1 350	1 550	1 750
8岁~	1 650	1 850	2 100	1 450	1 700	1 900
9岁~	1 750	2 000	2 250	1 550	1 800	2 000
10岁~	1 800	2 050	2 300	1 650	1 900	2 150
11岁~	2 050	2 350	2 600	1 800	2 050	2 300
14岁~	2 500	2 850	3 200	2 000	2 300	2 550
18岁~	2 250	2 600	3 000	1 800	2 100	2 400
50岁~	2 100	2 450	2 800	1 750	2 050	2 350
65岁~	2 050	2 350	—	1 700	1 950	—
80岁~	1 900	2 200	—	1 500	1 750	—
孕妇（早）	—	—	—	+0	+0	+0
孕妇（中）	—	—	—	+300	+300	+300
孕妇（晚）	—	—	—	+450	+450	+450
乳母	—	—	—	+500	+500	+500

注：未制定参考值者用"—"表示。

一个标准人，即从事轻体力劳动的体重60 kg的成年男性（18~50岁），其每天能量需要量约2 250 kcal，同等水平成年女性每天的能量需要量约1 800 kcal。

二、能量的食物来源

一般而言，能量含量较高的食物，单位重量食材能量含量高；反之，能量含量较低的食物，单位重量食材能量含量低。

在日常食用的食材中，油脂类食物、精制糖属于能量含量最高的食品，可称为纯能量型食物；禽、畜等动物性食物的能量含量次之；谷薯及杂豆类等粮食类食材能量含量适中；鱼虾类、奶类能量含量稍低一些；蔬菜、水果类食材属于能量含量较低的食品。

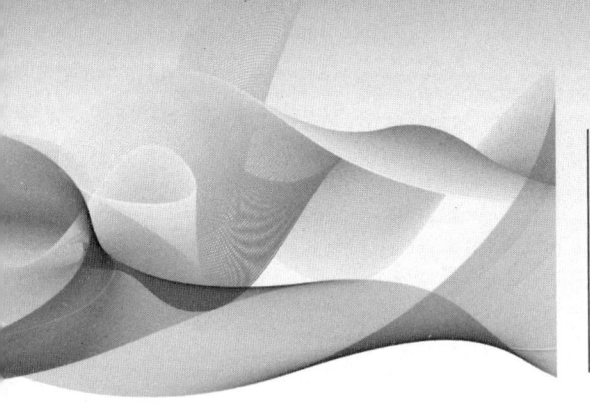

职业模块 3
食物的营养学知识

培训课程 1　植物性原料的营养价值
培训课程 2　动物性原料的营养价值
培训课程 3　其他原料的营养价值

培训课程 1

植物性原料的营养价值

学习目标

了解谷类、豆类、薯类、水果、干果、蔬菜的品种

熟悉谷类、豆类、薯类、水果、干果、蔬菜营养价值的一般规律

掌握谷类、豆类、薯类、水果、干果、蔬菜食物的营养特点

一、粮食的营养价值

粮食包括谷类、豆类、薯类等。其共同的营养特征是：含有一定量的蛋白质，以淀粉为代表的碳水化合物含量极高，是膳食纤维的主要来源之一，维生素和矿物质都较为丰富。

1. 谷类的营养价值

谷类包括大米、小麦、玉米、小米、高粱、莜麦、荞麦等。谷类富含碳水化合物，是人体能量的主要来源，我国居民膳食中以谷类为主，约66%的能量（多来源于碳水化合物）、58%的蛋白质来自谷类。此外，谷类食物还供给较多的B族维生素和矿物质，故谷类在我国居民膳食中占重要地位。

谷粒除形态大小不一样外，其基本结构是相似的，都是由种皮、糊粉层、胚乳和胚芽四部分组成（见图3-1）。

种皮为谷粒的最外层，主要由纤维素、半纤维素

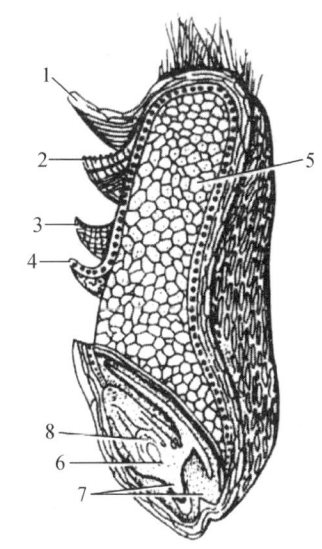

图3-1 谷粒的结构
1、2、3—种皮 4—糊粉层
5—胚乳 6、7、8—胚芽

等组成，含有一定量的蛋白质、脂肪和维生素，含较多的矿物质。

糊粉层位于种皮与胚乳之间，由厚壁细胞组成，纤维素含量较多，并含有较多的蛋白质、脂肪、维生素和矿物质，有较高的营养价值。如谷类加工碾磨过细，可使大部分营养素损失掉。

胚乳是谷类的主要部分，含有大量的淀粉和较多的蛋白质、少量的脂肪和矿物质。

胚芽位于谷粒的一端，富含蛋白质、脂肪、矿物质、B族维生素和维生素E。胚芽中的营养素在谷类加工时容易损失。

（1）蛋白质

谷类蛋白质含量一般为7%~15%，其中稻谷中的蛋白质含量低于小麦粉，小麦胚芽含量最高，每100 g中含量可达36.4 g，莜麦面的蛋白质含量也较一般谷类高。谷类蛋白质所含的必需氨基酸组成不合理，通常赖氨酸为第一限制性氨基酸，谷类蛋白质生物价不及动物蛋白。

谷类蛋白质的含量和营养价值虽然不高，但作为主食，普通成人的消耗量在250~400 g，可占每日蛋白质需要量的30%左右。因此，谷类在蛋白质的供给量上有着非常重要的意义。

谷类蛋白质的生物价：大米77%、小麦67%、大麦64%、小米57%、玉米60%、高粱56%。

（2）脂类

谷类脂肪含量多数在1%~4%，主要集中在糊粉层和胚芽中，在谷类加工后易转入糠麸中。谷类脂肪组成主要为不饱和脂肪酸，质量较好。从玉米和小麦胚芽中提取的胚芽油，80%为不饱和脂肪酸，其中亚油酸为60%，具有降低血清胆固醇，防止动脉粥样硬化的作用。

（3）碳水化合物

碳水化合物是谷类的主要成分，占70%~80%，存在形式主要为淀粉。淀粉主要集中在胚乳中。谷类淀粉是人类最广泛、最经济的能量来源。

谷类淀粉分为直链淀粉和支链淀粉，两者的比例因品种不同而有差异，并直接影响谷类食物的风味及营养价值，如普通玉米淀粉约含26%的直链淀粉，而糯玉米、黏高粱和糯米淀粉几乎全为支链淀粉。直链淀粉较易溶于水，黏性差，遇碘呈蓝色，容易出现"老化"现象，形成难消化的抗性淀粉。支链淀粉黏性大，遇碘产生棕色反应，容易"糊化"，可提高消化率，其血糖生成指数较直链淀粉大。

种皮中含有丰富的膳食纤维,加工越精细膳食纤维丢失越多,故全谷类食物是膳食纤维的重要来源。

(4) 矿物质

谷类含矿物质约 1.5%~3%,包括钙、磷、钾、钠、镁及一些微量元素,其中小麦胚粉中除铁含量较低外,其他矿物质含量普遍较高;在莜麦粉、荞麦、高粱、小米和大麦中铁的含量较为丰富;在大麦中,锌和硒的含量较高。谷类矿物质与维生素一样,也主要分布在种皮和糊粉层中,消化、吸收较差,加工容易损失。

(5) 维生素

谷类中的维生素主要以 B 族维生素为主,如维生素 B_1、维生素 B_2、烟酸、泛酸、吡哆醇等,其中维生素 B_1 和烟酸含量较多,是我国居民膳食维生素 B_1 和烟酸的主要来源,维生素 B_2 含量普遍较低,在黄色玉米和小米中还含有较多的类胡萝卜素,在小麦胚粉中含有丰富的维生素 E。

维生素主要分布在糊粉层和谷胚中,因此谷类加工越细,上述维生素损失就越多。维生素 E 多存在于胚芽中。

(6) 植物化学物

谷类含有多种植物化学物,主要存在于种皮部位,包括黄酮类化合物、酚酸类物质、植物固醇、类胡萝卜素、植酸、蛋白酶抑制剂等,含量因不同品种有较大差异,在一些杂粮中含量较高。

2. 豆类及其制品的营养价值

豆类可分为大豆类和除此之外的杂豆类。大豆类按种皮的颜色可分为黄、青、黑、褐和双色等五种。杂豆类包括蚕豆、豌豆、绿豆、赤小豆等。豆制品是由大豆等原料制作的半成品食物,包括豆浆、豆腐、豆腐干等。豆类及其制品富含蛋白质、脂肪、淀粉、矿物质等各类营养素,是我国居民重要的优质蛋白质来源。

(1) 蛋白质

豆类是蛋白质含量较高的食品,为 20%~36%,其中大豆类最高,在 30% 以上,杂豆类,如绿豆、赤小豆、扁豆、豌豆等的蛋白质含量在 20%~25%。豆制品蛋白质含量差别较大,高者可达 16%~20%,如烤麸、素鸡、豆腐干;低者只有 2% 左右,如豆浆、豆腐脑。大豆蛋白中含有人体需要的全部氨基酸,属完全蛋白,也是植物性原料里少有的优质蛋白质,杂豆蛋白不是优质蛋白质。豆类虽然赖氨酸含量较多,但甲硫氨酸含量较少,因此蛋白质的利用率相对较低,与谷类食物混合食用，可较好地发挥蛋白质的互补作用，提高谷类食物蛋白质的利用率，因此豆类食物宜与谷类食物搭配食用。

不同加工和烹饪方法，对大豆蛋白的消化率有明显的影响。整粒熟大豆的蛋白质消化率仅为65%，但加工成豆浆后可达85%，制成豆腐可提高到92%~96%。大豆中含有抗胰蛋白酶的因子，它能抑制胰蛋白酶的消化作用，使大豆难以分解为人体可吸收利用的各种氨基酸，经过加热煮熟后，这种因子即被破坏，消化率随之提高，所以大豆及其制品须经充分加热煮熟后再食用。

另外，在大豆、菜豆、芸豆、黄豆等豆类食物中，还存在蛋白酶抑制剂，生食大豆会抑制蛋白酶的活性，影响人体对蛋白质的消化和吸收，引起胰腺肿大等不良反应，但通过加热即可破坏蛋白酶抑制剂的活性。

（2）脂类

豆类脂肪含量以大豆类为高，在15%以上；杂豆类较低，在1%左右，其中绿豆、赤小豆、扁豆在1%以下；豆制品脂肪含量差别较大，豆腐、豆腐干等较高，豆浆、烤麸等较低。

大豆脂肪组成非常好，是理想的烹饪用油。大豆油以不饱和脂肪酸居多，其中油酸占32%~36%，亚油酸占51.7%~57.0%，亚麻酸占2%~10%。由于大豆富含不饱和脂肪酸，所以是高血压、动脉粥样硬化等疾病患者的理想食物。

大豆油中含1.5%左右的磷脂，其中主要是大豆磷脂。

（3）碳水化合物

大豆中含碳水化合物在34%左右。豆制品碳水化合物含量普遍较低，依据加工方法和水分含量，高者为10%左右，如豆腐干、烤麸；低者在5%以下，豆浆中仅含1%。大豆类碳水化合物组成比较复杂，其中难消化纤维素和低聚糖在15%以上，如棉籽糖、水苏糖等，并含有部分可溶性碳水化合物。纤维素和低聚糖在人体内较难消化，其中有些在大肠内成为细菌的营养素来源。细菌在肠道内生长繁殖过程中能产生过多的气体而引起肠胀气。

杂豆类碳水化合物主要以淀粉形式存在，碳水化合物含量较大豆高很多，如绿豆、赤小豆、芸豆、蚕豆等含碳水化合物60%以上，故食有甜味。

豆类中膳食纤维含量较高，特别是豆皮部分，将豆皮经过处理后磨成粉，可作为高纤维用于烘焙食品。食用含纤维的豆类食品可以明显降低血清胆固醇，对冠心病、糖尿病及肠癌也有一定的预防及治疗作用。将提取的豆类纤维加到缺少纤维的食品中，不仅能改善食品的松软性，还有保健作用。

(4) 矿物质

豆类矿物质含量在2%~4%，包括钾、钠、钙、镁、铁、锌、硒等。大豆中的矿物质含量略高于杂豆类，在4%左右，杂豆类在2%~3%，豆制品多数在2%以下。与谷类比较，豆类的钙、钾、钠等的含量较高，但微量元素含量略低于谷类。大豆及其制品传统上是我国居民摄取钙质的重要来源。

相对而言，大豆类中钙、钾、铁的含量较为丰富，而杂豆类略低。

(5) 维生素

豆类含有胡萝卜素、维生素 B_1、维生素 B_2、烟酸、维生素 E 等，相对于谷类而言，豆类的胡萝卜素和维生素 E 含量较高，但维生素 B_1 含量较低，烟酸含量差别不大。种皮颜色较深的豆类，胡萝卜素含量较高，如黄豆、黑豆、青豆、绿豆等，每 100 g 青豆中胡萝卜素含量可达 790 μg。

干豆类几乎不含维生素 C，但经发芽做成豆芽后，其含量明显提高，如黄豆芽，每 100 g 含有 8 mg 维生素 C。

(6) 其他成分

大豆中具有很多生物活性物质，如大豆低聚糖、大豆多肽、低聚肽、植物固醇、大豆磷脂和大豆异黄酮等。目前，这些非营养素生物活性物质引起极大关注，并广泛用于功能食品开发中。

食材中对营养物质的消化、吸收和利用产生不利影响，以及使人和动物产生不良生理反应的物质，统称为抗营养因子。大豆中的抗营养因子如植酸、红细胞凝集素、胀气因子会使人体产生不适，但经过加热处理或其他方法加工后可减少或去除。

3. 薯类的营养价值

常见的薯类有甘薯（又称红薯、白薯、山芋、地瓜等）、马铃薯（又称土豆、洋芋）、木薯（又称树薯、木番薯）、山药（薯蓣）、芋头（芋艿）等。我国居民常把马铃薯、山药、芋头当作蔬菜食用。在粮食类食物里，薯类的水分含量高达 69%~85%。

(1) 蛋白质

与其他粮食类食物相比，鲜薯类食品的蛋白质含量较低，在2%左右。但按照干重计算时，薯类食品的蛋白质含量可与其他粮食相媲美。例如，马铃薯的粗蛋白质含量平均约为2%，按照80%的水分含量计算，则相当于干重的10%，与大米相当；而甘薯则为1.4%左右，按照72.6%的水分计算，相当于干重的5.2%，略低于其他粮食。

从蛋白质中的氨基酸组成来看,薯类蛋白质的质量相当于或优于粮食蛋白质。马铃薯蛋白质的氨基酸平衡良好,其中富含赖氨酸和色氨酸,可以与粮食蛋白质发生一定的互补作用。甘薯蛋白质的质量与大米相近,赖氨酸含量高于大米。

(2) 脂类

薯类脂肪主要由不饱和脂肪酸组成,脂肪含量通常在0.2%,按干重计算也低于糙米和全麦。但薯类与脂肪结合的能力极强,故而经过油炸的薯类加工品往往含有较高的脂肪,如炸薯条、炸薯片等。薯类与富含油脂的动物原料共同烹饪之后,也会大量吸收其中的油脂。

(3) 碳水化合物

薯类食品富含淀粉,其淀粉含量达鲜重的8%~30%,达干重的85%以上,超过其他粮食中的碳水化合物含量。薯类淀粉容易被人体消化、吸收,故而可以当作主食。甘薯中含有较多可溶性糖,使其具有甜味。薯类淀粉颗粒大,容易分离,也常被用来提取淀粉或者制作各种淀粉制品。马铃薯和甘薯均为我国重要的淀粉原料。其中马铃薯淀粉中富含磷酸基团,具有良好的持水性和柔软的口感,故而被添加于多种加工食品当中,包括糕点、面包、肉制品等,用来改善其口感。

薯类中富含膳食纤维,以纤维素为主,特别是甘薯含量最高。薯类中的膳食纤维质地细腻,对肠胃刺激小,但可有效地预防便秘发生。

(4) 矿物质

薯类富含矿物质,其中以钾含量最高,其次为磷、钙、镁、硫等。每100 g马铃薯干粉中含钾可达1 000 mg以上。山药和芋头等含钾也十分丰富。薯类中的镁含量也较高,铁含量较低,但按干重计算可达到与谷类相当的水平,钙含量则高于谷类食品。马铃薯中的磷含量较高,而甘薯中含量较低。

部分地区用薯类替代精白米和精白面粉作为主食,有利于改善膳食中的矿物质元素平衡,增加钾元素摄入量,对控制血压十分有益。

(5) 维生素

薯类中含有除了维生素B_{12}之外的各种B族维生素,以及较为丰富的维生素C,可以在膳食中替代部分蔬菜。例如,马铃薯和甘薯中的维生素C含量每100 g可食部分均在25 mg左右,与小白菜和白萝卜等蔬菜相当。在蔬菜供应不足的冬季,薯类是膳食中维生素C的重要来源之一。由于其中所含淀粉对维生素C具有一定的保护作用,薯类食品经蒸制之后,维生素C的损失率较低。

薯类食物中含有一定量的 B 族维生素，其中维生素 B_1 含量较高，按干重计算，可达大米的 2~3 倍。红心甘薯中含有较丰富的胡萝卜素，是膳食中维生素 A 的补充来源之一。

(6) 其他保健成分

薯类中含有多种保健成分。甘薯、山药和芋头中均含有黏蛋白，对预防慢性疾病有一定作用。甘薯和山药中所含的脱氢表雄酮类物质对抗衰老有一定作用，其中还含有皂苷、多糖等生理活性成分，对于预防心脏病、糖尿病等多种慢性疾病均有益处。高血脂和高血糖患者用薯类替代一部分精白米面是有益健康的，不必因为害怕淀粉而远离薯类。

二、果品的营养价值

果品可分为水果和干果。水果主要提供各种维生素、矿物质和膳食纤维，新鲜的水果是维生素 C 最重要的来源。干果中的油质干果和大豆的营养价值最近似，但蛋白质明显不如大豆；干果中的粉质干果和杂豆的营养价值最近似。

1. 水果

水果从形态和特征或果树的种类分类可分为仁果、核果、浆果、柑橘类、瓜果、热带和亚热带水果等。仁果类多指含有小型种子的水果，如苹果、梨、山楂等。核果类多指内果含有木质化的硬核，核中有仁，如桃、李、梅、杏、樱桃等。浆果类多汁、种子小而多且散布在果肉中，如葡萄、草莓、桑葚、石榴、无花果等。柑橘类很常见，如甜橙、柚子等。瓜果包括西瓜、甜瓜、哈密瓜等。热带和亚热带水果有香蕉、菠萝、杧果、荔枝等。水果与蔬菜一样，是低能量的食物，主要提供维生素和矿物质。

新鲜果品组织中含有大量的水分，一般果品的含水量为 70%~90%。果品中的水分以游离水、胶体结合水和化合水三种不同的状态存在。其中，游离在果品组织细胞间隙和液泡中的水分占总量的 70%~80%。胶体结合水是与果品组织中的蛋白质、多糖类等结合在一起，不能自由流动的水分。化合水是存在于果品化学物质中的水分，一般不会因干燥作用而损失。

(1) 蛋白质

水果中含有 0.1%~1.5% 的含氮物质，其中 35%~75% 是蛋白质，部分是游离氨基酸，有的还含有一些活性胺类，如多巴胺、去甲肾上腺素、脱氧肾上腺素等。

水果中蛋白质含量多在 0.5%~1.0%。因此，水果不是膳食中蛋白质的重要来源,也不宜作为主食。水果中的蛋白质主要为酶蛋白,包括果胶酶类和酚氧化酶。某些水果中含有较丰富的蛋白酶类,如菠萝、木瓜、无花果、猕猴桃等。

(2) 脂类

水果的脂肪含量多在0.3%以下,只有油梨、榴梿、余甘子等少数水果脂肪含量达到引起注意的程度。例如,油梨脂肪含量达10%以上。但这些水果均未成为我国居民经常食用的水果。水果的种仁通常是富含油脂的。

(3) 碳水化合物

碳水化合物是果品的主要成分,包括葡萄糖、果糖、蔗糖、淀粉、膳食纤维素、果胶、低聚糖和多糖类等。

仁果类、浆果类食物主要含果糖和葡萄糖,核果类食物主要含蔗糖,葡萄糖和果糖次之,柑橘类食物主要含蔗糖。以淀粉多糖为主的水果有香蕉、苹果、西洋梨等。淀粉在淀粉酶或酸的作用下,会逐步被分解变成葡萄糖,所以含淀粉多的果实经过储存后其口味会变甜。

水果纤维素和果胶是水果的骨架物质,是细胞壁的主要构成成分。膳食纤维在水果皮层含量最多。水果的种类不同,果胶的含量和性质亦有差异,水果中的山楂、柑橘、苹果等含有较多的果胶。纤维素和果胶不能被人体消化、吸收,但可促进肠壁蠕动并有助于食物消化及粪便的排出。

(4) 矿物质

水果中含有各种矿物质,如钙、磷、铁、硫、镁、钾、钠、碘、铜等,它们大多以硫酸盐、磷酸盐、碳酸盐、有机酸盐和与有机物相结合的状态存在于植物体内,是人们获得矿物质的重要来源。矿物质含量的多少,在水果的不同种类间有很大差异,新鲜水果每100 g可食部分含有的灰分为0.2%~3%,大致表明矿物质总量。

(5) 维生素

水果中含丰富的维生素,是人体所需维生素的重要来源。水果中的维生素种类和含量与水果的种类有关。

一些黄色、红色的水果中含有较多的类胡萝卜素,如杧果、蜜橘、沙棘中胡萝卜素的含量分别为897 μg/100 g、1 660 μg/100 g、3 840 μg/100 g。维生素C在鲜枣、沙棘中的含量特别高,可达到200~300 mg/100 g,其他水果,如山楂和柑橘中的含量也比较高,分别为53 mg/100 g和28 mg/100 g;但仁果类水果中维生素C的含量并不高,苹果、梨、桃、李、杏等水果中的含量一般不超过

5~6 mg/100 g。

(6) 有机酸

水果中因含有多种有机酸而具有酸味，有机酸中柠檬酸、苹果酸、酒石酸含量较多，此外还有少量的苯甲酸、水杨酸、琥珀酸和草酸等。在同一种果实内，往往是数种有机酸同时存在，如苹果中主要是苹果酸，但也含有少量的柠檬酸和草酸等。

(7) 其他成分

水果除含有丰富的维生素和矿物质外，还含有众多生物活性物质，如单宁和多酚类化合物，其不仅影响到食品风味，而且还是引起食品变色的一个重要原因。一般果实未成熟时单宁含量较多，涩味较强。随着果实成熟度的提高，单宁发生一系列变化，使果实的涩味逐渐减少直至消失。水果中的含氮物质种类很多但含量很少，水果中存在着各种糖苷，大多数都具有苦味，其中某些糖苷还具有水果的独特风味。水果中较重要的糖苷有苦杏仁苷、橘皮苷、柚皮苷等。其中苦杏仁苷普遍存在于果实的种子中，以核果类的杏核、扁桃核、李核等含量较多。水果中还包括色素物质，主要有叶绿素、类胡萝卜素、花青素以及抗坏血酸氧化酶、葡萄糖氧化酶、过氧化氢酶、淀粉酶、果胶酶、蛋白质分解酶等。

2. 干果

果实成熟时，果皮呈现干燥的状态，称为干果。干果以种仁为食用部分，又称果仁。在所食用的干果中，一类是属于油脂和蛋白质含量较高的，如核桃、花生、松子、腰果和杏仁等，称为油质干果；一类是属于油脂和蛋白质含量较低但淀粉含量较高的，如板栗、莲子等，称为粉质干果。油质干果又称为坚果，其特点是高热量、高脂肪，所含脂肪中不饱和脂肪酸的含量较高，同时富含维生素 E，对预防与营养相关的慢性病有益。粉质干果淀粉含量高，脂肪含量低。

大多数坚果可以不经烹饪直接食用，但花生、瓜子等一般经炒熟后食用。坚果仁经常被制成煎炸、焙烤食品作为日常零食食用，也是制作糖果和糕点的原料，并用于各种烹饪食品的加香。植物油多来自芝麻、葵花子、花生、胡麻等。多数坚果水分含量低而较耐储存，但含油坚果的不饱和程度高，易受氧化或滋生霉菌而变质，应当保存于干燥的阴凉处，并尽量隔绝空气。

(1) 蛋白质

油质干果蛋白质含量多为 14%~24%，其中有些蛋白质含量更高，如西瓜子和南瓜子中的蛋白质含量达 30% 以上。但坚果中有些必需氨基酸含量相对较低，从而影响蛋白质的生物学价值，如核桃中蛋白质的甲硫氨酸和赖氨酸含量不足。

粉质干果蛋白质含量比油质干果稍低几个百分点，蛋白质质量一般。

（2）脂类

油质干果中油脂含量可高达40%以上，其中松子、杏仁、榛子、葵花子等达50%以上，坚果当中的脂肪多为不饱和脂肪酸，富含必需脂肪酸，如常见的核桃脂肪含量为58%以上，其中亚油酸为47%~73%，并富含亚麻酸和油酸；榛子含脂肪50%~66%。坚果的脂肪质量好。

粉质干果脂肪含量低，一般在2%以下，虽然质量也很好，但提供优质脂肪的意义不大。

（3）碳水化合物

油质干果中碳水化合物含量多在20%左右，主要成分是淀粉。

粉质干果碳水化合物含量高，多在40%~70%。板栗中含有较多可溶性糖，使其具有甜味。

（4）矿物质

坚果富含钾、镁、磷、钙、铁、锌、硒、铜等矿物质，铁的含量以黑芝麻为最高，硒的含量以腰果为最高，榛子中含有丰富的锰。坚果中锌的含量普遍较高。

（5）维生素

干果类是维生素E和B族维生素的良好来源，包括维生素B_1、维生素B_2、烟酸和叶酸。黑芝麻中维生素E含量高达50.4 mg/100 g，葵花子和花生仁中维生素B_1的含量分别为1.89 mg/100 g和0.72 mg/100 g，是常见食物中含量较高的。葵花子中维生素B_6的含量高达1.25 mg/100 g，核桃仁为0.73 mg/100 g。一般鲜果中含有少量维生素C，干果中极少或无。

三、蔬菜的营养价值

蔬菜品类繁多，按其结构及可食部分不同，可分为叶菜类、根茎类、花菜类、瓜茄类、鲜豆类和菌藻类等。蔬菜是非能量型食物，提供能量不多，不能作为能量食物的来源。蔬菜多富含维生素、矿物质和膳食纤维等营养物质，对刺激肠胃蠕动、消化液分泌，促进食欲，调节体内酸碱平衡都有很大作用。蔬菜类食物所含的营养成分因其种类不同，差异较大。

1. 叶菜类蔬菜

叶菜类蔬菜主要包括白菜、菠菜、油菜、韭菜、苋菜等。

（1）蛋白质

叶菜类蔬菜蛋白质含量较低，一般为1%~2%，因数量较少，质量一般，不能作为补充蛋白质的来源。

（2）脂类

叶菜类蔬菜脂肪含量不足1%，因数量较少，不能作为补充脂肪的来源。

（3）碳水化合物

叶菜类蔬菜碳水化合物含量为2%~4%，膳食纤维约1.5%。通过叶菜类蔬菜中的碳水化合物补充能量的效果很差，但却是补充膳食纤维的重要来源。

（4）矿物质

叶菜类蔬菜矿物质的含量在1%左右，种类较多，包括钾、钠、钙、镁、铁、锌、硒、铜、锰等，是膳食矿物质的主要来源。一些蔬菜如菠菜、空心菜等含有较多草酸，会影响钙、铁等矿物质的吸收和利用，在烹饪加工时应加以注意，可以用焯水方法除去大部分草酸，从而提高矿物质的生物利用率。

（5）维生素

叶菜类蔬菜是胡萝卜素、维生素 B_2、维生素 C 的良好来源。绿叶蔬菜和橙色蔬菜营养素含量较为丰富，特别是胡萝卜素的含量较高。叶菜类蔬菜维生素 C 的含量多在 35 mg/100 g 左右，维生素 B_2 含量虽不很丰富，但在我国居民膳食中仍是维生素 B_2 的主要来源。国内一些营养调查报告表明，维生素 B_2 缺乏症的发生往往同食用绿叶蔬菜不足有关。叶菜类蔬菜维生素 B_1、烟酸和维生素 E 的含量普遍较谷类和豆类低，与其水分含量高有关。

2. 根茎类蔬菜

根茎类蔬菜主要包括萝卜、胡萝卜、荸荠、藕、山药、芋头、葱、蒜、竹笋等。

（1）蛋白质

根茎类蔬菜蛋白质含量为1%~2%，因数量较少，质量一般，不能作为补充蛋白质的来源。

（2）脂类

根茎类蔬菜脂肪含量不足0.5%，因数量较少，不能作为补充脂肪的来源。

（3）碳水化合物

根茎类蔬菜碳水化合物含量相差较大，低者在5%左右，高者可达20%以上；膳食纤维的含量约1%，较叶菜类蔬菜低，但竹笋中膳食纤维的含量相对较高。

(4) 矿物质

根茎类蔬菜矿物质含量较丰富。硒的含量以大蒜、芋头、洋葱、马铃薯等中最高。竹笋中钾含量高，钠含量低，是防治高血压较好的食物。

(5) 维生素

胡萝卜中含胡萝卜素最高，每 100 g 中可达 4 130 μg。

3. 花菜类蔬菜

花菜类蔬菜是以植物的花冠、花茎、花柄等作为食用部位的蔬菜，包括花椰菜、西蓝花、黄花菜等。

(1) 蛋白质

花菜类蔬菜蛋白质含量在蔬菜中比叶菜类、根茎类蔬菜高。其中，黄花菜的蛋白质含量高达 19.4 g/100 g。

(2) 脂类

花菜类蔬菜脂肪含量在 1.5% 左右，主要是不饱和脂肪酸，因数量较少，一般不作为补充脂肪的来源。

(3) 碳水化合物

花菜类蔬菜碳水化合物含量在 4.5% 左右，含有一定量的膳食纤维。

(4) 矿物质

花菜类蔬菜矿物质含量较为平均，位居蔬菜中游。

(5) 维生素

花菜类蔬菜维生素 C 含量较高，其中花椰菜、西蓝花在 50 mg/100 g 以上。西蓝花中的胡萝卜素含量比胡萝卜还高，达 7 210 μg/100 g。

4. 瓜茄类蔬菜

瓜茄类蔬菜包括冬瓜、南瓜、丝瓜、黄瓜、茄子、番茄、辣椒等。

(1) 蛋白质

瓜茄类蔬菜因水分含量高，营养素含量相对较低，蛋白质含量为 0.4%~1.3%。

(2) 脂类

瓜茄类蔬菜仅含微量脂肪。

(3) 碳水化合物

瓜茄类蔬菜碳水化合物含量在 0.5%~3.0%，膳食纤维含量在 1% 左右，多为可溶性膳食纤维。

(4) 矿物质

瓜茄类蔬菜钾含量高，钠含量低，是预防高血压较好的一类食物。辣椒中还含有丰富的硒、铁和锌，是一种营养价值较高的食物。

(5) 维生素

胡萝卜素含量以南瓜、番茄和辣椒中最高，维生素C含量以辣椒、苦瓜中较高，辣椒是常用蔬菜中维生素C含量最高的。番茄中的维生素C含量虽然不很高，但受有机酸保护，损失很少，且食入量较多，是人体维生素C的良好来源。

5. 鲜豆类蔬菜

鲜豆类蔬菜包括毛豆、豇豆、菜豆、扁豆等。与其他蔬菜相比，营养素含量相对较高。

(1) 蛋白质

鲜豆类蔬菜蛋白质含量为2%~14%，平均在4%左右，其中毛豆和上海产的发芽豆可达12%以上。

(2) 脂类

鲜豆类蔬菜脂肪含量不高，除毛豆外，含量均在0.5%以下。

(3) 碳水化合物

鲜豆类蔬菜碳水化合物含量为4%左右，膳食纤维含量为1%~3%。

(4) 矿物质

鲜豆类蔬菜还含有丰富的钾、钙、铁、锌、硒等。铁的含量以发芽豆、刀豆、毛豆较高，每100 g中含量在3 mg以上。锌的含量以毛豆、芸豆较高，每100 g中含量均超过1 mg。硒的含量以玉豆、龙豆、毛豆和豆角较高，每100 g中的含量在2 μg以上。

(5) 维生素

鲜豆类蔬菜中的胡萝卜素含量普遍较高，每100 g中的含量大多在200 μg左右，其中以甘肃产的龙豆和广东产的玉豆较高，每100 g中的含量达500 μg以上。每100 g豌豆苗中的胡萝卜素含量高达2 667 μg。鲜豆类蔬菜维生素B_2含量与绿叶蔬菜相似。

6. 菌藻类蔬菜

菌藻类蔬菜包括食用菌和藻类食物。食用菌是指供人类食用的真菌，有500多个品种，常见的有蘑菇、香菇、银耳、木耳等。藻类是无胚、自养、以孢子进行繁殖的低等植物，可供人类食用的有海带、紫菜、发菜等。

菌藻类蔬菜除了可提供丰富的营养素外，还具有明显的保健作用。研究发现，蘑菇、香菇和银耳中含有多糖物质，具有提高人体免疫功能和抗肿瘤的作用。香菇中所含的香菇嘌呤，可抑制体内胆固醇的形成和吸收，促进胆固醇分解和排泄，有降血脂作用。黑木耳能抗血小板聚集，减少血液凝块，防止血栓形成，有助于防治动脉粥样硬化。海带因含有大量的碘，临床上常用来治疗缺碘性甲状腺肿。

(1) 蛋白质

菌藻类蔬菜富含蛋白质。蛋白质含量以香菇和蘑菇最为丰富，在20%以上。菌藻类蔬菜氨基酸组成比较均衡，必需氨基酸含量占蛋白质总量的60%以上。

(2) 脂类

菌藻类蔬菜脂肪含量低，约1.0%。海藻多含多不饱和脂肪酸如DHA，目前保健食品用DHA多来源于裂壶藻、双鞭甲藻。

(3) 碳水化合物

菌藻类蔬菜中碳水化合物含量差别较大，干品在50%以上，如蘑菇、木耳等；鲜品较低，如金针菇、海带等，不足7%。菌藻类蔬菜富含膳食纤维。

(4) 矿物质

在海产植物中，如海带、紫菜等中含丰富的碘，每100 g海带（干）中碘含量可达36 mg。黑木耳和紫菜是植物性原料中铁的良好来源。菌藻类蔬菜微量元素含量丰富，尤其是铁、锌和硒，约是其他食物的数倍甚至10余倍。

(5) 维生素

菌藻类蔬菜中胡萝卜素含量差别较大，在紫菜和蘑菇中含量丰富，在其他菌藻中含量较低。菌藻类蔬菜维生素B_1和维生素B_2含量也比较高，维生素C含量较低。

培训课程 2 动物性原料的营养价值

学习目标

了解畜禽肉、乳、蛋、水产品的种类

熟悉畜禽肉、乳、蛋、水产品营养价值的一般规律

掌握畜禽肉、乳、蛋、水产品的营养特点

一、畜禽肉的营养价值

1. 畜肉的营养价值

畜类食材主要指猪、牛、羊等畜类动物的肌肉、内脏及制品。畜类食材含有丰富的蛋白质、脂肪、矿物质及脂溶性维生素,但不同的畜类品种,或同一品种的畜类,也会因为生长环境的不同,在营养素的含量和组成上存在比较大的差异。畜类内脏的营养素在组成与含量上与畜类的肌肉有一定的区别,畜类制品也与食材在营养素的组成与含量上有很大的差异,这与加工方法有很大的关系。

畜类食材的消化吸收率高,饱腹作用强,经过烹饪加工可制成美味佳肴,是我国居民喜食的动物性食材。

(1) 蛋白质

畜类的肌肉和部分内脏组织,如肝脏、肾脏、心脏等,含有丰富的蛋白质,含量可达到10%~20%,甚至更高。肌肉组织的蛋白质主要以肌球蛋白、肌红蛋白和球蛋白等形式出现,都属于完全蛋白质,生物价在80%左右,氨基酸评分在90%以上。

存在于结缔组织中的蛋白质,如胶原蛋白、弹性蛋白,由于必需氨基酸中色

氨酸、酪氨酸、甲硫氨酸的含量比较低，属于不完全蛋白质。

（2）脂类

畜类食材脂类含量的变化幅度很大，与动物的品种、年龄、饲养方法、饲料的营养素组成、食材部位等有关。畜类脂肪的含量可以在10%~90%，平均在10%~30%的变化幅度范围内。

畜类脂肪的营养价值不高，主要原因是其含有较多的饱和脂肪酸。畜类食材的中性脂肪以饱和脂肪酸为主，由硬脂酸、软脂酸和油酸组成，熔点比较高，因而在一般的温度条件下为固体状态。羊肉中含有的辛酸、壬酸等中链饱和脂肪酸是羊肉具有特殊膻味的原因。

畜类内脏脂肪的含量因内脏的种类而有所不同。心脏、肾脏等内脏器官的脂肪含量比较低，而某些内脏器官中脂肪的含量则比较高，如猪舌等。

一般情况下，畜类内脏器官中的胆固醇含量高于肌肉组织，特别是大脑组织中胆固醇的含量相当高，每100 g大脑中，胆固醇的含量可达2 000~3 000 mg；肝脏中的胆固醇含量也比较高，每100 g肝脏组织中，胆固醇含量可达350~400 mg。其他组织中胆固醇的含量都不高，特别是肌肉组织，猪瘦肉中胆固醇的含量只有70 mg左右；肥肉中胆固醇的含量略高，约为100 mg。目前，对胆固醇的摄入量没有限制，控制胆固醇的摄入一般和控制动物性脂肪的摄入联系在一起。

（3）碳水化合物

畜肉食材缺乏碳水化合物，只有很少量的糖原以肝糖原和肌糖原的形式存在于肝脏和肌肉组织中。

（4）矿物质

畜肉中含矿物质1%~2%，是铁、锰、锌、铜、硒等微量元素的重要膳食来源。其中钠和磷含量较高，钾含量则低于蔬菜、水果、豆类、粗粮等植物性食品，钙含量很低。

肉类中的铁以血红素铁的形式存在，生物利用率高，吸收率不受食物中各种干扰物质的影响。畜肉中钙含量很低，如猪肉的含钙量仅为6 mg/100 g，而磷含量较高，达120~180 mg/100 g。

家畜内脏富含多种矿物质。肝脏、肾脏和脾脏中富含磷和铁，并且铁含量明显高于畜肉，吸收利用率高。肝脏是铁的储存器官，含铁量位居各内脏器官之首，如猪肝中每100 g含铁22.6 mg。血液和脾脏也是膳食铁的优质来源。此外，畜肉中锌、铜、硒等微量元素较丰富，且其吸收利用率比植物性食品高。畜血含有多种矿物质，吸收利用率高，是膳食铁的优质来源。

（5）维生素

畜肉含有较多B族维生素，包括维生素B_1、维生素B_2、维生素B_6、维生素B_{12}、烟酸、生物素、叶酸、泛酸、胆碱等，内脏中含有维生素A、维生素D、维生素E，但维生素C含量甚微。

一般来说，畜肉是B族维生素的良好来源，其中瘦猪肉维生素B_1含量较高，达0.54 mg/100 g，对于以精白米为主食的膳食是很好的补充。猪腿肉的维生素B_1、维生素B_2和烟酸含量分别为0.53 mg/100 g、0.24 mg/100 g、4.9 mg/100 g。不同家畜肉中维生素B_2含量的差异不大，在0.1~0.2 mg/100 g。牛肉中烟酸和叶酸含量较高。

家畜内脏含有多种维生素。其中肝是各种维生素在动物体内的储存场所，是维生素A、维生素D、维生素B_2的极好来源，生物素、叶酸、维生素B_{12}等维生素的含量也都不同程度地高于畜肉。羊肝中的维生素A含量高于猪肝，我国中医学很早就懂得用羊肝来治疗因维生素A缺乏引起的夜盲症。除此之外，肝脏中还含有少量维生素C和维生素E。心、肾等内脏的维生素含量均较瘦肉高。瘦肉中的维生素A、维生素D、维生素E均很少。肥肉中主要成分是脂肪，维生素含量较低。

（6）含氮浸出物

在畜类食材中含有一些含氮浸出物，是使肉汤具有鲜味的主要成分，这些含氮浸出物主要包括：肌肽、肌酸、肌酐、氨基酸、嘌呤等化合物，成年动物中含氮浸出物的含量高于幼年动物。

2. 禽肉的营养价值

禽类食材主要指鸡、鸭、鹅，也包括鸽、鹌鹑、火鸡，有些地方还有饲养鸵鸟等。禽类食材蛋白质含量比畜类食材略高些，但脂肪的质量高于畜类脂肪。

（1）蛋白质

禽肉一般含蛋白质16%~20%，都是优质蛋白质。去皮鸡肉和鹌鹑的蛋白质含量比畜肉稍高，为20%左右。鸭、鹅的蛋白质含量分别为16%和18%。一般禽肉较畜肉有较多的柔软结缔组织，且均匀地分布于肌肉组织内，故禽肉较畜肉更细嫩、更容易消化。但生物价与猪肉和牛肉相当。

（2）脂类

禽肉中脂肪含量差异较大，这与禽类品种和饲养方法有关。在各种肉用禽类中，火鸡和鹌鹑的脂肪含量较低，在3%以下；鸡和鸽子的脂肪含量类似，在

14%~17%；鸭和鹅的脂肪含量达 20%左右。因肥育度的不同，禽类脂肪含量可以有很大的差异。肥育禽类如肥育肉鸡、填鸭等的脂肪含量可达 30%~40%。禽类脂肪中不饱和脂肪酸的含量高于畜肉，所含亚油酸占脂肪酸含量的 20%；脂肪熔点较低（34~44 ℃），在室温下呈半固态，因而营养价值高于畜类脂肪。

（3）碳水化合物

禽肉含碳水化合物极少。鸡和鸽子含量稍多，每 100 g 可食部分分别含有 1.3 g 和 1.7 g；鸭和鹌鹑含量极少，每 100 g 可食部分均为 0.2 g；鹅肉与火鸡腿几乎不含碳水化合物。

（4）矿物质

与畜肉相比，禽肉中铁、锌、硒等矿物质含量很高，但钙的含量不高。禽类肝脏和血中的铁含量每 100 g 可达 10~30 mg，可称为铁的最佳膳食来源。

（5）维生素

禽肉中 B 族维生素含量丰富，特别是烟酸。例如，鸡胸脯肉中每 100 g 含烟酸 10.8 mg。

禽类肝脏中各种维生素的含量均很高，其含量高于畜类。维生素 A、维生素 D、维生素 B_2 含量丰富。在禽类的肌肉中还含有一些维生素 E，因其抗氧化酸败的作用比畜类要好，在 -18 ℃ 的冷冻条件下，禽肉可保存一年且不会出现腐败变质的现象。

二、乳蛋类的营养价值

1. 乳类

乳类是指哺乳动物的乳汁，经常被食用的是牛奶和羊奶，其中牛奶是最普遍食用的乳类。与人奶相比，牛奶的蛋白质含量高，乳糖含量低。乳类经浓缩、发酵等工艺可制成奶制品，如酸奶、乳酪、奶粉等。乳类及其制品含有优质蛋白质、丰富的 B 族维生素以及矿物质等，具有很高的营养价值。乳类及其制品几乎含有人体需要的所有营养素，除维生素 C 含量较低外，其他营养素含量都比较丰富。鲜奶中水的含量为 87%~90%，固形物为 11%~13%。乳和乳制品是人体补充钙的最好来源。

（1）蛋白质

乳类中含有比较丰富的蛋白质。牛奶中的蛋白质含量比较恒定，约在 3.0%左右；羊奶中的蛋白质含量为 1.5%，人奶中蛋白质含量为 1.3%。最常食用的牛奶约是人奶蛋白质含量的近 3 倍，而且消化吸收率高达 87%~89%，生物价可达到 89.9%±4.0%，虽然稍低于人奶的 91.6%±1.2%，但其必需氨基酸含量及构成比例与鸡蛋相近，利用率高，也是一种优质蛋白质。

牛奶中的蛋白质对于一个初生的婴儿来说含量过高，因而，以牛奶代替母乳喂养的婴儿必须将牛奶稀释 1 倍以上，以防止消化不良及过多的蛋白质对婴儿的不利影响。人奶更易被婴幼儿消化、吸收，且含有更多的由半胱氨酸转化而来的牛磺酸，更适合婴儿的脑发育。

（2）脂类

牛奶含脂肪 3.5%，每 100 mL 牛奶中磷脂含量约为 20~50 mg，胆固醇含量约为 1 mg。随着饲料的不同、季节的变化，乳中脂类成分略有变化。牛奶的脂肪中，饱和脂肪酸占 53.8%，单不饱和脂肪酸占 36.3%，多不饱和脂肪酸占 7.5%，其中必需脂肪酸中的亚油酸占 5.3%，亚麻酸占 2.1%，脂肪的质量并不高，但因每日饮用量不多，约 300 mL，无须特别关注。如不想摄入过多乳脂肪，可选用低脂乳，但可能因缺少脂肪而口味寡淡。

由于牛奶中的低熔点脂肪酸占 35%，故奶油的熔点为 28.4~33.3 ℃，脂肪颗粒多为直径 1~10 μm 的微粒，其表面有一层蛋白质被膜，呈高度分散稳定状态，因而奶油的消化率为 98%；而人奶因为本身含有消化脂肪的酶，其脂肪的消化率接近 100%。

（3）碳水化合物

乳类碳水化合物全部是乳糖，其含量为 3.4%~7.4%，人奶含量最高，羊奶居中，牛奶最少。乳糖可促进钙等矿物质的吸收，也为婴儿肠道内双歧杆菌的生长所必需，对于幼小动物的生长发育具有特殊的意义。但对于部分不经常饮奶的成人来说，体内乳糖酶活性过低，大量食用乳及其制品可能引起乳糖不耐受症的发生。用固定化乳糖酶将乳糖水解为半乳糖和葡萄糖可以解决乳糖不耐受问题，同时可提高产品的甜度。

人与哺乳动物在出生时体内均含有比较多的乳糖酶，可将乳糖分解为葡萄糖和半乳糖，从而被人体吸收。一部分成人，尤其是东亚人群，由于体内缺乏乳糖酶而使乳糖不能正常分解消化，喝牛奶后会有腹胀、腹痛、排气、腹泻等症状，即为乳糖不耐受症。牛奶中的乳糖进入小肠后，应该在乳糖酶的作用下分解为单糖并被吸收。但由于乳糖酶的缺乏，乳糖不能完全被分解吸收，就会产生上述症状。对于乳糖不耐受的人，可首选酸奶和低乳糖奶产品，其次就是少量多饮，与其他谷物食物同食，不空腹饮奶。

（4）矿物质

乳类几乎含有婴儿所需要的全部矿物质，其中钙、磷尤其丰富。钙在牛奶中以酪蛋白钙的形式存在，易被人体消化、吸收，牛奶中存在的其他营养素也有利于钙的消化、吸收，特别是各种氨基酸、乳糖、维生素 D 等，因而乳类是供给人体钙的最好的食物来源，青少年、孕妇、乳母、老年人及其他各年龄组的人群都可以常饮牛奶，对改善我国居民钙的缺乏状况有着非常重要的意义。

但乳类中铁的含量并不高，每升牛奶中铁的含量只有 2~3 mg，消化吸收率为 10%左右，并不是人体铁的良好食物来源。

（5）维生素

牛奶中含有几乎所有种类的维生素，包括维生素 A、维生素 D、维生素 E、维生素 K、各种 B 族维生素和微量的维生素 C，含量差异较大。

牛奶中维生素的含量与许多因素有关，饲料的种类、饲养的方法、日照的时间、乳类加工储存的方法等都会影响牛奶中维生素的含量。一般而言，新鲜饲料、放养、夏天的牛奶中的维生素比干饲料、圈养、冬天的牛奶中的维生素含量更高些。

（6）其他奶制品的营养

1）酸奶。酸奶是在消毒鲜奶中接种乳酸菌并使其在控制条件下发酵而制成的。牛奶经乳酸菌发酵后，游离的氨基酸和肽增加，因此更易被消化、吸收。酸奶中乳糖减少，使乳糖酶活性低的成人易于接受。酸奶中维生素 A、维生素 B_1、维生素 B_2 等的含量与鲜奶含量相似，但叶酸含量却增加了 1 倍左右，胆碱也明显增加。此外，酸奶的酸度增加，有利于维生素的保护。乳酸菌进入肠道可抑制一些腐败菌的生长，调整肠道菌群，防止腐败胺类对人体的不良作用。

2）奶酪。奶酪也称干酪，为一种营养价值很高的发酵乳制品，是在原料乳中加入适当量的乳酸菌发酵剂或凝乳酶，使蛋白质发生凝固，并加盐、压榨排除乳清之后的产品。

奶酪中的蛋白质大部分为酪蛋白，经凝乳酶或酸作用而形成凝块。但也有一部分白蛋白和球蛋白被机械地包含于凝块之中。此外，经过发酵作用，奶酪中还含有肽类、氨基酸和非蛋白氮成分，除少数品种之外，大多数品种的蛋白质中包裹的脂肪成分多，占干酪固形物的 45%以上，而脂肪在发酵中的分解产物使奶酪具有特殊的风味。奶酪制作过程中大部分乳糖随乳清流失，少量在发酵中起到促进乳酸发酵的作用，对抑制杂菌的繁殖有意义。

奶酪中的钙含量很高，每 100 g 含钙 799 mg。奶酪中含有原料乳中的各种维生素，其中脂溶性维生素大多保留在蛋白质凝块中，而水溶性的维生素部分损失，但含量仍不低于原料乳。原料乳中微量的维生素 C 几乎全部损失。奶酪的外皮部分 B 族维生素含量高于中心部分。

2. 蛋类

蛋类包括鸡蛋、鸭蛋、鹅蛋、鹌鹑蛋、鸽蛋等禽蛋及其加工制成的咸蛋、松花蛋等。蛋类的营养素含量不仅丰富，而且质量也很好，是一类蛋白质、脂肪以及各种微量营养素含量丰富、营养价值较高的食品。

蛋的微量营养成分受到禽类品种、饲料、季节等多方面因素的影响，但蛋中宏量营养素含量总体上基本稳定，各种蛋的营养成分有共同之处。

（1）蛋白质

鸡蛋蛋白质的含量为 12% 左右，蛋清略低，蛋黄较高，加工成咸蛋或松花蛋后含量略有提高。鸭蛋、鹅蛋和鹌鹑蛋的蛋白质含量与鸡蛋类似。

鸡蛋蛋白质氨基酸组成与人体需要最接近，因此生物价也最高，达 94%。蛋白质中赖氨酸和甲硫氨酸含量较高，与谷类和豆类食物混合食用可弥补其赖氨酸或甲硫氨酸的不足。蛋类蛋白质中还富含半胱氨酸，加热过度使半胱氨酸部分分解产生硫化氢，与蛋黄中的铁结合可形成黑色的硫化铁。煮蛋中蛋黄表面的青黑色和鹌鹑蛋罐头的黑色物质即来源于此。

在生鸡蛋蛋清中，含有抗生物素蛋白和抗胰蛋白酶。抗生物素蛋白能与生物素在肠道内结合，影响生物素的吸收，食用者可引起食欲不振、全身无力、毛发脱落、皮肤发黄、肌肉疼痛等生物素缺乏的症状；抗胰蛋白酶能抑制胰蛋白酶的活力，妨碍蛋白质的消化、吸收，故不可生食蛋清。烹饪加热可破坏这两种物质，消除它们的不良影响。但是蛋不宜过度加热，否则会使蛋白质过分凝固，甚至变硬变韧，形成硬块，影响食欲及消化、吸收。

（2）脂类

蛋清中含脂肪极少，98% 的脂肪存在于蛋黄中。蛋黄中的脂肪几乎全部以与蛋白质结合的良好乳化形式存在，因而消化吸收率高。

蛋黄中脂肪含量约为 28%～33%，其中中性脂肪含量占 62%～65%，磷脂占 30%～33%，固醇占 4%～5%，还有微量脑苷脂类。蛋黄中性脂肪的脂肪酸中，以单不饱和脂肪酸油酸含量最为丰富，约占 50%，亚油酸约占 10%，其余主要是硬脂酸、棕榈酸和棕榈油酸，含微量的花生四烯酸。蛋黄中还含有丰富的卵磷脂，对心血管疾病有防治作用，对婴幼儿脑发育有保护作用。

蛋中胆固醇含量极高，主要集中在蛋黄，其中鹅蛋黄含量最高，每 100 g 达 1 696 mg，其次是鸭蛋黄，鸡蛋黄略低，但每 100 g 也达 1 510 mg；全蛋每 100 g 含量为 500~700 mg，其中鹌鹑蛋最低；加工成咸蛋或松花蛋后，胆固醇含量无明显变化；蛋清中不含胆固醇。

(3) 碳水化合物

蛋中碳水化合物含量较低，为 1%~3%，蛋黄略高于蛋清，加工成咸蛋或松花蛋后有所提高。

(4) 矿物质

蛋中的矿物质主要存在于蛋黄部分，蛋清部分含量较低。蛋黄中含矿物质为 1.0%~1.5%，其中钙、磷、铁、锌、硒等含量丰富。

蛋中铁含量较高，但由于与蛋黄中的卵黄磷蛋白结合而对铁的吸收具有干扰作用，故而蛋黄中铁的生物利用率较低，仅为 3% 左右。

(5) 维生素

蛋中维生素含量十分丰富，且品种较为齐全，包括所有的 B 族维生素、维生素 A、维生素 D、维生素 E、维生素 K 和微量的维生素 C。其中绝大部分的维生素 A、维生素 D、维生素 E 和大部分维生素 B_1 都存在于蛋黄中。鸭蛋和鹅蛋的维生素含量总体而言高于鸡蛋，每 100 g 鸭蛋黄、鹅蛋黄中的维生素 A 含量高达 1 500 μg。此外，蛋中的维生素含量会受到禽类品种、季节和饲料中维生素含量的影响。

三、水产品的营养价值

水产品是指由水域中人工捕捞、获取的水产资源，如鱼类、软体类、甲壳类、海兽类和藻类等动植物。其中由可供人类食用的水产资源加工而成的食品，称为水产食品。水产类食物是蛋白质、矿物质和维生素的良好来源。

1. 鱼类

按照鱼类生活的环境，可以把鱼分为海水鱼（如鲱鱼、鳕鱼、狭鳕鱼等）和淡水鱼（如鲤鱼、鲢鱼等）；根据生活的海水深度，海水鱼又可以分为深水鱼和浅水鱼。

(1) 蛋白质

鱼类蛋白质含量为 15%~22%，平均为 18% 左右，其中鲨鱼、青鱼等含量较高,在20%以上。鱼类蛋白质的氨基酸组成较平衡,与人体需要接近,利用率较高,生物价可达85%~90%,其中多数鱼类缬氨酸含量偏低。

除了蛋白质外,鱼还含有较多的含氮化合物,主要有游离氨基酸、肽类、胺类、胍类、嘌呤类和脲等。

(2) 脂类

鱼类脂肪含量约为1%~10%,平均为5%左右,呈不均匀分布,主要存在于皮下和脏器周围,肌肉组织中含量甚少。不同鱼种含脂肪量有较大差异,如鳕鱼含脂肪量在1%以下,而河鳗脂肪含量高达10.8%。

鱼类脂肪多由不饱和脂肪酸组成,一般占60%以上,熔点较低,通常呈液态,消化率为95%左右。不饱和脂肪酸的碳链较长,其碳原子数多在14~22个,不饱和双键有1~6个,多为n-3系列。

鱼类中的n-3不饱和脂肪酸存在于鱼油中,主要是二十碳五烯酸(EPA)和二十二碳六烯酸(DHA)。EPA与DHA可以在动物体内由亚麻酸转化而来,但是非常缓慢,而在一些海水鱼类和藻类中却可以大量转化。EPA具有抑制血小板形成的作用,EPA与DHA不仅可以降低低密度脂蛋白、升高高密度脂蛋白,还具有抗癌作用。

(3) 碳水化合物

鱼类的碳水化合物含量较低,约为1.5%。有些鱼不含碳水化合物,如鲳鱼、鲢鱼、银鱼等。鱼肉中碳水化合物的主要存在形式为糖原。鱼类肌肉中的糖原含量与其致死方式有关,捕后即杀者糖原含量最高;挣扎疲劳后死去的鱼类,体内糖原消耗严重,含量降低。除了糖原之外,鱼体内还含有黏多糖类。这些黏多糖类按有无硫酸基分为硫酸化多糖和非硫酸化多糖,前者包括硫酸软骨素、硫酸乙酰肝素、硫酸角质素,后者包括透明质酸、软骨素等。

(4) 矿物质

鱼类矿物质含量为1%~2%,其中硒和锌的含量丰富,此外,钙、钠、氯、钾、镁等含量也较多。海水鱼类富含碘,有的海水鱼含碘量达500~1 000 μg/kg,而淡水鱼含碘量仅为50~400 μg/kg。

(5) 维生素

鱼肉含有一定数量的维生素A和维生素D,维生素B_2、烟酸等的含量也较高,而维生素C含量则很低。一些生鱼制品中含有硫胺素酶和催化维生素B_1降解的蛋白质,因此大量食用生鱼可能造成维生素B_1的缺乏。鱼油和鱼肝油是维生素A和维生素 D 的重要来源，也是维生素 E 的来源。

2. 软体动物类

软体动物按其形态不同，可以分为双壳类软体动物和无壳类软体动物两大类。双壳类软体动物包括蛤类、牡蛎、贻贝、扇贝等，无壳类软体动物包括章鱼、乌贼等。

（1）蛋白质

软体动物蛋白质含量多数在 15% 左右，其中螺蛳、河蚬、蛏子等较低，为 7% 左右，河蟹、对虾、章鱼等较高，在 17% 以上。软体动物蛋白质中含有全部人体必需氨基酸，其中酪氨酸和色氨酸的含量比牛肉和鱼肉高。在贝类肉中还含有丰富的牛磺酸，其含量普遍高于鱼类，尤以海螺、毛蚶和杂色蛤为最高，每 100 g 新鲜可食部分中含有 500~900 mg。

（2）脂类

软体动物类的脂肪含量较低，脂肪含量平均为 1% 左右，其中蟹、河虾等较高，在 2% 左右，其他多在 1% 以下。

（3）碳水化合物

软体动物类的碳水化合物含量较低，平均为 3.5% 左右，其中海蜇、鲍鱼、牡蛎、螺蛳等较高，为 6%~7%，其他多数在 3% 以下。

（4）矿物质

软体动物类矿物质含量多在 1.0%~1.5%，其中钙、钾、钠、铁、锌、硒、铜等含量丰富。钙的含量多在 150 mg/100 g 以上，其中河虾高达 325 mg/100 g；钾的含量多在 200 mg/100 g 左右，在墨鱼中可达 400 mg/100 g。微量元素以硒的含量最为丰富，如海虾、海蟹、牡蛎、贻贝、海参等，每 100 g 的含量都超过 50 μg，在牡蛎中高达 86.64 μg；铁的含量以鲍鱼、河蚌、田螺为最高，可达 19 mg/100 g 以上。在河蚌中还含有丰富的锰，高达 59.61 mg/100 g。

（5）维生素

软体动物类维生素含量与鱼类相似，有些含有较多的维生素 A、烟酸和维生素 E。在河蟹和河蚌中含有较多的维生素 A，在泥蚶、扇贝和贻贝中含有较多的维生素 E，维生素 B_1 的含量与鱼类相似，普遍较低。

（6）呈味物质

水产动物的肉质一般都非常鲜美，这与其中所含的一些呈味物质有关。鱼类和甲壳类的呈味物质主要是游离的氨基酸、核苷酸等；软体类动物（如乌贼类）

中一部分的呈味物质也是氨基酸，尤其是含量丰富的甘氨酸。贝类的主要呈味物质为琥珀酸及其钠盐。琥珀酸在贝类氨基酸中含量很高，干贝中为0.14%、螺为0.07%、牡蛎为0.05%。此外，一些氨基酸如谷氨酸、甘氨酸、精氨酸、牛磺酸，以及腺苷、钠、钾及氯等也是水产动物的呈味物质。

培训课程 3

其他原料的营养价值

学习目标

了解调味品、糖及甜味食物、食用油、茶和酒的品种

熟悉调味品、糖及甜味食物、食用油、茶和酒营养价值的一般规律

掌握不同调味品、糖及甜味食物、食用油、茶和酒的营养特点

调味品、蜂蜜、糖果和巧克力、食用油、茶、酒等其他食品，不仅可满足食物烹饪加工以及人们饮食习惯的需要，而且也是补充人体营养素的一个重要途径，其中有些食品还具有重要的保健功能。了解这些食品的组成特点和营养价值等，对合理选择和利用这些食品具有重要意义。

一、调味品的营养价值

调味品是指各种用于烹饪调味和食品加工的食物及其制品，以及各种可以改变食物味道的添加剂。

调味品除具有调味价值之外，大多也具有一定的营养价值和保健价值。其中有部分调味品因使用量非常少，其营养价值并不十分重要；但也有部分调味品构成了日常饮食的一部分，并对保持健康起着不可忽视的作用。同时，调味品的选择和食用习惯往往对健康也有着相当大的影响。

1. 食盐

咸味是食物中最基本的味道，而膳食中咸味的来源是食盐，也就是氯化钠。钠离子可以提供最醇正的咸味，而氯离子为助味剂。钾盐、铵盐、锂盐等也具有咸味，但咸味不正而且具有一定苦味。

(1) 盐的种类

食盐按照来源可以分为海盐、井盐、矿盐和池盐，按加工精度，可以分为粗盐（原盐）、洗涤盐和精盐（再制盐）。粗盐中含有氯化镁、氯化钾、硫酸镁、硫酸钙以及多种微量元素，因而具有一定的苦味。粗盐经饱和盐水洗涤除去其中杂质后称为洗涤盐，经过蒸发结晶可制成精盐。精盐的氯化钠含量达90%以上，色泽洁白、颗粒细小、坚硬干燥。

(2) 盐的营养强化

精制食盐经过调味或调配，可以制成各种盐产品。自1996年起我国普遍推广加碘食盐，其中每千克食盐当中加入碘20~50 mg，可有效预防碘营养缺乏。低钠食盐当中加入1/3左右钾盐，包括氯化钾和谷氨酸钾等，可以在基本不影响调味效果的同时减少钠的摄入量。加入调味品制成的花椒盐、香菇盐、五香盐、加鲜盐等产品的营养价值与普通食盐基本一致。

盐每日必用，使用数量基本恒定，是营养强化的绝佳载体之一。目前，已经开发出来的营养型盐制品包括钙强化营养盐、锌强化营养盐、硒强化营养盐、维生素A盐等及复合元素强化盐，还有富含多种矿物质的竹盐等。但其中钙和锌的强化数量较低，按每日摄入8 g食盐计算，低于每日推荐摄入量的1/3。

(3) 盐的摄入量

食盐不仅提供咸味，也是食品保存中最常应用的抑菌剂。每一类食品都具有被普遍认同的食盐浓度。在食品加工当中，单独食用的食物食盐浓度较低，与主食配合食用则浓度相对较高；低温或常温环境食用的食物食盐浓度较低，高温环境食用则浓度较高。此外，食盐浓度也需要与甜味剂、酸味剂、鲜味剂的浓度相协调。

健康人群每日摄入6 g食盐即可完全满足机体对钠的需要。摄入食盐过量，与高血压病的发生具有相关性。由于我国居民平均摄盐量远高于推荐数值，因此在日常生活当中应当注意控制食盐摄入量，已经患有高血压病、心血管疾病、糖尿病、肾脏疾病和肥胖等疾病的患者应当选择低钠盐，并注意调味清淡。

(4) 盐的味感

一个需要注意的问题是，咸味和甜味可以相互抵消。在1%~2%的食盐溶液中添加10%的糖，几乎可以完全抵消咸味。因而在很多具有甜咸两味的食品当中，食盐的浓度要比感觉到的水平更高。另一个需要注意的问题是，酸味可以强化咸味，在1%~2%的食盐溶液中添加0.01%的醋酸就可以感觉到咸味更强，因此烹饪中加入醋调味可以减少食盐的用量，从而有利于减少钠的摄入。

2. 酱油和酱类调味品

酱油和酱是以小麦、大豆及其制品为主要原料，接种曲霉菌种，经发酵酿制而成的。

酱油品种繁多，可以分为风味酱油、营养酱油、固体酱油三大类。风味酱油中的日式酱油加入了海带汁、鲣鱼汁，另一些中式风味酱油中加入了鸡精、鱼露、香菇汁、香辛料等，不仅增加鲜味，也使营养价值有所提高。营养酱油起步较晚，主要包括减盐酱油和铁强化酱油两类。固体酱油是将酱油真空浓缩后再加入食盐和鲜味剂制成的产品。

酱类包括了以豆类和面粉、大米等为原料发酵制成的各种半固体咸味调味料。按照原料的不同，可分为以豆类为主制成的豆酱（大酱），豆类和面粉混合制作的黄酱，以面粉为主的甜面酱，以蚕豆为主的蚕豆酱，豆瓣酱、大豆和大米制成的日本酱等。此外，在酱中加入其他成分可以制成各种花色酱，如加入肉末和辣椒的牛肉酱等。豆、麦等原料经过微生物和酶的作用，原料中的蛋白质降解生成氨基酸、多肽等含氮物质；淀粉分解为双糖和单糖；部分碳水化合物发酵产生醇和有机酸，并进一步生成具有芳香气味的酯类；氨基酸与碳水化合物通过美拉德反应生成芳香物质和类黑素，使其具有较深的颜色。酱油和酱的营养素种类和含量与其原料有很大的关系。

（1）蛋白质与氨基酸

酱油和酱的鲜味主要来自含氮化合物，含量高低是其品质的重要标志。优质酱油的总氮含量多在 1.3%~1.8%；氨基酸态氮不少于 0.7%，其中谷氨酸含量最高，其次为天冬氨酸，这两种氨基酸均具鲜味。此外，增鲜酱油中添加了 0.001%~0.1% 的 5′-肌苷酸钠和 5′-鸟苷酸钠，使氨基酸的鲜味阈值更低，鲜味更加鲜明和自然。

酱油因发酵工艺不同而表现出不同的香气和色泽。低盐固态发酵法酱油的氨态氮含量低，鲜味不足，香气不浓，色泽较浅；先固后稀醪淋浇浸出法可改善酱油风味，使其色泽红褐、香味浓郁而鲜美。高盐稀醪淋浇浸出法则生产酱香浓郁、色浅味鲜的酱油。日本高盐稀醪发酵法生产的酱油具有醇香浓郁、氨基酸含量高、口味鲜美、汁液澄清的特点。

以大豆为原料制作的酱蛋白质含量比较高，可达 10%~12%；以小麦为原料制作的甜面酱蛋白质的含量在 8% 以下；若在制作过程中加入了芝麻等蛋白质含量高的原料，则蛋白质的含量可达到20%以上。酱中氨基酸态氮与酱油中的含量大致类似，黄酱在0.6%以上，甜面酱在0.3%以上。

(2) 碳水化合物和甜味物质

酱油中含有少量还原糖以及少量糊精，它们也是构成酱油浓稠度的重要成分。甜味成分包括葡萄糖、麦芽糖、半乳糖以及甜味氨基酸，如甘氨酸、丙氨酸、苏氨酸、丝氨酸、脯氨酸等。糖的含量在不同品种之间差异较大，从3%以下直到10%左右。

黄酱中还原糖含量很低，以面粉为原料的甜面酱糖含量可高达近20%，高于以大豆为原料的大酱。以大米为主料的日本酱的碳水化合物含量可达19%左右。

(3) 维生素和矿物质

酱油中含有一定量的B族维生素，其中维生素B_1含量在0.01 mg/100 g左右，而维生素B_2含量较高，可达0.05～0.20 mg/100 g，烟酸含量在1.0 mg/100 g以上。酱类中维生素B_1含量与原料含量相当，而维生素B_2含量在发酵之后显著提高，含量在0.1～0.4 mg/100 g，烟酸含量也较高，达1.5～2.5 mg/100 g。此外，经过发酵，酱中产生了植物性食品当中不含有的维生素B_{12}，对素食者预防维生素B_{12}缺乏具有重要意义。

酱油和酱中的咸味来自氯化钠。酱油中所含的氯化钠在12%～14%，是膳食中钠的主要来源之一。减盐酱油氯化钠含量较低，含盐量约为5%～9%。酱类的含盐量通常在7%～15%。

(4) 有机酸和芳香物质

酱油中有机酸含量约2%，其中60%～70%为乳酸，还有少量琥珀酸，其钠盐也是鲜味的来源之一。

酱油的香气成分主体为酯类物质，包括乳酸乙酯、乙酸丙酯、苯甲酸丙酯、琥珀酸乙酯等约40种酯类，此外还有醛类、酮类、酚类、酸类、呋喃类、吡啶类等共200余种呈香物质。

酱类含有多种有机酸，包括柠檬酸、琥珀酸、乳酸、乙酸、焦谷氨酸等。酱类含有乙醇0.1%～0.6%，此外还含有少量异戊醇、丁醇、异丁醇和丙醇等。这些成分与微量的脂肪形成酯类，形成乙酸丁酯、乙酸乙酯、乙酸异戊酯、乳酸乙酯等。各种脂肪酸与乙醇成酯，也有助于酱的香气和口感。此外，醛类也是酱香气的主要来源，包括200～300 mg/L质量浓度的乙醛、异戊醛、异丁醛等。熟化的时间越长，酱的香气物质产生量越多，质量也更好。

3. 食醋

食醋是一种常用的调味品，按原料可以分为粮食醋和水果醋，按照生产工艺可以分为酿造醋、配制醋和调味醋，按颜色可以分为黑醋和白醋。目前，大多数食醋都属于以酿造醋为基础调味制成的复合调味酿造醋。粮食醋的主要原料是大米、高粱、麦芽、豆类等加上麸皮，通过蒸煮使淀粉糊化，在霉菌分泌的淀粉酶作用下转变为小分子糊精、麦芽糖和葡萄糖，经酵母发酵转变成酒精，再经醋酸发酵产生有机酸。在其中加入少量盐、糖、鲜味剂和各种香辛料，可以制成各种调味醋。

（1）醋的种类

1）粮食醋。粮食醋的主要酸味来源是醋酸，但醋酸菌发酵还可产生多种有机酸，包括乳酸、丙酮酸、苹果酸、柠檬酸、琥珀酸、α-酮戊二酸等。发酵过程中未被氧化成酸的碳水化合物包括葡萄糖、蔗糖、果糖、鼠李糖等，甘氨酸、丙氨酸、色氨酸等氨基酸可提供甜味。在醋的储存后熟期间，美拉德反应和酚类氧化缩合产生类黑素，使醋的颜色逐渐加深。各种有机酸与低级醇类产生多种酯类物质，辅以少量醛类、酚类、双乙酰和3-羟基丁酮等，构成醋的复杂香气。

2）水果醋。水果醋的主要原料是苹果、葡萄、柠檬、菠萝、柿子、香蕉、草莓等水果，其中的糖分经过乙醇发酵、醋酸发酵而产生各种有机酸类。苹果醋中除了醋酸之外，还含有柠檬酸、苹果酸、琥珀酸、乳酸等成分；葡萄醋还含有酒石酸、琥珀酸和乳酸。水果醋与普通醋相比，酸味丰富而柔和，还有浓郁果香。苹果醋常用于番茄酱、蛋黄酱、泡菜和西餐的制作当中，或直接作为饮料。

3）白醋。白醋是以醋酸为主料，配以其他有机酸，再加入水、蔗糖、食盐、谷氨酸钠和酯类香精，使醋味柔和而制成。

（2）醋的营养特点

与酱油相比，醋中蛋白质、脂肪和碳水化合物的含量都不高，但却含有较为丰富的钙和铁。

我国优质酿造食醋的pH值在3~4，总酸含量在5%~8%，其中老陈醋总酸含量可达10%以上。醋的总氮含量在0.2%~1.2%，其中氨基酸态氮占一半左右；碳水化合物含量差异较大，多数在3%~4%，而老陈醋可高达12%，白米醋仅为0.2%；氯化钠含量在0~4%，多数在3%左右。水果醋含酸量约5%，还原糖在0.7%~1.8%，总氮含量在0.01%左右。

4. 味精和鸡精

鲜味可引起强烈食欲。食品中鲜味的主要来源是氨基酸、肽类、核苷酸和有机酸及其盐类，如肉类中的谷氨酸、肉汤和鱼汁里的5′-肌苷酸（IMP），甲壳类和软体动物中的5′-腺苷酸（AMP），香菇等菌类中的5′-鸟苷酸（GMP），蕈类中的口蘑氨酸和鹅膏蕈氨酸，海贝类中的琥珀酸和竹笋中的天冬氨酸等。其中味精是最主要的鲜味调味品，它是咸味的助味剂，也有调和其他味道、掩盖不良味道的作用。

（1）味精营养特点

味精即由谷氨酸单钠结晶而成的晶体，是以粮食为原料，经谷氨酸细菌发酵生产出来的天然物质，作为蛋白质的氨基酸成分之一，存在于几乎所有食品当中。1987年联合国食品添加剂委员会认定，味精是一种安全的物质，除了2岁以内婴幼儿食品之外，可以添加于各种食品当中，其阈值浓度为0.03%，最适呈味浓度为0.1%~0.5%。

味精在以谷氨酸单钠形式存在时鲜味最强，二钠盐形式则完全失去鲜味。味精在pH值为6左右时鲜味最强，pH<6时鲜味下降，pH>7时失去鲜味。北方地区饮用水呈碱性，因而略加少量醋可使食品的鲜味增强。谷氨酸单钠在碱性条件下受热可发生外旋化失去鲜味，120 ℃以上加热时分子脱水生成焦性谷氨酸。

食品中的各种鲜味氨基酸均与鲜味核苷酸具有协同作用，特别是谷氨酸单钠与5′-肌苷酸（IMP）和5′-鸟苷酸（GMP）等核苷酸共用时，鲜味物质的呈味阈值会大幅下降，因而使食物中潜在的鲜味显示出来，整体鲜味得到强化。目前，5′-肌苷酸（IMP）和5′-鸟苷酸（GMP）均已工业化生产，与氨基酸类鲜味剂配合起着很好的助鲜效果，味感较强而且自然适口，添加量为味精的0.01%~0.03%即可达到此效果。用95%的谷氨酸钠加2.5%的肌苷酸钠及2.5%的鸟苷酸钠可配成强力味精，市场上已有销售。然而各种核苷酸之间没有协同作用。

（2）鸡精营养特点

目前，市场上销售的"鸡精""牛肉精"等复合鲜味调味品中含有味精、鲜味核苷酸、糖、盐、肉类提取物、蛋类提取物、香辛料和淀粉等成分，调味后能赋予食品以复杂而自然的美味，增加食品鲜味的浓厚感和饱满度，消除硫黄味和腥臭味等异味。需要注意的是，核苷酸类物质容易被食品中的磷酸酯酶分解，最好在菜肴加热完成之后再加入含有鲜味核苷酸的调味品。

二、糖及甜味食物的营养价值

人类在进化过程中对甜味非常能接受。我们常食用的甜味食物有从甘蔗、甜菜等植物中提取的砂糖、红糖、冰糖，天然甜味食物蜂蜜，以及人工制造的糖果和巧克力。

1. 添加糖

根据联合国粮农组织和世界卫生组织的定义，"糖"一词是对单糖、双糖和糖醇的统称。单糖包括葡萄糖、果糖和半乳糖，双糖包括蔗糖、乳糖和麦芽糖等，糖醇包括木糖醇、麦芽糖醇等。单糖和双糖都自然存在于植物性原料中，如食用的蔗糖主要是从甘蔗和甜菜中提取的。在食品烹饪和加工过程中使用的糖主要是蔗糖、葡萄糖和果糖。

在食品生产和制备过程中被添加到食品中的糖及糖浆被称为添加糖，包括白砂糖、绵白糖、红糖、玉米糖浆等。添加糖主要用于生产加工食品如饮料、果汁、甜点和糖果等。

食糖是纯能量食物，容易被消化、吸收，除果糖外，都具有较高的血糖生成指数。果糖也是已知天然糖中最甜的糖。

（1）白砂糖

白砂糖是从甘蔗、甜菜等植物中提取的一种甜味调料，其主要成分是蔗糖。白砂糖是食糖中的精纯品种，含蔗糖量最高，达99.9%，还有微量的矿物质，含水分最少，而且色泽好、无杂味，一般在食品工业中使用最广。白砂糖颗粒较粗，溶解慢、易结晶，在烹饪时多用于烧、炒类的热制菜肴，挂霜菜肴的用糖以白砂糖为佳，而在制作冷菜尤其是制作蘸食的调料时不宜使用。

（2）绵白糖

绵白糖又称为细白糖，是以甜菜为原料制成的，在生产过程中，还加入了2.5%的转化糖浆。它晶粒细小、均匀，颜色洁白，质地绵软、细腻，纯度低于白砂糖。因绵白糖含较多的还原糖，故甜度高于白砂糖。绵白糖晶粒细小、入口即化，宜用于凉拌菜或蘸食。因其中含有少量转化糖，结晶不易析出，比白砂糖更适合制作拔丝菜。

（3）红糖

红糖又称为土红糖、老红糖、粗糖，是最古老和最富有国产特色的添加糖品种。按外观不同分为红糖粉、片糖、条糖、碗糖、糖砖等。红糖纯度较低，其中水分占2%左右，蛋白质占0.7%，还原糖、非糖杂质含量较高，主要是矿物质，每100 g钙的含量达157 mg，钾为240 mg，铁为2.2 mg。红糖颜色深，结晶粒小，易吸湿溶化，稍有甘蔗的清香气和糖蜜的焦甜味，美其名曰"桂花味"。红糖有多种颜色，以色泽红艳者质量较好。

（4）冰糖

冰糖是一种纯度较高的大晶体蔗糖，是白砂糖的再制品，成分除含水量0.6%外，和白砂糖其他成分相仿。冰糖为块状晶莹，很像冰块，所以称为冰糖。冰糖按颜色可分为白冰、黄冰、红冰三种，以白冰透明度为最高。根据形状、加工方法的不同，分为多晶冰糖和单晶冰糖。按结晶形状分，有纹冰、车冰、片冰、统冰、冰角、冰屑等，其中纹冰为最好。单晶冰糖个粒均匀，甜味醇正，纯度高，为每粒有12个面的单斜晶体。冰糖在烹饪中多用于制作甜菜或扒菜。

（5）饴糖

饴糖又名水饴、糖稀、麦芽糖，是我国传统的甜味调味剂，它是以粮食淀粉为主要原料，经加工后用淀粉酶液化，再利用麦芽中的酶使原料中的淀粉糖化而成的。饴糖可分为硬饴和软饴两大类，硬饴为淡黄色，软饴为黄褐色。依据淀粉来源的不同可分为小米饴、甘薯饴、马铃薯饴、高粱饴等。饴糖的主要成分是麦芽糖，约占1/3，此外还含有葡萄糖、糊精等成分。

2. 蜂蜜

蜂蜜是蜜蜂从开花植物的花中采得的花蜜在蜂巢中酿制的蜜。蜜蜂从植物的花中采取含水量约为75%的花蜜或分泌物，存入自己第二个胃中，在体内多种转化的作用下，经过15天左右反复酝酿，各种维生素、矿物质和氨基酸丰富到一定的数值时，同时把花蜜中的多糖转变成人体可直接吸收的单糖葡萄糖、果糖，水分含量少于23%时，储存到巢洞中，用蜂蜡密封。蜂蜜是糖的过饱和溶液，低温时会产生结晶，生成结晶的是葡萄糖，不产生结晶的部分主要是果糖。

（1）蛋白质

在含氮化合物中有蛋白质、胨、氨基酸等。尚含转化酶、过氧化氢酶、淀粉酶、氧化酶、还原酶等酶类，并含乙酰胆碱。因含酶种类多，开水冲泡会破坏蜂蜜中酶的活性。

蜂蜜中的蛋白质每 100 g 含量在 0.29~1.69 g，平均为 0.4 g。有的花种含量则高达 1 g 或 2 g 以上，如龙眼蜜、荔枝蜜、紫云英蜜、荆条蜜、油菜蜜等。不同的地区，由于地理气候的不同，同一种蜜所含的蛋白质也不同。如龙眼蜜，福建产的含量为 2.597 g/100 g，广东产的含量为 1.698 g/100 g，海南产的含量为 0.80 g/100 g；紫云英蜜，湖北产的含量为 0.801 g/100 g，而湖南产的含量为 0.58 g/100 g。蜂蜜中氨基酸的含量不仅数量多，而且种类齐全，有的花种蜜竟高达 18 种之多。

其中以天冬氨酸、谷氨酸、亮氨酸为主要氨基酸,苏氨酸、丝氨酸、甘氨酸、丙氨酸、缬氨酸、异亮氨酸、赖氨酸等在蜂蜜中也普遍存在。

(2) 脂类

蜂蜜中每 100 g 含脂肪 1.9 g,属低脂食品。

(3) 碳水化合物

蜂蜜中的主要成分是碳水化合物,它占蜂蜜总量的 75% 左右,其中有单糖、双糖和多糖,葡萄糖占 37%,果糖占 36%,蔗糖占 2%~3%。两种单糖能够被人体肠壁细胞直接吸收利用,不经人体消化,这对于儿童、老年人以及病后恢复者来说尤为重要,经常服用蜂蜜能帮助消化。

(4) 矿物质

蜂蜜中矿物质含量一般为 0.04%~0.06%,包括铁、铜、钾、钠、钨、锰、镁、磷、硅、铅、铬、镍和钴等,深色蜜比浅色蜜含有较多功能矿物质。

(5) 维生素

蜂蜜中含有多种 B 族维生素如烟酸、泛酸、生物素等,以及少量的维生素 C。

由于蜂蜜有很高的营养价值,经现代医学临床应用,服用蜂蜜可促进消化、吸收,增进食欲,镇静安眠,提高机体的免疫力,对促进婴幼儿的生长发育有着积极的作用,因为婴幼儿的生长发育所需各种营养成分,蜂蜜中几乎都含有。特别是对虚弱无力、神经衰弱、病后恢复期、老年体虚、营养不良等辅助疗效更佳。对心脏病、肝炎、贫血、高血压、咳嗽、便秘、烫伤、冻伤、胃及十二指肠疾病等都有相当的疗效。

3. 糖果和巧克力

糖果是以砂糖和液体糖浆为主体,经过熬煮,配以部分食品添加剂,再经调和、冷却、成型等工艺操作,构成具有不同物态、质构和香味的,精美而耐保藏的甜味固体食品。

巧克力是一种由可可脂和结晶蔗糖为基本组成的、添加乳固体或香味料,具有独特的色泽、香气、滋味和精细质感,精美而耐保藏,并具有很高热值的甜味固体食品。

(1) 糖果的成分

1) 甜味剂。甜味剂是糖基糖果中的主要成分。常用的甜味剂有各种糖类、糖浆等,属于天然甜味剂,亦称营养甜味剂。人工甜味剂用得较少,只在特殊用途的糖果中应用。

2）转化糖。转化糖与蔗糖有关，在糖果中应用广泛。蔗糖可被酸或酶水解为两种单糖：葡萄糖和果糖。

3）淀粉糖浆。淀粉糖浆是含有葡萄糖、麦芽糖、高糖和糊精的黏性液体，也称为玉米糖浆，它们是用酸或酸-酶水解玉米淀粉而制成的。

4）果葡糖浆。果葡糖浆是由植物淀粉水解和异构化制成的淀粉糖晶，是一种重要的甜味剂。因为它的组成主要是果糖和葡萄糖，故称为果葡糖浆。按果糖含量，果葡糖浆分为三类：第一代果葡糖浆（F42型），含果糖42%；第二代果葡糖浆（F55型），含果糖55%；第三代果葡糖浆（F90型），含果糖90%。果葡糖浆用于硬糖果生产不利，生产软糖比较理想，但代替砂糖的比例不可过大。

5）蔗糖代用品。蔗糖能导致龋齿并且具有较高的能量，因而在一些糖果中需要使用蔗糖代用品，包括填充甜味剂和高强度甜味剂两种。填充甜味剂是糖的醇类衍生物，由蔗糖化学还原成醇而制成。糖醇不被口腔中的细菌发酵，因此不会导致龋齿。常用的糖醇有山梨糖醇、木糖醇和甘露糖醇。

6）其他成分。为了使糖果具有人们所期望的色泽、香气、滋味、形态和质构，还需向糖果中添加其他辅料。如为了增加糖果的韧性和弹性而添加明胶和树胶，为增加稠度而添加淀粉及改性淀粉，为增加润滑性和搅打性而添加蛋清和油脂。通过加入其他食品，如牛奶、水果、坚果、巧克力、可可、茶等来增加糖果的花色和改善糖果的风味。同时这些成分也影响到糖果的营养价值，如牛奶糖含有较多的蛋白质和钙，而巧克力中含有较多的脂肪，加入坚果可提供脂肪、蛋白质和多种矿物质元素。

7）其他添加剂。根据加工工艺，生产糖果还要用到乳化剂、发泡剂、着色剂、香精香料、防腐剂、抗氧化剂、缓冲剂、保湿剂、强化剂等。

(2) 巧克力的营养成分

巧克力是一种营养成分比较全面的食品。巧克力能量很高，因为所含脂肪和碳水化合物的含量很高，不宜食用太多。各种矿物质和维生素含量较均衡，特别适合儿童的生长发育。成人一般可在长时间或剧烈运动后将其作为营养素和能量的补充。

三、食用油的营养价值

根据来源，食用油可分为植物油和动物油。常见的植物油包括豆油、花生油、菜籽油、芝麻油、玉米油等，常见的动物油包括猪油、牛油、羊油、鸭油等。

1. 食用油的组成特点与营养价值

植物油含不饱和脂肪酸多，熔点低，常温下呈液态，消化吸收率高；动物油以饱和脂肪酸为主，熔点较高，常温下一般呈固态，消化吸收率不如植物油高。

植物油脂肪含量通常在99%以上，此外含有丰富的维生素 E，少量的钾、钠、钙和微量元素，以菜籽油为例，每 100 g 中含脂肪 99.9 g，维生素 E 60.89 mg，钾 2 mg，钠 7 mg，钙 9 mg，铁 3.7 mg，锌 0.5 mg，磷 9 mg。

动物油的脂肪含量在未提炼前一般为90%左右，提炼后也可达99%以上。动物油所含的维生素 E 不如植物油高，但含有少量维生素 A，其他营养成分与植物油相似。

2. 食用油的合理利用

植物油是必需脂肪酸的重要来源，为了满足人体的需要，在膳食中不应低于总脂肪来源的50%。动物油的脂肪组成以饱和脂肪酸为主，长期大量食用可引起血脂升高，增加心脑血管疾病的危险性，因此高脂血症患者要控制食用。

植物油因含有较多的不饱和脂肪酸，易发生酸败，产生一些对人体有害的物质，因此不宜长时间储存。动物油虽然不如植物油容易发生酸败，但储存时间也不宜过长，一般储存温度在 0 ℃时，可保存两个月左右；在-2 ℃时，可保存 10 个月左右。

没有一种食用油完全符合人类对油脂的需求。油脂的食用也应该遵循多样化原则，如果条件允许，同时将几种食用油兑在一起食用比较合理。

3. 主要食用油的特点和营养价值

（1）豆油

豆油是利用大豆经过溶剂浸出而获得，其主要脂肪酸组成是：亚油酸 50%~55%，油酸 22%~25%，棕榈酸 10%~12%，亚麻酸 7%~9%。有研究认为（n-3）：（n-6）= 1：5~1：10 时对健康有利，从这一观点看，豆油符合这一比例特点。

大豆毛油富含维生素 E，但是经过脱臭处理后，大部分维生素 E 以脱臭馏出物的形式被分离除去。精炼豆油中维生素 E 的含量每 100 g 为 60~110 mg，同时豆油的不饱和脂肪酸含量提高，所以豆油也极易氧化酸败。

精炼豆油在储存过程中会出现色泽加深的现象，这种现象比其他油脂要明显得多。

（2）菜籽油

菜籽油取自油菜籽，其脂肪酸的组成受气候、品种等的影响较大，如一般寒带地区芥酸含量较低，亚油酸含量相对较高，气温较高的地区则相反。国内部分地区传统菜籽油的脂肪酸组成范围为：棕榈酸2%~5%，硬脂酸1%~2%，油酸10%~35%，亚油酸10%~20%，亚麻酸5%~15%，芥酸25%~55%，花生四烯酸7%~14%。

传统菜籽油的芥酸含量较高，一般为20%~60%，此外还含有芥子苷，含量1%~2%。由于芥酸大量存在，曾引起营养学领域的极大争议。有研究发现，用占膳食能量5%菜籽油（含芥酸45%）的食物喂养幼鼠，其心肌出现脂肪沉积和纤维组织形成。但是也有人认为我国和其他一些国家已经食用菜籽油多年，并未出现类似的现象。

尽管芥酸对人体的有害作用缺乏充足的科学依据，但很多科学家仍建议谨慎对待。目前，已经培育出不含芥酸或低芥酸的菜籽品种。

传统菜籽油中存在一定量的硫氰化合物，这些化合物一般都有较大的毒性，如引起甲状腺肿大等。在油脂加工中，通过碱炼吸附、脱色吸附和真空脱臭等工序可使菜籽油中的含硫化合物降至5 mg/L以下。大部分有毒的含硫化合物则留在了菜籽饼粕中，因此菜籽饼粕要经过脱毒后方可作为饲料使用。精炼菜籽油是一种性能良好的烹饪油、煎炸油。

(3) 花生油

花生油具有独特的花生气味和风味，一般含有较少的非甘油酯成分，色浅质优，可直接用于制造起酥油、人造奶油和蛋黄酱，也是良好的煎炸油。

花生油的脂肪酸组成比较独特，含有6%~7%的长碳链脂肪酸（花生酸、山萮酸、木蜡酸）。花生油在冬季或存放在冰箱中一般呈固态或半固态，它的熔点为5 ℃，比一般的植物油要高。

花生油具有良好的氧化稳定性，是良好的煎炸油。但花生油中含有少量磷脂，若不将其去除，在煎炸食品时易起泡沫而溢锅，因此须将其中的大部分磷脂去除才能用于煎炸食品。

(4) 玉米油

玉米油又称玉米胚芽油、粟米油。玉米胚芽占全玉米粒的7%~14%，胚芽含油36%~47%。

玉米油的脂肪酸组成中饱和脂肪酸占15%，不饱和脂肪酸占85%，在不饱和脂肪酸中主要是油酸及亚油酸，其比例约为1∶2.5。玉米油的脂肪酸组成一般比较稳定，亚油酸含量为55%~60%，油酸含量为25%~30%，棕榈酸含量为10%~

12%，硬脂酸含量为2%~3%，亚麻酸含量极少（2%以下），其他如豆蔻酸、棕榈油酸、花生酸等脂肪酸含量极微或不存在。玉米不同部分提取的油脂脂肪酸组成略有差别，与其他部分相比，胚芽油的亚油酸含量较高，饱和脂肪酸含量较低。成熟期玉米各部分制取的油脂的脂肪酸组成也有不同的变化。玉米油的亚油酸含量高，其降低血清胆固醇的效能优于其他油脂。

玉米油富含维生素E，虽然不饱和程度高，但热稳定性较好。

（5）向日葵油

向日葵油又叫葵花籽油，向日葵的籽仁含油20%~40%。

向日葵油含饱和脂肪酸15%左右，不饱和脂肪酸85%。不饱和脂肪酸中油酸和亚油酸的比例约为1∶3.5，所以向日葵油是为数不多的高亚油酸油脂之一。因此，有人将它与玉米油列为"健康保健油脂"。我国北部地区向日葵油的主要脂肪酸组成为：棕榈酸6%~8%、硬脂酸2%~3%、油酸14%~17%、亚油酸65%~78%。

向日葵油一般呈淡琥珀色，精炼后与其他油相似，呈淡黄色。向日葵油为良好的食用油之一，但它不宜单独用于煎炸食品。

向日葵油富含维生素E，还含有绿原酸（水解可生成咖啡酸，具有抗氧化作用），因此向日葵油的氧化稳定性很好。

（6）芝麻油

芝麻油是我国古老的食用油之一，产量位居世界之首。芝麻品种众多，有白、褐、黄及黑色等芝麻。各类芝麻平均含油约45%~58%。

目前，有不同工艺加工芝麻油，方法不同，其色味也不同。压榨法提取的芝麻油色泽浅、香味不浓；而水代法提取的芝麻油（常被称为小磨香油）色泽深、香味浓；采用浸出法在芝麻饼中提取的芝麻油，经过碱炼、脱臭等工艺处理后，其香味几乎完全消失。芝麻中的香味成分主要是醛及乙酰基吡嗪等。近年来，日本改进了压榨方法（130℃以上），也能通过压榨法取得与水代法色香味类似的芝麻油。

芝麻油的主要脂肪酸组成与花生油和棉籽油相似，含饱和脂肪酸20%，不饱和脂肪酸中油酸和亚油酸基本相当。芝麻油的脂肪酸组成比较简单，典型的组成为：棕榈酸9%、硬脂酸4%、油酸40%、亚油酸46%，其他如亚麻酸、花生酸等含量较少。油脂制取方式对脂肪酸组成影响不大。

芝麻油每100 g中维生素E的含量为68 mg，稳定性很高，保质期也很长。这是由于芝麻油中含有 1% 左右的芝麻酚、芝麻素等天然抗氧化剂。

芝麻油一般不作为烹饪油使用,通常作为凉拌菜用油。根据芝麻油的性质,它也适合制取人造奶油、起酥油及煎炸油。

(7) 橄榄油

橄榄油是由新鲜的油橄榄果实直接冷榨而成的,不经加热和化学处理,保留了天然营养成分。

橄榄油是一种植物油,最初在地中海一带被食用。后来因为"可能具有"保健功能而流传到世界各地,逐渐被营销成为一种"高档食用油"。有宣传认为橄榄油是迄今所发现的油脂中最适合人体营养的油。事实上,橄榄油只是一种比较好的食用油,并没有比其他植物油明显更高的营养价值。橄榄油含饱和脂肪酸 15%,不饱和脂肪酸 85%,在植物油中不饱和脂肪酸含量领先,但不饱和脂肪酸里绝大多数是油酸,人体所需的必需脂肪酸亚油酸仅占 7%,仅有亚麻酸微量。

橄榄油的组成不符合婴幼儿的营养需求,与母乳中的脂肪组成更是相差甚远。它不仅不适宜婴幼儿发育,反而可以称得上是婴幼儿的"劣质食品"。橄榄油炒菜时其中的抗氧化成分容易被破坏,从而失去冷榨橄榄油"可能存在"的"营养优势"。橄榄油应与其他植物油配合食用才能发挥较好的营养价值,不应长期单独食用。

(8) 猪油

猪油是我国动物油脂中食用量最大的一种。猪油是指从猪特定内脏的蓄积脂肪(猪杂油)及腹背部等皮下组织中提取的油脂(猪板油)。内脏蓄积的脂肪一般较硬,腹背部等皮下组织中的脂肪较软,前者的熔点高(35~40 ℃),后者的熔点低(27~30 ℃)。

从猪的含脂肪组织中提取脂肪的方法,一般有干法和湿法两种。干法即在 120 ℃ 熬煮;湿法是加少量水,在较低温度(105 ℃ 左右)下熬煮。湿法提取油的质量比干法要好,采用湿法得到的油通常称为优质蒸煮猪油。

猪油中的饱和脂肪酸的含量很高,具有独特的风味,一般无须精制。经过精制的猪油称为精制猪油。

猪油具有独特的香味,在我国主要用于烹饪食用。在西方,猪油早期主要用作煎炸油和糕点起酥油。

猪油中有较高含量的胆固醇,精制猪油中胆固醇的含量要降低一半。此外,猪油中的天然抗氧化剂的含量很低,致使其保质期很短,但是可以通过添加维生素 E 等抗氧化剂来延长它的储存期。

四、茶、酒的营养价值

茶和酒都属于嗜好性食物。世界上许多人终生不饮茶、酒，只要遵守平衡膳食、坚持适度锻炼的原则，对健康和长寿未发现不良影响。但在实践中，适度饮茶饮酒，可以增加生活情趣，对健康和长寿也有一定促进作用。

1. 茶叶

茶是世界三大饮料之一。茶叶以色泽的不同分为绿茶、红茶、青茶、黄茶、白茶和黑茶。

绿茶属不发酵茶，如龙井、碧螺春、太平猴魁等；红茶属发酵茶，如祁门红茶、滇红等；青茶又称乌龙茶，属半发酵茶，如大红袍、铁观音等；黄茶是经绿茶闷黄发展而来的，如君山银针、霍山黄芽等；白茶有贡眉、安吉白茶等品种；黑茶类属紧压茶，如安化黑茶、普洱茶等。再加工茶包括花茶类、茶饮料和药用保健茶等。

（1）茶叶中的营养成分

茶叶中的营养成分包括蛋白质、脂肪、碳水化合物、多种维生素和矿物质。

1）蛋白质。茶叶中的蛋白质含量一般为 20%～30%，但能溶于水而被利用的只有 1%～2%；所含的多种游离氨基酸约 2%～4%，易溶于水而被吸收利用。

2）脂肪。茶叶中的脂肪含量为 2%～3%，包括磷脂、硫脂、糖脂和各种脂肪酸，其中亚油酸和亚麻酸含量较多，部分可为人体所利用。

3）碳水化合物。茶叶中的碳水化合物含量为 20%～25%，多数是不溶于水的多糖，能溶于水可为机体所利用的仅占 4%～5%。

4）维生素。茶叶中维生素含量丰富，以一般绿茶为例，每 100 g 茶叶中含胡萝卜素 5 800 μg、维生素 B_1 0.02 mg、维生素 B_2 0.35 mg、烟酸 8.0 mg、维生素 C 19 mg、维生素 E 9.6 mg。

5）矿物质。茶叶中的矿物质有 30 多种，含量约为 4%～6%，包括钙、镁、铁、钠、锌、铜、磷、铁、硒、氟等。每 100 g 茶叶中含钾 1 661 mg、钠 28.2 mg、钙 325 mg、镁 196 mg、铁 14.4 mg、锰 32.6 mg、锌 4.3 mg、铜 1.7 mg、磷 191 mg、硒 3.2 μg。

（2）茶叶中的非营养成分

茶叶中的非营养成分较多，主要包括多酚类、色素、茶氨酸、生物碱、芳香物质、皂苷等。

1）多酚类物质。茶鲜叶中多酚类的含量一般在18%~36%（干重），包括儿茶素、黄酮及黄酮苷类、花青素和无色花青素类、酚酸和缩酚酸类等，其中儿茶素在茶叶中含量达12%~24%（干重），是茶叶中多酚类物质的主体成分。

2）色素。色素是一类存在于茶树鲜叶或成品茶中的有色物质，是构成茶叶外形、色泽、汤色及叶底色泽的成分，其含量及变化对茶叶品质起着重要作用。

3）嘌呤类生物碱。茶叶中嘌呤类生物碱主要有咖啡因、可可碱和茶叶碱。咖啡因是茶叶生物碱中含量最多的，一般含量为2%~4%，与茶黄素以氢键缔合后形成复合物，具有鲜爽味，对人有兴奋作用；可可碱是茶叶碱的同分异构体，是咖啡因重要的合成前体，茶叶中的含量一般为0.05%；茶叶碱在茶叶中的含量只有0.002%左右，对人体有利尿作用。

4）芳香物质。茶叶香气是决定茶叶品质的重要因素之一，但香气物质在茶叶中的绝对含量很少，一般只占干重的0.02%，在绿茶中占0.05%~0.02%，在红茶中占0.01%~0.03%，在鲜叶中占0.03%~0.05%。茶叶中含有的香气物质大部分是在茶叶加工过程中形成的，绿茶中有260余种，红茶则有400多种，而鲜叶中含有大约80余种。芳香物质的组成包括碳氢化合物、醇类、酮类、酸类、醛类、酯类、内酯类、酚类、过氧化物类、含硫化合物类、吡啶类、吡嗪类、喹啉类、芳胺类等。

(3) 茶叶的保健作用

茶有抗老延年、抗突变、抑癌、降血压、消炎、杀菌等功效。

1）预防肿瘤。茶有防癌和抗癌作用。茶对人类口腔癌、咽癌有防治效果。常饮绿茶者食管癌发生率减少50%，患胃癌危险性降低20%~30%，胰腺癌和直肠癌发生的危险性降低40%，患结肠癌危险性降低20%，患肺癌危险性降低近40%，而且随茶量的增多癌症发生率下降。常饮绿茶有显著降低肝癌死亡率的作用，而饮用各种茶都能降低吸烟所致的氧化损伤和DNA损伤，主要有效成分为茶多酚及儿茶素单体和茶色素。

2）预防心血管疾病。绿茶提取物具有良好的抗血凝、促纤维蛋白原溶解和显著抑制血小板聚集的作用，从而可能帮助抑制主动脉及冠状动脉内壁粥样硬化斑块的形成，达到防治心血管疾病的目的。饮绿茶者血胆固醇低密度脂蛋白明显低于不饮茶者，提示饮茶对心血管疾病有一定预防作用。乌龙茶有防止红细胞聚集、降低血液黏度、降低红细胞沉积等作用，并能降低毛细血管脆性，改善血液流动，防止血栓形成,具有活血化瘀的良好作用。

3)抑菌、消炎、解毒和抗过敏。茶多酚具有广谱抗菌作用,并有极强的抑菌能力,且不会产生抗药性。茶多酚可预防龋齿,长期饮茶者患龋齿率较不饮茶或少饮茶者低。

4)其他作用。茶叶所含的咖啡因能促进人体血液循环、兴奋中枢神经及强心利尿;所含的茶多糖有降血糖、降血脂、提高机体免疫力、抗辐射、抗凝血及抗血栓等功能;所含的芳香族化合物能溶解脂肪,去腻消食;所含单宁酸可抑制细菌生长及肠内毒素的吸收,可用于防治腹泻等。

(4)茶叶的合理利用

因茶叶中含有咖啡因,故容易失眠的人睡前不宜饮浓茶。咖啡因能促进胃酸分泌,增加胃酸浓度,故患溃疡病的人饮茶会使病情加重。营养不良的人也不宜多饮茶,因茶叶中含茶碱和单宁,可影响人体对铁和蛋白质等的吸收,对缺铁性贫血患者尤其不宜。茶叶苦寒,宜喝热茶,喝冷茶会伤脾胃。体形肥胖者宜多饮绿茶,体质瘦弱者宜多饮红茶和花茶。夏季饮绿茶,可清热去火降暑;秋冬季节最好饮红茶,以免引起胃寒腹胀。青壮年时期,饮绿茶为佳;进入老年,因脾肾功能趋于衰退,以饮红茶和花茶为宜。

2. 酒

酒是一种含有乙醇的饮料。酒的种类很多,根据工艺过程的不同,可分为发酵酒、蒸馏酒和配制酒。

发酵酒经酿造后,只经过简单澄清、过滤、储存以后即作为成品,如黄酒、葡萄酒、啤酒、果酒等;另外,马奶酒、醪糟等采用民间方法发酵的、不经过蒸馏工艺的含酒精饮品也在此列。此类酒的特点是酒精浓度低,一般为3%~18%(v/v)。由于营养成分丰富,所以保质期短,不宜长期储存。此类酒产量占世界酒类总量的70%以上,营养成分一般较高。

蒸馏酒是用各种原料的发酵液、发酵醪或酒醅等,经过蒸馏、冷凝工艺,提取其中酒精等易挥发性物质,再经过勾兑和陈酿等技术制成。中国白酒、威士忌、伏特加、白兰地、金酒、朗姆号称世界六大蒸馏酒系列。此类酒的共同特点是酒精浓度高,一般在30%(v/v)以上,几乎不含人类必需的营养成分。

配制酒品种多,制造技术也极为不同,它是以不同的酒和其他物质混合而成。此类酒的共同特点是:经过风味物质、营养物质或药性物质等的强化。酒精浓度一般为18%~38%(v/v)。

(1) 能量

酒中都含有不同量的乙醇、糖和微量肽类或氨基酸,这些都是酒的能量来源。每克乙醇可提供 7 kcal 的能量,远高于同质量的碳水化合物和蛋白质的能量值。酒提供能量主要取决于酒所含乙醇的量。

蒸馏酒的能量主要来自乙醇。发酵酒的能量也相当高,其能量一方面来自乙醇,另一方面主要来自碳水化合物及其他成分。啤酒属于"糖性饮料"。每升啤酒可提供 400 kcal 左右的能量,相当于 200 g 面包/500 g 马铃薯/45 g 植物油/60 g 奶油。因此,历史上埃及人称啤酒为"液体面包"。每升甜葡萄酒和黄酒提供的能量是啤酒的 1.5 倍以上。

酒类的能量来源都是一些小分子物质,如乙醇、葡萄糖、蔗糖、麦芽糖、糊精,及氨基酸、挥发酸、高级醇等,极容易被机体吸收利用,因此酒提供的能量高效而且迅速。

(2) 蛋白质

酒中的蛋白质主要以其降解产物如氨基酸和短肽的形式存在。由于酒的配料和酿造方法不同,含量相差较大。黄酒、葡萄酒、啤酒等发酵酒类中,氨基酸和短肽的含量较多,而在葡萄酒等果酒中含量则较少,在蒸馏酒中几乎不含氨基酸。

(3) 糖

糖是发酵酒类的主要营养成分,也是这类酒能量的主要来源。酒中的糖不仅具有营养作用,也影响和决定酒的口味。如葡萄酒中糖可增加甘甜、醇厚的味感,如果糖度高而酸度低,则会甜得发腻。

酒中糖的种类很多,主要有葡萄糖、麦芽糖、麦芽三糖、麦芽四糖、糊精等,另外还含有阿拉伯糖、木糖、鼠李糖、棉籽糖、蜜二糖、半乳糖等。

(4) 矿物质

矿物质的含量与酿酒的原料、水质和工艺有着密切的关系。葡萄酒、黄酒和啤酒中矿物质元素含量最多,其中钾的含量较为丰富,一般含量为 0.3~0.8 g/L;其他矿物质元素,如钠、镁、钙、锌等都有不同量的存在。

(5) 维生素

在啤酒和葡萄酒中还含有各种维生素,啤酒和葡萄酒内含有多种 B 族维生素,如维生素 B_1、维生素 B_2、维生素 B_6、维生素 B_{12}、烟酸、泛酸、叶酸、生物素以及维生素 C。啤酒中维生素 B_1 的含量很低,而维生素 B_2、烟酸含量丰富。

（6）酒中的非营养成分

酒类除了上述常见营养成分外，还有很多其他非营养化学成分，虽然含量较少，但这些成分一方面直接或间接赋予酒的色泽、香型、风味、口感等各种品质特性，从而决定着酒类的种类、档次和质量；而另一方面，也影响和决定着酒的营养作用、保健作用或其他生理作用。

1）有机酸。无论是发酵酒、蒸馏酒都含有很多种类的有机酸，它们是在酿酒过程中由碳水化合物和氨基酸分解而产生的。许多有机酸可以和乙醇一同蒸馏出来，是赋予蒸馏酒特殊香型和口味的主要物质之一。有机酸具有营养价值，也是供能物质。

2）酯类。酯类是酒类的重要香气成分，作为口味的构成物质也起到重要作用，在酒中含量较少。酯的种类和含量决定于酒的品系、成分与年限。新酒一般含量较少，老酒含量有所增加。酒中的酯类种类很多，仅白酒中发现的就多达99种。乙酸乙酯为酒中最主要的酯。

3）醇。乙醇是酒类的主要成分，是形成酒类特有口感的基础物质。乙醇是小分子化合物，少部分乙醇可以直接在胃中被吸收，饮后很快进入血液循环，80%以上在小肠内被吸收。

乙醇除了产生能量外对人体还有多方面的影响。适量饮酒有一定的精神兴奋作用，可以产生愉悦感，对心血管健康有一定的保护作用。但过量饮酒，特别是长期过量饮酒对健康有多方面的危害。

酒中除了乙醇外，还有许多其他一元醇类，如甲醇、丙醇和各种杂醇油等。此外，酒中还可能含有多元醇。

4）酒中的醛和酮。酒中的羰基化合物种类也不少，对酒的香味和口味影响也较大，酒中的醛和酮是在发酵过程中由糖和氨基酸等转变而来的。酒中的醛类主要为甲醛、乙醛、糠醛、丁醛、戊醛、乙缩醛等。

5）酒中的酚类化合物。酒中含有一定量的酚类，并且多数是多酚化合物。许多多酚物质具有很强的抗氧化性，如黄酮类，具有预防心血管疾病的功能。酒中的酚类含量很不一致，葡萄酒的酚类物质最为丰富。

（7）酒类的有害成分和毒副作用

1）甲醇。蒸馏酒的甲醇主要来自酿酒原料中的果胶物质，另一个来源是甘氨酸脱羧。甲醇具有明显的麻醉作用，故甲醇在体内蓄积呈现出来的中毒症状比乙醇大得多。甲醇可引起视网膜及视神经病变；严重中毒时，脑部血管扩张或痉挛，可引起出血使脑组织功能紊乱以至组织病变,直至局部瘫痪、深度麻痹、体温下降、衰竭死亡。我国白酒卫生标准中规定,以谷类为原料的白酒,甲醇含量应不多于 0.4 g/L,以薯干等果胶物质含量高的原料酿造的白酒,甲醇含量应不多于 1.2 g/L。

2)甲醛。酒中也可能含有甲醛,白酒中含量较高。酒中如含有甲醛,则对人体是有害的。甲醛轻度中毒表现为烧灼感、头晕、意识丧失,甲酸中毒也是急性甲醇中毒引起的症状之一。

3)杂醇油。杂醇油是较高级的醇类化合物。在酒精发酵过程中,除由碳水化合物产生外,氨基酸分解也能产生杂醇油。各类酒中,蒸馏酒的杂醇油含量最高。杂醇油含量多少及各种醇之间的组成比例,直接影响白酒的风味。适量的杂醇油是酒类的香味物质,但白酒中的杂醇油不能过高,否则带有较重的苦涩味。

杂醇油的毒性比乙醇大,其中丙醇的毒性相当于乙醇的 8.5 倍,异丁醇为乙醇的 8 倍。杂醇油能抑制神经中枢,饮后有头痛、头晕症状,故对人是有害的。按国家规定,蒸馏酒及配制酒的杂醇油含量(以异丁醇和异戊醇计)应不多于 2 g/L。

小贴士

根据国家市场监督管理总局发布的《车辆驾驶人员血液、呼气酒精含量阈值与检验》(GB 19522—2010)中规定,饮酒驾驶是指车辆驾驶人员血液中的酒精含量多于 20 mg/100 mL、少于 80 mg/100 mL 的驾驶行为。醉酒驾车是指车辆驾驶人员血液中的酒精含量不少于 80 mg/100 mL 的驾驶行为。

饮酒驾驶机动车辆,罚款 1 000~2 000 元、记 12 分并暂扣驾照 6 个月;饮酒驾驶营运机动车,罚款 5 000 元,记 12 分,处 15 日拘留,吊销机动车驾照并且 5 年内不得重新取得驾照。醉酒驾驶机动车,吊销驾照,5 年内不得重新取得驾照,经过判决后处以拘役,并处罚金;醉酒驾驶营运机动车,吊销驾照,10 年内不得重新取得驾照,终生不得驾驶营运车辆,经过判决后处以拘役,并处罚金。

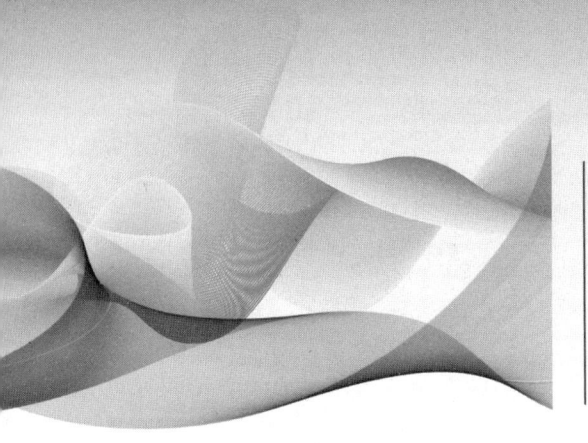

职业模块 4
营养配餐基础知识

培训课程1 合理烹饪
  学习单元1 烹饪对食物营养的影响
  学习单元2 合理烹饪的方法和措施

培训课程2 膳食结构类型
  学习单元1 当今世界主要膳食结构类型
  学习单元2 我国居民膳食结构

培训课程3 营养配餐的理论依据
  学习单元1 平衡膳食理论
  学习单元2 我国居民膳食营养素参考摄入量
  学习单元3 我国居民膳食指南
  学习单元4 《中国食物成分表》及应用

培训课程4 餐饮成本的核算

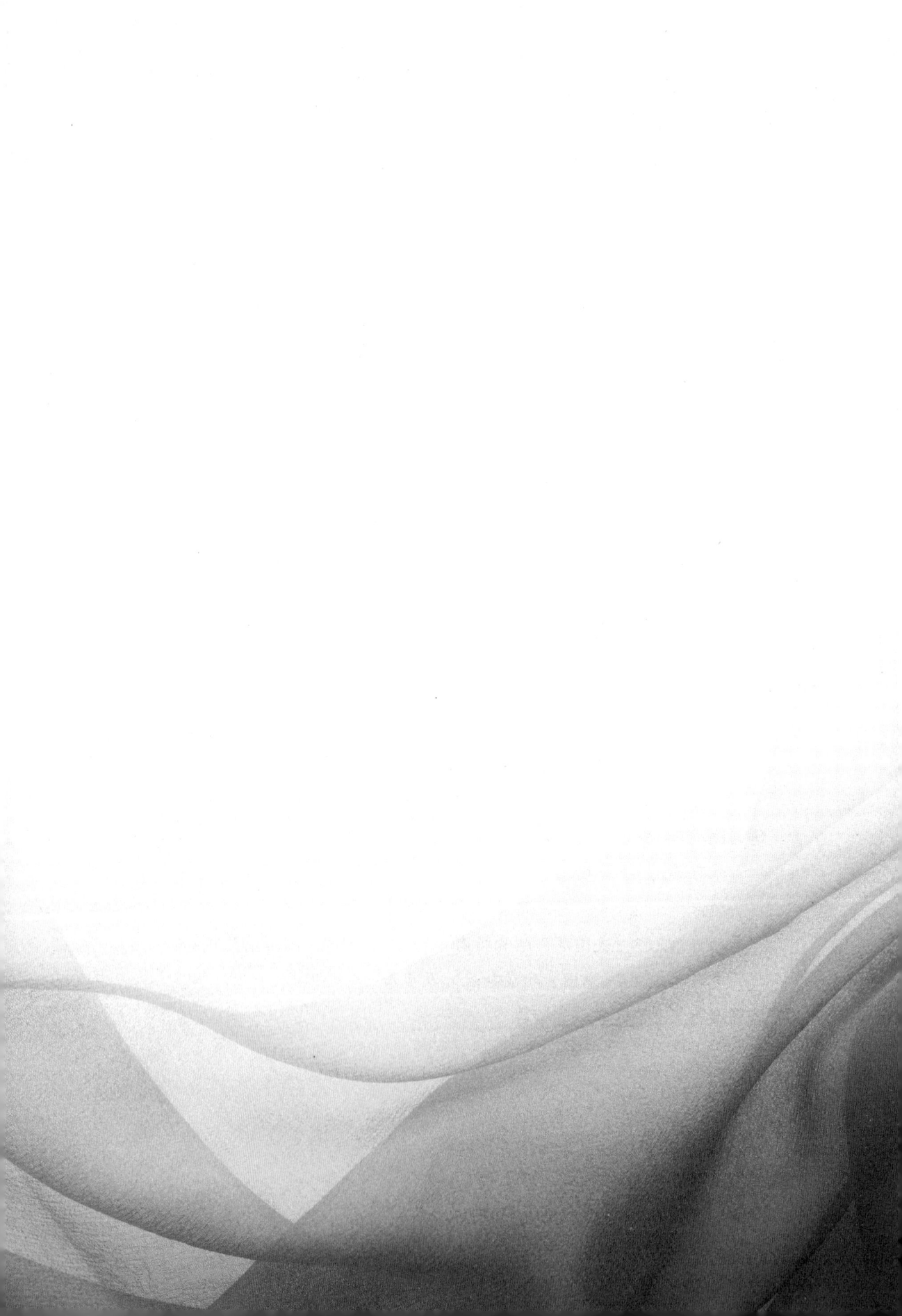

培训课程 1

合理烹饪

学习单元 1　烹饪对食物营养的影响

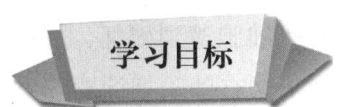

熟悉宏量营养素在烹饪中理化性质改变的一般规律

熟悉微量营养素烹饪损失的影响因素

熟悉不同烹饪方法对原料营养价值的影响

一、烹饪过程中宏量营养素的变化

1. 蛋白质

（1）蛋白质物理性质对烹饪的影响

1）吸水性与持水性。蛋白质吸取水分的能力称为蛋白质的吸水性，可由干燥的蛋白质在一定湿度中达到水分平衡时的水分含量来反映。不同的蛋白质具有不同的吸水性。

蛋白质保持水分的能力称为蛋白质的持水性。持水性所反映的是蛋白质中结合水和半结合水的多少，在决定菜点口感方面，它比吸水性更为重要，尤其是肉制品，即使加热也可保持其水分，这样才能有柔嫩的口感和良好的风味。烹制含蛋白质比较丰富的原料，要获得柔嫩的口感，就必须采取适当的措施提高或保护蛋白质的持水性。

2）溶胀现象。蛋白质吸水后不溶解，在保持水分的同时，赋予制品以强度和黏性称为蛋白质的膨润性。它与蛋白质的持水性是一致的，也就是说，随着蛋白质的持水性的提高，其膨润性也一定会提高。由蛋白质膨润性引起的肉类涨发现象称为溶胀现象。

若升高水溶液的温度，蛋白质的溶胀速度就会加快，水分子占据蛋白质的空间也就越充分，肉类的涨发质感也越佳，从而变得软嫩易消化。这种现象在烹饪的初加工过程中尤为多见，如海参、鱼翅、蹄筋等干货原料的涨发都要利用蛋白质溶胀原理。溶胀作用进行的程度，还与原料分子间内部结合的强度、溶液的pH值和渗透压、原料的浸泡时间、环境因素等条件有关。但是，当浸泡干货原料的时间过长，或温度过高，或水溶液的pH值过高，都有可能使大分子的物质扩散到水溶液中，而使部分或大部分蛋白质流失。这样不仅影响了原料涨发的工艺要求，也降低了涨发后食物蛋白质的营养价值。

3）黏结性。黏结性也称结合性，是指与蛋白质溶液的黏性相关的性质。例如，动物肉类中的蛋白质存在于肌细胞内，经刀工处理后肌细胞遭到破坏，加盐搅拌时，盐水会将一些蛋白质抽提出来，形成黏性的溶液，这有助于把淀粉等物质黏附于原料表面或者把碎肉相互粘凝在一起，一经加热，肉表面的物质或者碎肉之间就会随着蛋白质溶胶的凝固而彻底粘凝在一起。

4）起泡性。蛋白质的起泡性是指气体混入到蛋白质溶胶中形成泡沫的现象。可溶性蛋白质都具有一定的起泡性。鸡蛋蛋清蛋白质起泡性较强，在烹饪加工中应用较为广泛，如制作蛋糕、蛋泡糊等。脂肪有消泡性，蛋黄中含有较多的脂肪，对泡沫有消除作用。

（2）蛋白质化学性质对烹饪的影响

1）蛋白质变性。蛋白质的变性是指蛋白质分子复杂严密的天然结构在外界物理化学因素的作用下发生变化，从而引起蛋白质分子性质的改变和生理功能的丧失。

松散的多肽链之间可借副键的作用互相聚集并缠绕在一起，形成新的蛋白质凝胶，这就是凝固。通常蛋白质发生变性、凝固是蛋白成熟的重要标志，也决定着成品的造型。大多数变性凝固的蛋白质具有不溶性，不能溶于水和有机溶剂中，是不可逆的变化，如鸡蛋加热凝固、牛奶制成酸奶后不能恢复原状。但肉冻中明胶加热成溶胶，温度降至室温就凝固成冻胶，这是由于明胶的溶胶和冻胶间具有热的可逆性，使肉冻能反复溶化和凝固。

在烹饪加工中很多蛋白质的变性可引起良好的物态变化，变性的蛋白质有一定的黏稠度，易受酶分解而被人们消化、吸收。凝固后的蛋白质加工效果较好，利于烹饪中的造型。

引起蛋白质变性的理化因素很多，物理因素主要有升温、紫外线照射、超声波、强烈搅拌等；化学因素主要有酸性、碱性、重金属盐、有机溶剂等；生物因素主要有酶等。

在烹饪中蛋白质的热变性是加热过程中最普遍的现象。在烹饪中几乎所有的蛋白质在受热时均发生变性，接着就开始凝固。一般来说蛋白质的热变性在45～50 ℃就逐渐开始，55～60 ℃时进行得比较快并开始凝结。蛋白质在受热发生凝结时的温度叫作该蛋白质的凝固温度。生鸡蛋煮熟的过程就是先变性后凝固的过程。各种蛋白质由于本身结构不同，凝固温度也不相同。结构比较松散的蛋白质凝固温度较低，结构比较紧密的蛋白质凝固温度较高。例如，鸡蛋的凝固温度在60 ℃左右，在制作含蛋的菜肴时，要恰当掌握鸡蛋加入时的温度和方法，使之凝固成所需要的形状。谷蛋白的结构紧密些，于72 ℃时凝固，并形成面制品的造型。如在蒸馒头时，要上了大气才上笼，使坯中气体很快膨胀，而面粉中的面筋蛋白依靠筋力将气体包住，使体积很快增大，到达凝固温度时面筋蛋白凝固，使馒头成松软的结构。如果火小上气很慢，表面的温度较高，蛋白质逐渐变性凝固，而内部温度升得慢，气体来不及膨胀就定型了，蒸出的馒头小而硬，口感也不好。各种不同质地、不同大小的原料，其蛋白质热变性的速度是不一致的，这就需要采取不同的烹饪方法，巧妙地使用刀工并恰当地控制火候，使成品质量符合要求。

加酸或加碱可以加速蛋白质热变性的速度，如水果中含的有机酸较多，其热变性的温度比蔬菜低。在烹制醋熘菜肴时菜品熟得比较快，因为在等电点附近，酸促使蛋白质变性沉淀，使组织发硬生脆。有的菜加点碱煮烂较快，这就是蛋白质凝固速度快接着另被水解的缘故，但碱易破坏成品的营养成分，加热时破坏速度加快，所以这种方法用得较少。

强烈的搅拌也能使蛋白质变性。例如，在制作鸡蛋糕时，用打蛋机搅拌，使鸡蛋中的蛋白质在机械搅拌下变性，蛋白质结构变得松散，在吸附水分的同时空气也被充入，由于蛋白质表面张力大而被分割成球状的小液滴，随着搅打空气不断地被充入到液滴中，使鸡蛋的体积大大增加，加面粉略搅制坯后烘烤。烘烤时首先是包在内部的空气和水蒸气膨胀，接着蛋白质凝固定型，最后得到松软可口的鸡蛋糕。

食品缓慢冷冻时,由于冰晶缓慢地在细胞间隙形成,细胞内的水分逐渐渗出而结冰,造成细胞内酸度和盐分升高而促使蛋白质变性,如冻豆腐,由于蛋白质变性使豆腐有了不同的质感。

2) 蛋白质的水解。凝固变性的蛋白质若在水中继续加热,将有一部分逐渐水解,生成多肽等中间产物,这些多肽类物质进一步水解,最后分解成各种氨基酸。在烹饪中,长时间加热牛肉(如煮、炖),会由于肌肉蛋白质水解,产生肌肽、鹅肌肽等低聚肽,形成牛肉汁特有的风味。若用中火或小火炖肉或制汤,肉质及汤汁格外鲜美,就是这个道理。

(3) 加热对氨基酸的影响

蛋白质加热后,所发生的变化受加热的温度、时间、含水量,以及有无碳水化合物存在等因素的影响。食物蛋白质加热后,发生变性、凝固,一方面,这些变化增加了人体对食物蛋白质的利用,有利于人体内消化酶对蛋白质的分解,可促进消化、吸收;另一方面,加热可使有害的蛋白质失去活性。但是,如果加热的温度过高,不仅对蛋白质的结构产生影响,也会使氨基酸的结构发生变化,引起对制品营养成分的破坏,氨基酸的损失较大,从而降低了蛋白质的营养价值。

2. 脂类

脂类包括多种化合物,主要有油脂和类脂两种,油脂是高级脂肪酸的甘油酯,类脂则包括蜡、磷脂和一些其他化合物。

(1) 油脂在食品加工烹饪中的变化

油脂在热加工过程中,特别是在较长时间的高温加热时能发生一系列的化学反应,致使食用油脂的质量劣变,还能产生具有刺激性气味的物质,甚至产生有毒物质及致癌物质。了解油脂在加热时的变化,对烹饪工作者是十分必要的。

油脂在高温下发生聚合、水解、缩合、分解及挥发等各种复杂的物理化学变化,使油脂产生增稠、色泽变暗、泡沫增多等现象,这种高温下油脂发生的一系列物理化学变化叫作油脂的热变性。油脂的热变性,使得油脂的质量劣变,给加工的食品带来一些不良的气味和滋味,还影响了食品的色泽和消化率,耗油量增大,更重要的是油脂的营养价值降低,严重的还会产生有毒物质。

为了防止油脂的热变性,用于炸制的油脂要经常更新,并在用前沥去杂质,同时烹饪时油温最好不要超过200 ℃,如果是必须在200 ℃以上才能制作成型的菜肴,则应选用分解温度较高的高级精炼油。

(2) 类脂在食品加工烹饪中的变化

磷脂具有极高的营养价值,在动物体和人体内有着重要的生理作用。在烹饪中它还是良好的乳化剂和吸水剂。

在烹制汤时主要选用含脂量高和胶原蛋白丰富的原料,如鸡、鸭、猪肘、猪蹄、骨头等,在煮制过程中由于长时间加热,保持汤的沸腾状态,使油脂从脂肪组织中游离出来,并被水分子撞击成许多小油滴而分散于汤中。同时油脂中的磷脂析出,肉皮和结缔组织中的胶原蛋白在水的冲击下结构被破坏,并被水解成亲水性很强的乳化剂——明胶。磷脂与明胶共同起着乳化作用,将油滴包裹起来,阻止了油滴间的聚集,使油滴稳定地分散在水中,形成水包油型的、浓似奶汁的乳状液,行业上叫"奶汤"或"白汤"。

另外,由于磷脂能自动吸附空气中的水分,保持产品的松软,使面点具有良好的口感,因而经常被用在面点表面的涂敷上。

3. 碳水化合物

淀粉、蔗糖、麦芽糖等不仅是植物性食物的主要营养成分,也是烹饪中的重要辅料,与菜肴、面点的色、香、味、形、质的形成有着密切的关系。

(1) 淀粉的变化

淀粉是粮食中含量最多的成分,也是人体所需碳水化合物的重要来源,它提供的热能占人体总能量的60%~70%。淀粉又是烹饪中上浆、挂糊、勾芡的主要原料,而且还是制作凉粉、粉丝、粉皮的原料。

1) 淀粉的糊化。淀粉在冷水中不溶解,当把淀粉混在水中加热,淀粉粒吸水膨胀,继续加热,形成具有黏性的胶体溶液,这种变化称为淀粉的糊化。糊化后的淀粉更可口,更有利于消化、吸收,糊化的淀粉则较难消化。淀粉的糊化作用常用于菜肴的浆和糊。

2) 淀粉的老化。糊化的淀粉在室温或低温下放置时,或淀粉凝胶经长时间放置,会变成不透明状甚至产生沉淀现象,这种现象为淀粉的老化。如馒头、面包放置时间长会变硬、干缩,主要是淀粉老化的结果。老化的淀粉黏度降低,使食品外形干瘪,口感由松软变为发硬,俗称"回生",不仅口感变差,而且消化率也随之降低,因淀粉老化,酶的水解作用受到阻碍,从而影响其消化率。

(2) 蔗糖的变化

蔗糖易溶解在水中,溶解度随温度的升高而增加。当加热温度超过其熔点时或在碱性情况下,糖被分解而发生降解作用,产生小分子的物质,经过聚合、缩合后生成褐红色的焦糖色素,这就是糖的焦化反应,人们习惯上称为糖色。

蔗糖在加热过程中可形成新的降解产物。一类为焦糖，是呈色物质，另一类为醛、酮类化合物等焦糖化气味的基本组分。当蔗糖或其他碳水化合物与含有蛋白质等氨基化合物的原料一起烹饪时，特别是当温度过高时，则发生美拉德反应，形成褐色的"类黑色素"。如果再继续加热，则可发生部分碳化变黄或变焦黑，成为具有苦味的碳。蔗糖的焦化，在烹饪中多用于红烧类菜肴，也用于蒸、焖、煨等烹饪技法。此外还可改变菜肴质地，增加食欲。在腌肉中加糖，能促进肉中胶原蛋白质的膨胀，使肉组织柔嫩多汁。

(3) 膳食纤维的变化

植物性的食物多含纤维素、半纤维素、果胶、木质素等。虽然它们也是由糖分子组成的碳水化合物，但却很难被高温、酸、酶所水解。因此，不易被人体消化、吸收。

纤维素在一般的烹饪加工过程中不会被溶解破坏，但水的浸泡和加热有助于纤维素吸水润涨，使食物质地略为变软。老韧的蔬菜中，纤维素、半纤维素的含量多，如老叶的干物质中，纤维素、半纤维素含量可达20%。所以，老韧的蔬菜通过烹饪也不会完全软化。

加热使植物细胞间的原果胶转化为可溶性的果胶，因而，使菜果软化。尤其是果胶物质含量大的菜果，如胡萝卜、洋白菜等，在烹饪中需加热一定的时间，以促进上述转化，使组织变软。

二、烹饪过程中维生素和矿物质的变化

1. 维生素

在加热过程中，维生素虽然没有像蛋白质变性、脂肪水解、碳水化合物糊化等复杂的理化改变，但会随着这些高分子营养素的复杂变化而游离出来，受到高温、氧化、光照等不同因素的作用而造成破坏损失。维生素在烹饪中的变化，是随维生素在原料中存在部位的改变和理化因素的变化而导致其化学结构变化的。烹饪原料在加工过程中，损失最大的营养素就是维生素，其中以维生素C损失最大。

(1) 溶解性

水溶性维生素，如维生素B_1、维生素B_2、烟酸、叶酸、维生素C等都溶于水，易通过扩散或渗透过程从原料中浸析出来。因此，当原料表面积增大，所处环境水流速度加快、水量大、水温升高时，会使原料中的水溶性维生素浸出而损失增

加，尤其是叶菜。因维生素 C 会通过叶菜表面损失，如将切好的叶菜完全浸在水中，烹制后可损失 80% 以上的维生素 C。

水溶性维生素在烹制过程中也因加水或汤汁溢出而溶于菜肴汤汁中。维生素在汤汁中溢出程度与烹饪方法有关，一般采用蒸、煮、炖、烧等烹制方法汤汁溢出量可达 50%，因此水溶性维生素在汤汁中含量较大；采用炒、熘等烹饪方法，成菜时间短，尤其是原料经勾芡后再烹饪，汤汁溢出不多，因此水溶性维生素从菜肴原料中析出量也不多。

脂溶性维生素，如维生素 A、维生素 D、维生素 E、维生素 K 等只能溶解于脂肪中，因此菜肴原料用水冲洗过程和以水作传热介质烹制时，不会造成脂溶性维生素流失，但用脂肪作为传热介质时，部分脂溶性维生素会溶于油脂中。所以，通常在烹饪中，脂溶性维生素较稳定，几乎没有损失，当加水加热时，一般损失最多不超过 30%。短时间烹饪食物，菜肴中的维生素 A 损失率不超过 10%。由于维生素 A 易溶于脂肪中，因而当油炸食物时，可使部分维生素 A 溶解于油而损失，但与脂肪一起烹饪却可大大提高维生素 A 和维生素 A 原的吸收利用率。

凉拌菜中加入食用油不但可以增加其风味，还能增加人体对凉拌菜中脂溶性维生素的吸收。

（2）氧化反应

对氧敏感的维生素有维生素 A、维生素 E、维生素 K、维生素 B_1、维生素 B_2、维生素 B_{12}、维生素 C 等，它们在食物的储存和烹饪加工过程中特别容易被氧化破坏。

维生素 A 具有高度不饱和性，因此对氧和光很敏感，尤其在高温、紫外线条件及有金属存在时，可促进其氧化。油脂发生氧化酸败时，溶于油脂中的维生素 A 和维生素 A 原也将受到氧化破坏。多数维生素 A 都是以酯的形式存在于食物中，酯型维生素 A 对氧较为稳定，因此菜肴在烹饪制作过程中，维生素 A 或维生素 A 原不易氧化而被破坏。

维生素 E 对氧敏感，在碱性条件下加热，可使其完全被破坏。在大量油脂中烹饪食物，脂肪中所含的维生素 E 有 70%~90% 被破坏。在烹饪中即使用很少量的酸败油脂（酸败的程度甚至不能被品尝出来），就足以破坏正常油脂中或食物中大部分的维生素 E。

维生素 C 对氧很不稳定，尤其在水溶液中更易被氧化，氧化速度与温度、pH 值有关。维生素 C 在各种酸中比较稳定，温度、光线等因素对维生素 C 的氧化都有促进作用。金属离子可加速对维生素 C 的氧化,尤其是铜离子,用铜锅炒菜对维生素 C 的破坏要比用铁锅或铝锅炒菜高 2~6 倍。

(3) 热分解作用

一般脂溶性维生素对热较稳定,但易氧化的维生素除外。

如果把含有维生素 A 的食物隔绝空气进行加热,则在高温下也不会造成维生素 A 的大量流失。在 144 ℃下烘烤食物,维生素 A 的破坏也较少。但在空气中长时间加热,其破坏程度会随加热时间延长而增加,尤其是油炸食物,因油温较高,会加速维生素 A 的氧化分解。

维生素 B_1 的水溶液在酸性溶液中对热较稳定,如 pH=3 时,即使高压加热到 120 ℃并持续 1 h,仍可保持其生理活性。但在碱性溶液中,维生素 B_1 对热极不稳定,pH>7 时,加热能使大部分或全部维生素 B_1 被破坏。因此,在烹煮豆类、制作馒头时,如果加碱过量,可使大部分维生素 B_1 分解。高温油炸或长时间烘烤都会破坏食物中的维生素 B_1。

维生素 C 不耐热,高温可加速维生素 C 的氧化作用及增大其水溶性。因此,对富含维生素 C 的原料,加热时间不宜过长,否则会造成维生素 C 的绝大部分流失。如蔬菜煮 5~10 min,维生素 C 的损失率可达 70%~90%,如果挤去原汁再浸泡 1 h 以上,维生素 C 损失率达 90% 以上。

(4) 光分解作用

光对维生素的稳定性也有影响,因为光能促使维生素氧化和分解。对光敏感的维生素有维生素 A、维生素 E、维生素 B_1、维生素 B_2、维生素 B_6、维生素 B_{12}、维生素 C 等。

维生素 B_2 对热比较稳定,水煮、烘烤、冷冻时损失都不大,在水溶液中短时高压加热也不会被破坏。在 120 ℃下加热 6 h 仅有少量被破坏,但在碱性条件下,阳光照射易被破坏。如夏季,牛奶在日光下暴露 2 h,其维生素 B_2 损失率可达 90%,阴天损失率为 45%,处在完全阴暗处损失率仅为 10%,即使在室内光照 24 h,仍有 30% 的维生素 B_2 被破坏。维生素 B_2 水溶液的光解程度与 pH 值也有关系,在酸性环境中光解程度较小,而在中性、碱性环境中,光解程度较为显著。

(5) 酶的作用

天然原料中存在多种酶,它们对维生素具有分解作用,如贝类、淡水鱼中的硫胺素酶能分解维生素 B_1,蛋清中的抗生物素酶能分解生物素,水果、蔬菜中的抗坏血酸氧化酶能加速维生素 C 的氧化作用。这些酶在 90~100 ℃下经 10~15 min

的热处理即可失去活性。

植物组织中的抗坏血酸氧化酶在组织完整时,其催化作用不明显,当组织被破坏,又与空气接触时,就能迅速催化维生素 C 的氧化。如小白菜切成段,炒后约损失 30% 的维生素 C,而切成细丝,炒后损失 51% 的维生素 C。

与氧化酶相比,维生素 C 对热更稳定,利用这一性质,在蔬菜水果加工中,进行高温瞬时烫漂处理,可以减少维生素 C 的损失。但抗坏血酸氧化酶在 60~80 ℃时活性最高,如果把菜果放到冷水中,逐渐加温,这种温度条件适合氧化酶的作用,同时水中又溶解大量的氧,维生素 C 反而因氧化加速而损失。因此,应把菜果放到沸腾的水中烫漂,这样,水中几乎不含溶解的氧,而且在 100 ℃氧化酶很快失去活性,用这种方法烹制的马铃薯,其维生素 C 的损失要比用普通方法减少 50%。

2. 矿物质

(1) 烹饪加工中矿物质的流失

原料中的矿物质元素及其化合物大多可溶于水,特别是钠、钾、铁、磷、氯,只要与水有接触,就会经过渗透和扩散作用从原料中析出而转移到水中。析出量的多少与原料的表面积有很大的关系,如切碎的原料与较大块的原料相比,其钠、钾、钙的溶出量大好几倍。水的温度升高,会加速渗透与扩散作用,使更多的矿物质从原料中析出。水量的多少、加热时间的长短、溶液的 pH 值等,对原料中的矿物质也有影响。在烹饪时,设法控制这些因素就可以减少矿物质的损失,如先洗后切、切成较大块、减少浸泡时间、勾芡收汁等。当然,对于汤菜,原料矿物质的溶出是有利的,有助于人体的吸收。

将食物冷冻可使细胞壁破裂,于是细胞的内容物在化冻时就会流出。冰冻食物化冻时也可使矿物质随着汁液流失。因此,冰冻食物最好不预先洗就进行烹饪,这样可以使流出的汁液被利用。

(2) 烹饪器具导致的矿物质的溶出

铁锅在烹饪过程中会有不同程度的铁离子溶出,这主要与两个因素有关:第一是铁锅的使用时间,时间越长溶出越多;第二是溶液的特点,有实验证明,与清水相比,食盐的加入使铁锅中铁的溶出量增加了几十倍,酸性原料和酸性调味品的加入更使铁的溶出量增加上千倍。少量的铁溶出对增加菜肴的含铁量是有利的。当铁锅中的铁溶出太多或菜肴在锅中停留的时间过长,铁被氧化成铁锈而使菜肴发黑和有铁腥味时,就影响了菜肴的质量。因此,铁锅的保养要注意防锈,以免影响菜肴质量。目前，不锈钢厨具的使用也比较广泛，它具有性能稳定不生锈的特点，溶出物有铁、铬、镍，但量极少，不会影响菜肴的品质。

（3）在烹饪中提高矿物质吸收率的措施

如前所述，某些加工烹饪方法对食品中的矿物质会造成不同程度的损失，但人们却很少注意到某些食品加工方法还可提高一种或几种矿物质的水平，或者使食物中的矿物质变得更容易被利用。

1）肉类与酸性物质共煮。肉中的矿物质，如钙、铁、锌等，在酸性条件下较容易溶出及分散，利于消化、吸收。

2）蔬菜焯水后与肉共煮。蔬菜中的矿物质含量很高，但由于植酸的原因，影响了吸收率，焯水去除植酸后再与肉共煮，蔬菜中的维生素 C 可使肉中的高铁离子变成亚铁离子，肉中的氨基酸可与蔬菜中的金属离子形成氨基酸盐，从而大大提高钙、铁、锌的吸收率。

3）发酵作用。用酵母发酵制作全麦面包时可将植酸盐分解（植酸盐是麦麸中很难被利用的磷化合物，妨碍矿物质的吸收）。因此，在做面包时用酵母代替发酵粉可使矿物质更好地被利用。用粮食、葡萄和其他植物原料经发酵生产未蒸馏的酒精饮料（如啤酒和葡萄酒）可使矿物质（如铁）更有效地被吸收。

4）超细加工。将蔬菜在水中搅匀制成菜泥，可使蔬菜中的矿物质更容易被利用，因为这打破了含纤维的细胞壁对矿物质和其他营养成分的"禁锢"，提高了其有效利用率。

5）避免拮抗。一种离子多了将妨碍另一种离子的吸收，这种现象称为拮抗。例如，钙离子多了就干扰锌的利用。所以，要吸收某一种矿物质应避免与有拮抗作用的矿物质共烹，配膳时应注意。

另外，混合成匀浆、巴氏消毒、加热、干燥或酸化都不会使钙的利用率降低，但是当牛奶加热时磷酸钙通常沉淀在锅底，为了减少钙和磷的丢失，在加热时应不断搅拌使钙盐渗入液体中。

三、烹饪方法对营养的影响

1. 烹饪方法对营养素的影响

我国烹饪方法多种多样，是数千年中华厨艺的结晶。不同的方法可制出不同的菜肴，而原料中的营养素种类和数量在此过程中也会发生一系列的变化，使烹饪后的菜肴与原料的营养价值产生一定的差异。

(1) 蒸

蒸制菜是以水蒸气为传热介质的，由于食材与水蒸气基本上处于一个密闭的环境中，食材是在饱和热蒸气下成熟的，所以可溶性物质的损失也就比较少。由于食材不是和开水直接接触，除非需要较长时间的蒸制，否则维生素 C 分解的量一般不会太多。

(2) 涮与汆

涮与汆以水为传热介质，所用原料体积较小，前者加工为薄片，后者加工为片、丝、条或制成丸子。汤或水均用大火烧开，汤菜比例是汤多菜少，因此在单位时间里原料能获得较多的热量而成熟。如涮羊肉时，肉片在沸水中停留的时间很短，因而肉中的一些可溶性营养物质损失较少。

(3) 煮与烧

煮与烧都是采用较多的汤汁作为传热介质的，原料一般都要经过初步熟处理，先用大火烧开，再用小火煮熟。所以汤液中存在有相当多的水溶性物质如维生素 B_1、维生素 C 及矿物质等，碳水化合物及蛋白质在加热过程中部分水解，而脂肪则无显著变化。但煮沸时间的长短及煮沸前原料的处理方法对营养素的损失也有影响。

(4) 炒、爆、熘

采用炒、爆、熘制作的菜肴，都是以油为传热介质，除植物性原料外，一般事先都进行挂糊或上浆，然后用旺火热油，使菜肴速成，保持菜肴滑嫩香脆的特点。由于操作迅速，加热时间很短，水分及其他营养素不易流失，所以营养素的损失较少。有的菜肴在制作时用淀粉勾芡，使汤汁浓稠，而淀粉中含有谷胱甘肽，具有保护维生素 C 的作用。绿叶蔬菜中含有大量的胡萝卜素，直接食用吸收率低，但用油烹制后能提高吸收率。

(5) 炖、焖、煨

炖、焖、煨均以水为传热介质，原料体积均较大，为了调味料能更好地进入原料内部，汤与菜的比例应小于涮或汆，采用的火力一般都是小火或文火，烹制所需的时间比较长，因而大量可溶性物质溶解于汤中。此外，因温度较低，原料中蛋白质的变性温和，处于容易消化的状态，不溶性的胶原蛋白在与热水的长时间接触中转变成了可溶性的白明胶。如果把炖、焖、煨熟后的汤液用来做调味剂或汤，那么就避免了迁移到烹饪水中的营养素的损失，而且这种汁液保留了食物的香味。淀粉在这种烹饪环境下可产生糊化作用，其产物更易被人体吸收。

但是，因原料在烹饪过程中受热发生变性、失水收缩现象，溶于水的矿物质会随原料内部的水分一起溢出、流失，因此加热时间的长短，直接影响原料中维生素的含量，其中维生素C、维生素B_1等最容易受到破坏而损失。

(6) 煎、贴

煎、贴都是以小量油布遍锅底作为传热介质的烹饪方法。通常把原料做成扁形或厚片形，制作时火力不大，因此不至于使表面迅速吸收从锅底面传来的大量热量导致其中的水分汽化。贴一般是单面加热，所以营养素损失相对不多；煎一般两面都要先用小火加热成金黄色，营养素损失相对较多。

(7) 炸

炸是旺火加热，以大量食油为传热介质的烹饪方法，原料挂糊与否及油温高低可使炸制品获得多种不同的质感。如果原料初步处理后不经挂糊就投入油锅，在炸制过程中原料的水分由于吸收大量的汽化热而迅速汽化，成品具有酥、脆、稍硬的特点，如干炸鱼、炸麻花。在此过程中，所有营养素都有不同程度的损失，蛋白质因高温炸焦而严重变性，脂肪也因炸发生一系列反应，使营养价值降低，对于蔬菜来说，油炸要比沸煮损失的维生素多一些，炸熟的肉会损失B族维生素。

如果原料初步处理后经挂糊或上浆再下油锅，糊、浆在热油中很快形成一层脆性的保护层，使原料不与热油直接接触，原料中的蛋白质、维生素损失减少，同时防止了内部水的汽化，原料所含的汁液、鲜味不容易外溢，形成外层酥脆、内部软嫩的质感，别有风味，如软炸鸡块、香酥鸭子。

(8) 烤与熏

烤制菜是利用热辐射和热空气的对流传热，把热源产生的热量传递给原料。除了微波加热外，热量传递的顺序是由表及里，因此在原料表面首先获得热量的同时，表面的水分子也获得汽化热而蒸发，导致表面失水，使原料内部和表面水分子密度不同，所以内部水分尚未传至表面，表层因蛋白质变性已形成一层薄膜，或淀粉糊化后又失水形成一层硬壳（如烤面包），这样原料中的水分就难以向外蒸发了，从而形成烤制品表皮水分含量低、内部水分含量高的特点。但若在以柴、炭、煤或煤气为燃料的明火上直接烤原料，因火力分散，烤制时间较长，会使维生素A、B族维生素及维生素C受到严重的破坏，也可使脂肪损失，另外还会产生致癌物质。

熏制品也有类似的特点，熏制食物的表面有适度的焦皮，具有独特的风味，但鱼、肉等经熏以后，会产生一些对人体有害的物质，其中脂肪的不完全燃烧，淀粉受热的不完全分解，都可产生致癌物质。

2. 烹饪过程中营养素的损失途径及影响因素

（1）流失

1）蒸发。蒸发主要是通过日晒或热空气的作用，使食物中的水分蒸发、脂肪外溢而干枯。环境温度越高，提供的汽化热就越多，水分蒸发就越快。烹饪原料在烹、炸、煎、炒、爆的过程中，原料中的水吸收大量的热能会以沸腾的形式迅速汽化，使原料失水。在此过程中，维生素C损失较大，食物的鲜味也受到一定的影响。

2）渗出。渗出是指由于食物的完整性受到损伤，或人工加入食盐，改变了食物内部渗透压，使其水分渗出，某些营养物质也随之外溢，从而使营养素如维生素、矿物质等受到不同程度的破坏。由于细胞内外溶液的浓度不同，如肉、蔬菜细胞内溶液的盐浓度低于外界盐液的浓度时，水就从细胞内低浓度溶液通过细胞膜向细胞外高浓度溶液渗透。动植物体的细胞不仅能让水分子从细胞膜渗透过去，而且还能让部分矿物质和有机小分子通过。尤其在死亡的细胞中，由于细胞膜的渗透性增强，矿物质的进出比较容易。

3）溶解。溶解是指在对食物原料进行初加工、调配烹制过程中，由于不恰当的切洗、搓洗、漂洗、涨发等，使水溶性营养素（如水溶性的蛋白质、维生素和矿物质等）易溶解于水中或汤汁中而流失。例如，做米饭时经淘洗，维生素可损失30%~40%，矿物质损失约25%，蛋白质损失约10%，碳水化合物损失约2%。一般搓洗次数越多、淘米前后浸泡的时间越长、淘米用水温度越高，各种营养素损失也就越多。不合理的洗菜方法也可造成营养素损失，蔬菜先切后洗，一些水溶性的物质（如维生素和矿物质）可通过刀的切口溶解到洗菜的水里而损失掉，菜切得越碎、冲洗或揉洗的次数越多、用水浸泡的时间越长，营养素的损失就越多。另外，涨发干货原料或漂洗肉食原料也同样如此，用水浸泡的时间越长、用水量越多，水溶性营养素丢失也就越多。

煮、煨、炖等烹饪方法以水传热烹饪时，原料中的一些水溶性营养素会逐渐溶出，因受热分解而损失。如果用水量过多，则因加热时间延长和营养素溶出量增多会增大其热分解的损失，如果汤水不被食用则损失更大。所以，米汤、面汤和菜汤应尽量加以利用。

（2）破坏

食物中营养素的破坏，是指因物理、化学或生物因素作用，营养素分解、氧化等，失去了对人体的生理功能。导致营养素被破坏的原因很多，食物的保管不善或加工方法不当，霉变、腐烂、生芽，烹饪时的高温、加碱，煮沸时间过长及菜肴烹制后放置不及时食用等，都可使营养素受到破坏。

1）高温作用。高温环境烹饪时，如油炸、油煎、熏烤或长时间炖煮等，原料受热面积大、时间长，某些营养素破坏损失程度会增大。所以，严格掌握火候是合理烹饪的重要原则。高温短时间加热比低温长时间加热时营养素损失少。如将猪肉切成丝，用旺火急炒，维生素 B_1 损失约13%，维生素 B_2 损失约21%；将猪肉切块用小火慢慢炖熟，因加热时间延长，维生素 B_1 损失约65%，维生素 B_2 损失约41%。

2）氧化与光照。有些营养素特别是维生素 C，遇到空气容易被氧化分解而损失。食材切碎成片、条、丝、丁等放置时，营养素通过刀的切口与空气中的氧接触的机会增多，氧化而破坏的程度也增高。如果烹饪后不及时食用，放置过久也能增大氧化损失。据实验表明，将黄瓜切成薄片，放置 1 h，维生素 C 损失 33%~35%，放置 3 h 损失 41%~49%，如果保温存放则营养素损失更大。

许多维生素（如 B 族维生素、维生素 C）对光敏感，受日光直接照射时会发生破坏损失。在室内光线的条件下也会慢慢地受到破坏，其破坏的程度取决于光波的种类及照射的时间与面积。所以烹饪原料应避光储存于低温或阴凉处。

3）化学因素。大部分维生素在碱性条件下不稳定，制作某些食物时加碱能造成维生素 C 及部分 B 族维生素的大量损失。如煮稀饭、煮豆子时加碱，维生素 B_1 可损失75%，炸油条时加碱和高温油炸，维生素 B_1 可全部被破坏，维生素 B_2 被破坏率达50%左右。

有些食材中含有的一些抗营养因子，若配菜不当，将含单宁、草酸、植酸多的原料与含蛋白质、钙类高的原料一起烹制或同食，则可能形成单宁蛋白、草酸钙、植酸钙等不能被人体吸收的物质，从而降低食物的营养价值。另外，某些金属离子可加速维生素的破坏，如铜离子、铁离子可加速维生素 C 的破坏。

4）生物因素。生物因素主要是指微生物（如霉菌、某些细菌和酵母菌）和食材中一些酶对营养素的分解、破坏作用。微生物污染食材后，利用食材中的各种营养素生长、繁殖，使原料的营养素含量下降，同时还可产生有毒的代谢产物，造成食材的商业价值和食用价值都下降或完全丧失。霉菌的活动性较强，喜湿热环境，食材受潮后常会发生霉变；细菌侵入烹饪原料则会引起腐败变质。如牛奶被乳酸菌及其他杂菌污染后，可变酸而不能食用。有些蔬菜中含有抗坏血酸氧化酶，当蔬菜被采摘存放时，特别是切碎后放置，这些氧化酶会促使维生素C被氧化破坏。少数鱼体中含有硫胺素酶，当鱼死后若不及时烹制，硫胺素酶可使维生素B_1发生分解而受损失。

学习单元2　合理烹饪的方法和措施

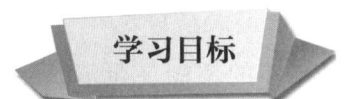

掌握减少烹饪过程中营养素破坏与损失的措施
掌握根据原料的特点及就餐者的生理特点合理选择烹饪方式的方法

一、减少烹饪过程中营养素破坏与损失的措施

1. 合理清洗

各种食材在烹饪前都要经过清洗，洗涤能减少微生物，除去寄生虫卵和泥沙杂物，有利于食物的卫生。对未被霉菌污染的粮食或没有农药残留的粮食，在淘洗时，应尽量减少淘洗次数，一般为2~3次，不要用流水冲洗或用热水淘洗，不宜用力搓洗。各种副食原料（如蔬菜等）在改刀前清洗，不要在水中浸泡，洗的次数不宜过多，以洗去泥渣即可。这样可减少原料中某些溶于水的营养素（如水溶性维生素、矿物质、蛋白质等）的流失。

2. 科学切配

各种原料应洗涤后再切配，以减少水溶性营养素的流失。原料切块要稍大，若切成片、丁、丝、条、块后不要再用水冲洗，或在水中浸泡，也不应放置较长时间或切后加盐齐汁，这样可避免维生素及矿物质随水流失，并减少氧气对维生素C的氧化。另外，应现切现烹，现做现吃，以保护维生素少受氧化作用而损失。

3. 焯水

有时为了除去食材的异味、辛辣味、苦涩味等，增加食物的色香味或调整各种原料的烹饪成熟时间，许多食材要焯水处理再烹饪。操作时，一定要大火水沸，加热时间宜短，原料在沸水中"打个滚"就可以捞起来，这样不仅能减轻原料色泽的改变，同时可减少营养素的损失。如蔬菜中含有某些氧化酶易使维生素 C 被氧化破坏，而此酶在 60~80 ℃时活性最强，温度达到 90 ℃以上则酶活性减弱或被破坏。

蔬菜经沸水烫后，虽然会损失一部分维生素，但也能除去较多的草酸，而有利于钙、铁和其他矿物质在人体内的吸收。食材焯水后，不要挤去汁水，否则会使大量水溶性营养素流失。如白菜切后煮 2 min 捞出，挤去汁水，可使水溶性维生素损失 77%。水烫动物性原料，也需旺火沸水，原料（一般是大块原料）在投入水中时，因骤受高温，蛋白质凝固，从而保护内部营养素不致外溢。

4. 上浆、挂糊和勾芡

上浆、挂糊是将经过刀工处理的食材表面裹上一层黏性的糊糊（蛋清、淀粉），经过加热后，淀粉糊化而后胶凝，蛋清中的蛋白质受热直接胶凝，从而形成一层有一定强度的保护膜。这种工艺可以改变原料的形态，保护原料中的水分和鲜味不外溢，使原料不直接和高温油接触，油也不易浸入原料内部，因间接传热，原料中的蛋白质不会过度变性，维生素不易受高温分解破坏，还可减少营养素与空气接触而被氧化的可能，原料本身也不易因断裂、卷缩、干瘪而变形。这样烹制出来的菜肴不仅色泽好、味道鲜嫩、营养素保存多，而且易被消化、吸收。

勾芡就是在菜肴即将出锅时，将已经提前调好的水淀粉淋入锅中，使菜肴中的汤汁达到一定的黏稠度，增加汤汁对原料的附着力。勾芡后汤汁变稠并包在菜肴原料的表面，与菜肴融合，既保护了营养素且味美可口。

5. 适当加醋、适时加盐

很多维生素在碱性条件下易被破坏，而在酸性环境中比较稳定。凉拌蔬菜可适当加醋，动物性原料的菜肴（如红烧鱼、糖醋排骨）在烹饪过程中也可适当加醋，促使原料中的矿物质游离，从而易于人体的吸收。此外，加醋还有利于改进菜肴的感官性状，增加风味。

食盐溶于汤汁中能使汤汁具有较高的渗透压，使细胞内水分大量渗出，原料发生皱缩、组织发紧，这样又使食盐不易渗入内部，不仅影响菜肴的外观，而且风味也欠佳。由于食盐能使蛋白质凝固脱水，对于一些富含蛋白质、肌纤维、质地较老的原料（如老母鸡、鸭、鹅、牛肉、豆类等），不宜过早放盐。因为先放盐，可使原料表面蛋白质凝固，内层蛋白质吸水难，不易煮烂，这样不但延长加热时间，而且影响人体的消化、吸收。然而在调制肉末、肉馅时，先加入适量的盐可使肉馅越搅黏度越大，馅料成团不散，加热后的菜肴质地松软鲜嫩。

6. 旺火急炒

旺火急炒是我国传统烹饪技艺的要求。如果烹饪原料没有设置保护层，或保护层脱落、不完整时，原料在烹制过程中，营养素的流失将随着烹制时间的延长而增多。原料表面水分的流失是因为蒸发引起的，而原料内部水分的流失则是水分子向原料外部渗透、扩散的结果。扩散是需要时间的，减慢水分的扩散速度或缩短烹制时间，均可减少原料中营养素的流失。如猪肉切成丝，旺火急炒，其维生素 B_1 的损失率为 13%，维生素 B_2 为 21%，烟酸为 45%；而切成块用文火炖，则维生素 B_1 损失率为 65%，维生素 B_2 为 41%，烟酸为 75%。叶菜类用旺火急炒的方法，可使维生素 C 的平均保存率达 60%~70%，而胡萝卜素的保存率可达 76%~90%。旺火加热能使原料迅速成熟，因成熟的速度取决于原料的蛋白质变性及其他的化学变化速度，据化学反应理论，温度每升高 10 ℃，化学反应速度为原来的 2~4 倍，蛋白质在等电点附近时其变性速度可达原来的 600 倍，所以高温烹制可使原料迅速成熟，水分扩散时间明显缩短。因此，对蔬菜和其他体积小、切片薄、传热快的原料，在烹饪中采用旺火急炒是减少食物营养素流失的重要手段之一。

7. 酵母发酵

在面团中添加发酵蓬松原料，经过反应，可形成具有海绵状空洞结构的面团，成品具有蓬松柔软的特点，主要分为生物蓬松面团和化学蓬松面团两大类。在化学蓬松面团发酵过程中，由于加碱而破坏了面团中大量维生素，所以要尽量使用优质鲜酵母发酵面团，使酵母菌大量繁殖，致 B 族维生素的含量增加，同时可分解面团中所含的植酸盐络合物，有利于人体对矿物质（如钙、铁）的吸收。

二、根据原料的营养特点选择烹饪方式

每种食材在营养素的种类和含量上有一定的特点，根据其特点，若烹饪方法选择得当，会使原料中的各种营养素充分地被人体消化、吸收。例如，"清炖鸡"选用活的老母鸡，宰杀、洗净，配以一定的辅料，在文火上炖焖，直至酥烂。这种烹饪方法可使鸡肉蛋白发生部分分解，生成的营养物质溶解于汤液中；脂肪组织也有部分分解，汤液中出现游离的脂肪酸；部分脂溶性维生素和矿物质也溶解于汤液中。所以，对于老母鸡这种食材来说，"炖"是一种较好的烹饪方法，因为这种烹饪方法使母鸡的主要营养素——蛋白质、脂肪利于人体吸收、利用，从而显示了母鸡这一原料的营养特点及对人体的作用。

相反，若选用不合适的烹饪方法，不仅影响菜肴的口味，使就餐者食欲下降，影响了食物原料的营养价值和实用价值，有时还会产生对人体有害的物质。例如，若选用油炸的方法来烹饪鲫鱼，则鲫鱼肉水分蒸发，失去其鲜嫩的口感，而且鲫鱼的脂肪组织会遭到破坏。鲫鱼中脂肪组织以不饱和脂肪酸为主，高温烹饪鲫鱼会使不饱和脂肪酸发生一系列的化学变化，而对人体产生毒性作用。由此看来，根据烹饪原料的营养特点选择适当的烹饪方法，具有一定的科学意义。

此外，根据原料营养特点所选用的烹饪方法，首先必须保证营养素不被破坏，另外，还应使其中的营养素尽量被人体吸收。

三、根据就餐者的生理特点和健康状况选择烹饪方式

不同生理状况的就餐者应食用不同烹饪方法烹制的食物。对老年人来说，可选用清蒸、炖、煮等烹饪方法，这样烹饪出来的食物清淡、酥烂，水分含量高，适合老年人口腔咀嚼功能的下降、唾液分泌量减少及消化吸收功能退化的生理特点。

对孕妇，特别是妊娠早期、妊娠反应严重的孕妇，烹饪方法可根据孕妇的喜好选择，这样可避免妊娠反应给孕妇和胎儿造成的营养不良。对乳母来说，为促进和增加乳汁的分泌，烹饪方法可选择煨、煮等，这样烹制出来的食物含有较多的汤液，较适合乳汁分泌的需要。

对不同健康状况的就餐者，在选择烹饪方法时更应注意。患胆、胰疾病的患者应避免使用油炸等使菜肴中油脂量增加的烹饪方法，这种烹饪方法会诱发患者的疾病复发。肝脏疾病的患者应选择使食物清淡、易消化的烹饪方法，这样可使患者食欲增强。肝脏疾病特别是肝炎患者不宜食用过分油腻的食物。慢性肝炎和肝硬化的患者应食用较软的食物，这样可避免发生意外的出血症状。

培训课程 2

膳食结构类型

学习单元 1　当今世界主要膳食结构类型

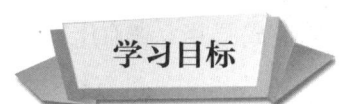

了解膳食结构的概念

掌握当今世界主要膳食结构类型特点

一、膳食结构的概念

膳食结构是一个国家、一个地区或个体日常膳食中各类食物的种类、数量及其所占的比例。膳食结构的形成是一个长期的过程,受一个国家或地区人口、农业生产、食品加工、饮食习惯等多因素的影响。理想的膳食结构应该是平衡膳食。平衡膳食是制定膳食指南的科学依据和基础。

二、世界上典型的膳食结构类型

一个国家或区域的膳食结构反映了当地资源、文化和民族等特征。在没有科学设计和干预的情况下,每一种膳食模式都有着各自的优势或不足。

依据动/植物性食物在膳食构成中的比例划分不同的膳食结构,一般将世界各国的膳食结构分为以下四种模式。

1. 以植物性食物为主的膳食结构

该膳食结构以植物性食物为主,动物性食物为辅。一些发展中国家如印度、巴基斯坦和非洲一些国家等属此类型。其特点是：谷类食物消耗量大，动物性食物消耗量小，植物性食物提供的能量占总能量近90%，动物蛋白一般少于蛋白质总量的10%~20%。人均每日能量摄入为2 000~2 400 kcal，蛋白质仅50 g左右，脂肪仅30~40 g，膳食纤维充足，来自动物性食物的营养素如铁、钙、维生素A的摄入量常会出现不足。这类膳食结构容易出现蛋白质能量营养不良，以致体质较弱，健康状况不良，劳动能力降低，但有利于血脂异常和冠心病等营养慢性病的预防。

2. 以动物性食物为主的膳食结构

该膳食结构以动物性食物为主，属于营养过剩型膳食。该膳食结构的食物摄入特点是谷类食物消耗量小，动物性食物及食糖的消耗量大。人均每日摄入肉类300 g左右，食糖高达100 g，奶和奶制品约300 g，蛋类约50 g。人均日摄入能量高达3 300~3 500 kcal，蛋白质100 g以上，脂肪130~150 g，以提供高能量、高脂肪、高蛋白质、低膳食纤维为主要特点。这种膳食模式容易造成肥胖、高血压、冠心病、糖尿病等营养过剩性慢性病发病率上升。

3. 日本式膳食结构

该膳食结构是一种动植物食物较为平衡的膳食结构，以日本为代表，膳食中动物性食物与植物性食物比例比较适当。其特点是谷类的消耗量人均每天300~400 g，动物性食品消耗量人均每天100~150 g，其中海产品比例达到50%，奶类100 g左右，蛋类、豆类各50 g左右。能量和脂肪的摄入量低于以动物性食物为主的膳食结构，人均每天能量摄入为2 000 kcal左右，蛋白质为70~80 g，动物蛋白占总蛋白的50%左右，脂肪50~60 g。该膳食模式既保留了东方膳食的特点，又吸取了西方膳食的长处，少油、少盐、多海产品，蛋白质、脂肪和碳水化合物的供能比合适，有利于避免营养缺乏病和营养过剩性疾病，膳食结构基本合理。

4. 地中海膳食结构

该膳食结构以地中海命名是因为该膳食结构的特点是居住在地中海地区的居民所特有的，意大利、希腊可作为该种膳食结构的代表。该膳食结构的主要特点为富含植物性食物，包括每天谷类350 g左右，每天食用适量的鱼、禽，少量蛋、奶酪和酸奶，每月食用畜肉（猪、牛和羊肉及其产品）的次数不多，主要的食用油是橄榄油，大部分成人有饮用葡萄酒的习惯。该膳食结构脂肪提供能量占膳食总能量的25%~35%，突出特点是饱和脂肪酸摄入量低，不饱和脂肪酸摄入量高，膳食含大量复合碳水化合物，蔬菜、水果摄入量较高。地中海地区居民心脑血管疾病发生率很低，已引起了西方国家的注意，并纷纷参照这种膳食模式改进自己国家的膳食结构。

学习单元 2　我国居民膳食结构

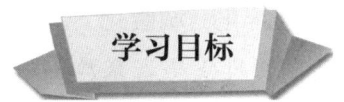

了解我国居民营养健康现状

掌握我国居民膳食结构的特点

一、我国居民膳食营养与体格发育状况

居民营养与慢性病状况是反映国家经济社会发展、卫生保健水平和人口健康素质的重要指标。2015—2019 年，国家卫生健康委组织中国疾病预防控制中心、国家癌症中心、国家心血管病中心开展了新一轮的我国居民慢性病与营养监测，覆盖全国 31 个省（区、市）近 6 亿人口，现场调查人数超过 60 万，具有国家和省级代表性，根据监测结果编写形成《中国居民营养与慢性病状况报告（2020年）》。报告结果显示，近年来随着我国健康建设和健康扶贫等民生工程的深入推进，营养改善和慢性病防控工作取得积极进展和明显成效。主要体现为以下几个方面。

一是居民体格发育与营养不足问题持续改善，城乡差异逐步缩小。居民膳食能量和宏量营养素摄入充足，优质蛋白摄入不断增加。成人平均身高继续增长，儿童青少年生长发育水平持续改善，6 岁以下儿童生长迟缓率、低体重率均已实现 2020 年国家规划目标，特别是农村儿童生长迟缓问题已经得到根本改善。居民贫血问题持续改善，成人、6～17 岁儿童青少年、孕妇的贫血率均有不同程度的下降。

二是居民健康意识逐步增强，部分慢性病行为危险因素流行水平呈现下降趋势。近年来，居民吸烟率、二手烟暴露率、经常饮酒率均有所下降。家庭减盐取得成效，人均每日烹饪用盐 9.3 g，与 2015 年相比下降了 1.2 g。居民对自己健康的关注程度也在不断提高，定期测量体重、血压、血糖、血脂等健康指标的人群比例显著增加。

三是重大慢性病过早死亡率逐年下降，因慢性病导致的劳动力损失明显减少。2019年，我国居民因心脑血管疾病、癌症、慢性呼吸系统疾病和糖尿病等四类重大慢性病导致的过早死亡率为16.5%，与2015年的18.5%相比下降了2个百分点，降幅达10.8%，提前实现2020年国家规划目标。

随着我国经济社会发展和卫生健康服务水平的不断提高，居民人均预期寿命不断增长，随着慢性病患者生存期的不断延长，加之人口老龄化、城镇化、工业化进程加快和行为危险因素流行对慢性病发病的影响，我国慢性病患者基数仍将不断扩大。同时因慢性病死亡的比例也会持续增加，2019年我国因慢性病导致的死亡人数占总死亡人数的88.5%，其中心脑血管疾病、癌症、慢性呼吸系统疾病死亡比例为80.7%，防控工作仍面临巨大的挑战。挑战主要体现在以下两个方面。

一是居民不健康生活方式仍然普遍存在。我国膳食脂肪供能比持续上升，农村首次突破30%推荐上限。家庭人均每日烹饪用盐和用油量仍远高于推荐值，同时，居民在外就餐比例不断上升，食堂、餐馆、加工食品中的油、盐应引起关注。儿童青少年经常饮用含糖饮料问题已经凸显，15岁以上人群吸烟率、成人30天内饮酒率超过四分之一，身体活动不足问题普遍存在。

二是居民超重、肥胖问题不断凸显，慢性病患病/发病率仍呈上升趋势。城乡各年龄组居民超重、肥胖率继续上升，有超过一半的成年居民超重或肥胖，6~17岁、6岁以下儿童青少年超重及肥胖率分别达到19%和10.4%。高血压、糖尿病、高胆固醇血症、慢性阻塞性肺疾病患病率和癌症发病率与2015年相比有所上升。

面对当前仍然严峻的慢性病防控形势，中共中央、国务院高度重视，将实施慢性病综合防控战略纳入《"健康中国2030"规划纲要》，将合理膳食和重大慢性病防治纳入健康中国行动，进一步聚焦当前国民面临的主要营养和慢性病问题，从政府、社会、个人（家庭）3个层面协同推进，通过普及健康知识、参与健康行动、提供健康服务等措施，积极有效应对当前挑战，推进实现全民健康。

二、我国居民的膳食结构

我国传统的膳食结构以植物性食物为主，谷类、薯类和蔬菜摄入量较高，肉类摄入量较低，乳类食物消耗较少。此种膳食特点为高碳水化合物、高膳食纤维、低动物脂肪，是一种以植物性食物为主的膳食结构，容易出现营养不良，但有利于血脂异常和冠心病等慢性病的预防。近四十年来，随着经济的发展和居民生活水平的提高，我国的膳食结构正逐渐向以动物性食物为主的膳食结构转变，城市和经济发达地区的膳食结构不尽合理。畜、禽、蛋等动物性食物及油脂消耗过多，谷类食物消耗偏低，尤以杂粮摄入量下降明显。

我国的膳食结构还存在很多不合理的地方：乳类、豆类制品摄入量过低；钙低磷高，钙磷比不合理；盐的摄入量仍偏高；铁、维生素 A 等微量营养素缺乏仍是我国城乡居民普遍存在的问题。虽然我国居民近年来膳食质量明显提高，但膳食高能量、高脂肪和体力活动减少造成超重、肥胖和糖尿病、血脂异常等慢性病的发病率快速上升。

培训课程 3

营养配餐的理论依据

学习单元 1　平衡膳食理论

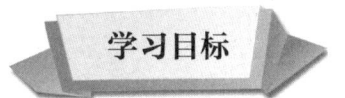

了解平衡膳食的概念和意义
掌握平衡膳食的基本要求

一、平衡膳食的概念与意义

从营养学角度来讲，平衡膳食主要是从膳食的方面保证营养素的需要，以达到合理营养。它不仅需要考虑食物中含有营养素的种类和数量，而且还必须考虑食物合理的加工方法、烹饪过程中如何提高消化率和减少营养素的损失等问题。要做到平衡膳食、原料多样化、组合合理、粗细搭配，适应用膳者的生理状况。

二、平衡膳食的基本要求

1. 一日膳食中食物构成要多样化，各种营养素应品种齐全

一日膳食中应包括供能食物，即蛋白质、脂肪及碳水化合物；非供能食物，即维生素及矿物质等。应做到粗细混食、荤素混食、合理搭配。食物搭配之间应能促进消化、吸收，而不是食品组合之间互相干扰吸收。例如，玉米面和黄豆面混合而成的杂合面，利用氨基酸互补，可提高营养价值；动物肝脏中含有丰富的铁，蔬菜中含有丰富的维生素C，二者一起烹饪，维生素C可以使不易被吸收的有机铁还原为二价铁，便于人体吸收利用。

2. 各种营养素必须满足生长发育需要，比例应适当

人体摄入营养物质的种类、数量、质量以及比例，都需要适应个体不同生理状态的实际需要，充分供给人们劳动、生活中所消耗的能量和营养素，满足人体新陈代谢、生长发育和调节各种生理功能的需要。各种营养素不是孤立地发挥其生理作用，它们之间存在相互依赖、互相制约的关系，当某种营养素过多或过少时，都会对人体产生危害。例如，高蛋白膳食有利于维生素 B_2 的利用保存，但过量的脂肪摄入会干扰钙的吸收；适量的锌有利于铁的代谢，但过量的锌会阻止铁的利用。因此，各营养素的供应量及比例应合理。合理的膳食应使碳水化合物占 55%～60%，脂肪占 20%～30%，蛋白质占 10%～15%，优质蛋白质应占总蛋白质供给量的 1/3 以上。食物蛋白质中必需氨基酸种类应齐全。膳食脂肪中饱和脂肪酸、单不饱和脂肪酸与多不饱和脂肪酸之间的比例以 1∶1∶1 为宜。

3. 食物应通过合理的加工烹饪、储存，具有良好的色、香、味

食物经加工与烹饪后应尽量减少营养素的损失，并提高消化吸收率。食物应具有良好的色、香、味、形等感官性状，能给用膳者带来一种赏心悦目的感觉，从心理上刺激用膳者消化液的分泌，促进食欲。

4. 良好的用膳制度

一日三餐应定时定量，且热能分配比例适宜，养成良好的饮食习惯。安排的进餐时间和两餐间隔时间应恰当，一般混合性膳食的胃排空时间大约为 4～5 h，故两餐间隔一般为 5～6 h。全天各餐食物能量分配比例为早餐 30%，午餐 40%，晚餐 30%，做到"早吃好，午吃饱，晚吃少"。当然，特殊情况需灵活处理，如晚上加班者可增加夜餐。

5. 食物应对人体无毒无害，保证安全

各种食物必须新鲜、干净，符合食品卫生标准，不能被有毒物质污染，如不能带有任何微生物病原体、寄生虫卵和化学毒素等。如果膳食中含有各种有毒物质，并超过每日允许摄入量，即使人体所需要的能量和各类营养物质都符合要求，也不能达到平衡膳食的目的，反而会影响到人体的健康，使人染上各种疾病。所以，保证食物的卫生质量是实现平衡膳食的关键。

学习单元2 我国居民膳食营养素参考摄入量

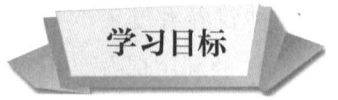

掌握膳食营养素参考摄入量表的使用方法

我国居民膳食营养素参考摄入量见表4-1~表4-3。

表4-1 我国居民膳食能量需要量（EER）、宏量营养素可接受范围（AMDR）、蛋白质推荐摄入量（RNI）

人群	EER（kcal/d）*		AMDR				RNI	
	男	女	总碳水化合物（%E）	添加糖（%E）	总脂肪（%E）	饱和脂肪酸 U-AMDR（%E）	蛋白质（g/d）	
							男	女
0~6个月	90 kcal/(kg·d)	90 kcal/(kg·d)	—	—	48（AI）	—	9（AI）	9（AI）
7~12个月	80 kcal/(kg·d)	80 kcal/(kg·d)	—	—	40（AI）	—	20	20
1岁	900	800	50~65	—	35（AI）	—	25	25
2岁	1 100	1 000	50~65	—	35（AI）	—	25	25
3岁	1 250	1 200	50~65	—	35（AI）	—	30	30
4岁	1 300	1 250	50~65	<10	20~30	<8	30	30
5岁	1 400	1 300	50~65	<10	20~30	<8	30	30
6岁	1 400	1 250	50~65	<10	20~30	<8	35	35

续表

人群	EER（kcal/d）*		AMDR				RNI 蛋白质（g/d）	
	男	女	总碳水化合物（%E）	添加糖（%E）	总脂肪（%E）	饱和脂肪酸 U-AMDR（%E）	男	女
7 岁	1 500	1 350	50~65	<10	20~30	<8	40	40
8 岁	1 650	1 450	50~65	<10	20~30	<8	40	40
9 岁	1 750	1 550	50~65	<10	20~30	<8	45	45
10 岁	1 800	1 650	50~65	<10	20~30	<8	50	50
11 岁	2 050	1 800	50~65	<10	20~30	<8	60	55
14~17 岁	2 500	2 000	50~65	<10	20~30	<8	75	60
18~49 岁	2 250	1 800	50~65	<10	20~30	<10	65	55
50~64 岁	2 100	1 750	50~65	<10	20~30	<10	65	55
65~79 岁	2 050	1 700	50~65	<10	20~30	<10	65	55
80 岁~	1 900	1 500	50~65	<10	20~30	<10	65	55
孕妇（早）	—	1 800	50~65	<10	20~30	<10	—	55
孕妇（中）	—	2 100	50~65	<10	20~30	<10	—	70
孕妇（晚）	—	2 250	50~65	<10	20~30	<10	—	85
乳母	—	2 300	50~65	<10	20~30	<10	—	80

注：未制定参考值者用"—"表示，"*"——6 岁及以上是轻体力活动水平。

表 4-2 我国居民膳食矿物质推荐摄入量（RNI）或适宜摄入量（AI）

人群	钙(mg/d) RNI	磷(mg/d) RNI	钾(mg/d) AI	钠(mg/d) AI	镁(mg/d) RNI	氯(mg/d) AI	铁(mg/d) RNI 男	铁(mg/d) RNI 女	碘(μg/d) RNI	锌(mg/d) RNI 男	锌(mg/d) RNI 女	硒(μg/d) RNI	铜(mg/d) RNI	氟(mg/d) AI	铬(μg/d) AI	锰(mg/d) AI	钼(μg/d) RNI
0岁~	200(AI)	100(AI)	350	170	20(AI)	260	0.3(AI)		85(AI)	2.0(AI)		15(AI)	0.3(AI)	0.01	0.2	0.01	2(AI)
0.5岁~	250(AI)	180(AI)	550	350	65(AI)	550	10		115(AI)	3.5		20(AI)	0.3(AI)	0.23	4.0	0.7	15(AI)
1岁~	600	300	900	700	140	1 100	9		90	4.0		25	0.3	0.6	15	1.5	40
4岁~	800	350	1 200	900	160	1 400	10		90	5.5		30	0.4	0.7	20	2.0	50
7岁~	1 000	470	1 500	1 200	220	1 900	13		90	7.0		40	0.5	1.0	25	3.0	65
11岁~	1 200	640	1 900	1 400	300	2 200	15	18	110	10	9.0	55	0.7	1.3	30	4.0	90
14岁~	1 000	710	2 200	1 600	320	2 500	16	18	120	11.5	8.5	60	0.8	1.5	35	4.5	100
18岁~	800	720	2 000	1 500	330	2 300	12	20	120	12.5	7.5	60	0.8	1.5	30	4.5	100

续表

人群	钙 (mg/d) RNI	磷 (mg/d) RNI	钾 (mg/d) AI	钠 (mg/d) AI	镁 (mg/d) RNI	氯 (mg/d) AI	铁 (mg/d) RNI 男	铁 (mg/d) RNI 女	碘 (μg/d) RNI	锌 (mg/d) RNI 男	锌 (mg/d) RNI 女	硒 (μg/d) RNI	铜 (mg/d) RNI	氟 (mg/d) AI	铬 (μg/d) AI	锰 (mg/d) AI	钼 (μg/d) RNI
50岁~	1 000	720	2 000	1 400	330	2 200	12	12	120	12.5	7.5	60	0.8	1.5	30	4.5	100
65岁~	1 000	700	2 000	1 400	320	2 200	12	12	120	12.5	7.5	60	0.8	1.5	30	4.5	100
80岁~	1 000	670	2 000	1 300	310	2 000	12	12	120	12.5	7.5	60	0.8	1.5	30	4.5	100
孕妇（早）	800	720	2 000	1 500	370	2 300	—	20	230	—	9.5	65	0.9	1.5	31	4.9	110
孕妇（中）	1 000	720	2 000	1 500	370	2 300	—	24	230	—	9.5	65	0.9	1.5	34	4.9	110
孕妇（晚）	1 000	720	2 000	1 500	370	2 300	—	29	230	—	9.5	65	0.9	1.5	36	4.9	110
乳母	1 000	720	2 400	1 500	330	2 300	—	24	240	—	12	78	1.4	1.5	37	4.8	103

注：未制定参考值者用"—"表示。

表 4-3 我国居民膳食维生素推荐摄入量（RNI）或适宜摄入入量（AI）

人群	维生素A (μgRAE/d) RNI 男	女	维生素D (μg/d) RNI	维生素E (mgα-TE/d) AI	维生素K (μg/d) AI	维生素B_1 (mg/d) RNI 男	女	维生素B_2 (mg/d) RNI 男	女	维生素B_6 (mg/d) RNI	维生素B_{12} (μg/d) RNI	泛酸 (mg/d) AI	叶酸 (μg DFE/d) RNI	烟酸 (mg NE/d) RNI 男	女	胆碱 (mg/d) AI 男	女	生物素 (μg/d) AI	维生素C (mg/d) RNI
0岁~	300(AI)	300(AI)	10(AI)	3	2	0.1(AI)	0.1(AI)	0.4(AI)	0.4(AI)	0.2(AI)	0.3(AI)	1.7	65(AI)	2(AI)	2(AI)	120	120	5	40(AI)
0.5岁~	350(AI)	350(AI)	10(AI)	4	10	0.3(AI)	0.3(AI)	0.5(AI)	0.5(AI)	0.4(AI)	0.6(AI)	1.9	100(AI)	3(AI)	3(AI)	150	150	9	40(AI)
1岁~	310	310	10	6	30	0.6	0.6	0.6	0.6	0.6	1.0	2.1	160	6	6	200	200	17	40
4岁~	360	360	10	7	40	0.8	0.8	0.7	0.7	0.7	1.2	2.5	190	8	8	250	250	20	50
7岁~	500	500	10	9	50	1.0	1.0	1.0	1.0	1.0	1.6	3.5	250	11	10	300	300	25	65
11岁~	670	630	10	13	70	1.3	1.1	1.3	1.1	1.3	2.1	4.5	350	14	12	400	400	35	90
14岁~	820	630	10	14	75	1.6	1.3	1.5	1.2	1.4	2.4	5.0	400	16	13	500	400	40	100
18岁~	800	700	10	14	80	1.4	1.2	1.4	1.2	1.4	2.4	5.0	400	15	12	500	400	40	100

续表

人群	维生素A (μgRAE/d) RNI 男	维生素A (μgRAE/d) RNI 女	维生素D (μg/d) RNI	维生素E (mgα-TE/d) AI	维生素K (μg/d) AI	维生素B_1 (mg/d) RNI 男	维生素B_1 (mg/d) RNI 女	维生素B_2 (mg/d) RNI 男	维生素B_2 (mg/d) RNI 女	维生素B_6 (mg/d) RNI	维生素B_{12} (μg/d) RNI	泛酸 (mg/d) AI	叶酸 (μg/DFE/d) RNI	烟酸 (mgNE/d) RNI 男	烟酸 (mgNE/d) RNI 女	胆碱 (mg/d) AI 男	胆碱 (mg/d) AI 女	生物素 (μg/d) AI	维生素C (mg/d) RNI
50岁~	800	700	10	14	80	1.4	1.2	1.4	1.2	1.6	2.4	5.0	400	14	12	500	400	40	100
65岁~	800	700	15	14	80	1.4	1.2	1.4	1.2	1.6	2.4	5.0	400	14	11	500	400	40	100
80岁~	800	700	15	14	80	1.4	1.2	1.4	1.2	1.6	2.4	5.0	400	13	10	500	400	40	100
孕妇(早)	—	700	10	14	80	—	1.2	—	1.2	2.2	2.9	6.0	600	—	12	—	420	40	100
孕妇(中)	—	770	10	14	80	—	1.4	—	1.4	2.2	2.9	6.0	600	—	12	—	420	40	115
孕妇(晚)	—	770	10	14	80	—	1.5	—	1.5	2.2	2.9	6.0	600	—	12	—	420	40	115
乳母	—	1 300	10	17	80	—	1.5	—	1.5	1.7	3.2	7.0	550	—	15	—	520	50	150

注：①未制定参考值者用"—"表示；②视黄醇活性当量（RAE，μg）=膳食或者补充剂来源全反式视黄醇（μg）+1/2补充剂纯品全反式β-胡萝卜素（μg）+1/12膳食全反式β-胡萝卜素（μg）+1/24其他膳食维生素A原类胡萝卜素（μg）；③α-生育酚当量（α-TE），膳食中总α-TE当量（mg）= 1×α-生育酚（mg）+0.5×β-生育酚（mg）+0.1×γ-生育酚（mg）+0.02×δ-生育酚（mg）+0.3×α-三烯生育酚（mg）；④膳食叶酸当量（DFE，μg）=天然食物来源叶酸（μg）+1.7×合成叶酸（μg）；⑤烟酸当量（NE，mg）=烟酸（mg）+1/60色氨酸（mg）。

学习单元3　我国居民膳食指南

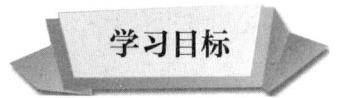

掌握一般人群膳食指南的基本内容

熟悉特定人群膳食指南的内容

熟悉中国居民平衡膳食宝塔、平衡膳食餐盘，及中国儿童平衡膳食算盘相关知识

为了指导居民合理选择食物，科学搭配食物，吃得营养，吃得健康，从而增强体质，预防疾病，我国于1989年首次发布了《中国居民膳食指南》，之后于1997年和2007年进行了两次修订。

《中国居民膳食指南（2016）》是我国发布的第四个居民膳食指南。在修订过程中，根据《中国居民营养与慢性病状况报告（2015）》中指出的我国居民面临营养缺乏和营养过剩双重挑战的情况，结合中华民族饮食习惯以及不同地区食物可及性等多方面因素，参考其他国家膳食指南制定的科学依据和研究成果，对部分食物日摄入量进行调整，提出符合我国居民营养健康状况和基本需求的膳食指导建议，最终形成《中国居民膳食指南（2016）》。《中国居民膳食指南（2016）》由一般人群膳食指南、特定人群膳食指南和中国居民平衡膳食实践三个部分组成。

一、一般人群

一般人群膳食指南适用于2岁以上健康人群。具体内容如下。

1. 食物多样，谷类为主

平衡膳食模式是最大限度保障人体营养和健康的基础，食物多样是平衡膳食模式的基本原则。食物可分为五大类，包括谷薯类、蔬菜水果类、畜禽鱼蛋奶类、大豆坚果类和油脂类。不同食物中的营养素及有益膳食成分的种类和含量不同。除供6月龄内婴儿的母乳外，没有任何一种食物可以满足人体所需的能量及全部营养素。因此，只有多种食物组成的膳食才能满足人体对能量和各种营养素的需要。

建议我国居民的平衡膳食应做到食物多样，平均每天摄入12种以上食物，每周25种以上食物。平衡膳食模式能最大限度地满足人体正常生长发育及各种生理活动的需要，并且可降低包括高血压、心血管疾病等多种疾病的发病风险。

谷类为主的膳食模式是指谷薯类食物所提供的能量占膳食总能量的一半以上，也是我国人平衡膳食模式的重要特征。谷类食物含有丰富的碳水化合物，是提供人体所需能量的最经济和最重要的食物来源，也是提供B族维生素、矿物质、膳食纤维和蛋白质的重要食物来源，在保障儿童青少年生长发育，维持人体健康方面发挥着重要作用。近30年来，我国居民膳食模式正在悄然发生着变化，居民的谷类消耗量逐年下降，动物性食物和油脂摄入量逐年增多，导致能量摄入过剩；谷类过度精加工导致B族维生素、矿物质和膳食纤维丢失而引起摄入量不足，这些因素都可能增加慢性非传染性疾病（以下简称"慢性病"）的发生风险。因此，坚持谷类为主，特别是增加全谷物摄入，有利于降低Ⅱ型糖尿病、心血管疾病、结/直肠癌等与膳食相关的慢性病的发病风险，以及减少体重增加的风险。建议一般成人每天摄入谷薯类250~400 g，其中全谷物和杂豆类50~150 g，薯类50~100 g。

2. 吃动平衡，健康体重

食物摄入量和身体活动量是保持能量平衡、维持健康体重的两个主要因素。如果吃得过多或活动不足，多余的能量就会在体内以脂肪的形式积存下来，体重增加，造成超重或肥胖；相反，若吃得过少或活动过多，可由于能量摄入不足或能量消耗过多引起体重过低或消瘦。体重过高和过低都是不健康的表现，易使人患多种疾病，缩短寿命。成人健康体重的体重指数（BMI）应在18.5~23.9。体重指数（BMI）是用体重公斤数除以身高米数平方得出的数字，是目前国际上常用的衡量人体胖瘦程度以及是否健康的一个标准。

$$体重指数（BMI）（kg/m^2） = 体重（kg） \div 身高^2（m^2）$$

日前，我国大多数的居民身体活动量不足或缺乏运动锻炼，能量摄入相对过多，导致超重和肥胖的发生率逐年增加。超重或肥胖是许多疾病的独立危险因素，如Ⅱ型糖尿病、冠心病、乳腺癌等。增加身体活动或运动不仅有助于保持健康体重，还能够调节机体代谢，增强体质，降低死亡风险和冠心病、脑卒中、Ⅱ型糖尿病、结肠癌等慢性病的发生风险；同时也有助于调节心理平衡，有效消除压力，缓解抑郁和焦虑等不良精神状态。食不过量可以保证每天摄入的能量不超过人体的需要，增加运动可增加代谢和能量消耗。

各个年龄段人群都应该每天运动、保持能量平衡和健康体重。推荐成人积极参加日常活动和运动,每周至少进行 5 天中等强度的身体活动,累计 150 min 以上,平均每天主动身体活动 6 000 步。减少久坐时间,每小时起来动一动。多动会吃,保持健康体重。

3. 多吃蔬果水果、奶类、大豆、坚果

新鲜蔬菜水果、奶类、大豆及豆制品、坚果是平衡膳食的重要组成部分,坚果是膳食的有益补充。蔬菜水果是维生素、矿物质、膳食纤维和植物化学物的重要来源,对提高膳食微量营养素和植物化学物的摄入量起着重要作用。研究发现,提高蔬菜水果摄入量,可维持机体健康,有效降低心血管、肺癌和糖尿病等慢性病的发病风险。奶类富含钙,是优质蛋白质和 B 族维生素的良好来源。增加奶类摄入量有利于儿童少年生长发育,促进成人骨骼健康。大豆富含优质蛋白质、必需脂肪酸、维生素 E,并含有大豆异黄酮、植物固醇等多种植物化学物。多吃大豆及其制品可以降低乳腺癌和骨质疏松症的发病风险。坚果富含脂类和多不饱和脂肪酸、蛋白质等营养素,适量食用有助于预防心血管疾病。

近年来,我国居民蔬菜摄入量逐渐下降,水果、大豆、奶类、坚果摄入量仍处于较低水平。基于其营养价值和健康意义,建议增加蔬菜水果、奶类、大豆及其制品、坚果的摄入。推荐每天摄入蔬菜 300~500 g,其中深色蔬菜占 1/2;水果 200~350 g;每天饮奶 300 g 或摄入相当量的奶制品;平均每天摄入大豆和坚果 25~35 g。坚持餐餐有蔬菜,天天有水果,把牛奶、大豆当作膳食的重要组成部分。

4. 适量吃鱼、禽、蛋、畜瘦肉

鱼、禽、蛋和畜瘦肉均属于动物性食物,富含优质蛋白质、脂类、脂溶性维生素、B 族维生素和矿物质等,是平衡膳食的重要组成部分。此类食物蛋白质的含量普遍较高,其氨基酸组成更适合人体需要,利用率高,但脂肪含量较多,能量高,有些含有较多的饱和脂肪酸和胆固醇,摄入过多可增加肥胖和心血管疾病等的发病风险,应当适量摄入。

水产品类脂肪含量相对较低,且含有较多的不饱和脂肪酸,对预防血脂异常和心血管疾病等有一定作用,可作为首选。禽类脂肪含量也相对较低,其脂肪酸组成优于畜类脂肪,选择应先于畜肉。蛋类各种营养成分比较齐全,营养价值高,但胆固醇含量也高,摄入量不宜过多。畜肉类脂肪含量较多,但瘦肉中脂肪含量较低,因此吃畜肉应当选瘦肉。烟熏和腌制肉类在加工过程中易遭受一些致癌物污染,过多食用可增加肿瘤发生的风险,应当少吃或不吃。

目前,我国多数居民摄入畜肉较多,禽和鱼类较少,对居民营养健康不利,

需要调整比例。建议成人每天平均摄入水产类 40~75 g，畜禽肉类 40~75 g，蛋类 40~50 g，平均每天摄入总量 120~200 g。

5. 少盐少油，控糖限酒

食盐由钠和氯组成，研究表明，食盐摄入过多可增加高血压发生的风险。目前，我国多数居民食盐摄入量普遍过多，因此应当减少食盐的摄入量。调查表明，我国居民烹饪油和脂肪摄入过多，过多的脂肪摄入是超重、肥胖发生的重要危险因素，油盐摄入是我国居民肥胖和慢性病发生的重要影响因素。

添加糖是纯能量物质，我国居民糖的摄入主要来自加工食品，儿童青少年中，含糖饮料是添加糖的主要来源，长期过多饮用不但增加超重、肥胖风险，也会引发多种慢性病，建议不喝或少喝含糖饮料。烹饪用糖要尽量控制到最小量，同时也要少食用高糖食品。

酒的主要化学成分是乙醇（酒精），过量饮用可引起肝损伤，也是胎儿酒精综合征、痛风、癌症和心血管疾病等发生的重要危险因素，因此一般不推荐饮酒。成人若饮酒，应限量。

水是构成人体组织和细胞的重要成分，参与人体摄入膳食后物质的代谢过程。饮水不足可影响人体的正常生理功能，应足量饮水。饮用白开水或茶水是我国的传统饮水方式，能满足人体健康需要。推荐各年龄段油盐和水的摄入量应控制在一个适宜的范围内。

6. 杜绝浪费，兴新食尚

食物是人类获取营养、赖以生存和发展的物质基础，勤俭节约是中华民族的传统美德。食物资源宝贵、来之不易，应尊重劳动、珍惜食物、杜绝浪费。

优良饮食文化是实施平衡膳食的保障。新食尚鼓励优良饮食文化的传承和发扬。家庭应按需选购食物，适量备餐；在外点餐应根据人数确定菜品数量，集体用餐时采取分餐制和简餐，文明用餐，反对铺张浪费。倡导在家吃饭，与家人一起分享食物和享受亲情。

食物在生产、加工、运输、储存等过程中如果遭受致病性微生物、寄生虫和有毒有害等物质的污染，可导致食源性疾病，威胁人体健康。因此，应选择新鲜卫生、当地当季的食物；学会阅读食品标签、合理储存食物、采用适宜的烹饪方式，是提高饮食卫生水平。

基于我国人口众多，且食物浪费问题比较突出，食源性疾病状况不容乐观。减少食物浪费、注重饮食卫生、兴饮食文明新风，对我国社会可持续发展、保障公共健康具有重要意义。

二、特定人群

《中国居民膳食指南（2016）》中的特定人群膳食指南包括孕妇乳母膳食指南、婴幼儿（0~24月龄）喂养指南、儿童少年（2~5岁、6~17岁）膳食指南、老年人群（≥65岁）膳食指南和素食人群膳食指南。除0~24月龄婴幼儿喂养指南外，特定人群膳食指南根据不同年龄阶段人群的生理和行为特点，在一般人群膳食指南基础上进行了补充。具体内容如下。

1. 孕妇乳母膳食指南

妊娠是个复杂的生理过程。为了妊娠的成功，孕期妇女的生理状态及代谢发生了较大的适应性改变，以满足孕期母体生殖器官和胎儿的生长发育，并为产后泌乳进行营养储备。孕期营养状况的优劣对胎儿生长发育直至成年后的健康可产生至关重要的影响。分娩后的哺乳期妇女要分泌乳汁、哺育婴儿，还要逐步补偿妊娠、分娩时营养的消耗，恢复各器官、系统功能。对能量及营养素的需要甚至超过妊娠期。乳母营养的好坏还直接关系到母乳喂养的成功和婴儿的生长发育。

无论是孕妇还是乳母的膳食构成都应该是由多种多样食物组成的平衡膳食，只有多样化的平衡膳食才能获得足够而适量的营养。

（1）备孕妇女膳食指南

1）调整孕前体重至适宜水平。孕前体重与新生儿出生体重、婴儿死亡率以及孕期并发症等有密切关系。肥胖或低体重的育龄妇女是发生不良妊娠结局的高危人群，备孕妇女宜通过平衡膳食和适量运动来调整体重，使体重指数（BMI）达到18.5~23.9的范围。

2）常吃含铁丰富的食物，选用碘盐，孕前3个月开始补充叶酸。育龄妇女是铁缺乏和缺铁性贫血患病率较高的人群，怀孕前如果缺铁，可导致早产、胎儿生长受限、新生儿低出生体重以及妊娠期缺铁性贫血。因此，备孕妇女应经常摄入含铁丰富、利用率高的动物性食物，铁缺乏或缺铁性贫血者应纠正贫血后再怀孕。碘是合成甲状腺激素不可缺少的微量元素，为避免孕期碘缺乏对胎儿智力和体格发育产生不良影响，备孕妇女除选用碘盐外，还应每周摄入1次富含碘的海产品。叶酸缺乏可影响胚胎细胞增殖、分化，增加神经管畸形及流产的风险，备孕妇女应从准备怀孕前3个月开始每天补充适量叶酸，并持续整个孕期。

3）禁烟酒，保持健康生活方式。良好的身体状况和营养是成功孕育新生命最重要的条件，而良好的身体状况和营养要通过健康生活方式来维持。均衡的营养、有规律的运动和锻炼、充足的睡眠、愉悦的心情等，均有利于健康的孕育。计划怀孕的妇女如果有健康和营养问题，应积极治疗相关疾病，纠正可能存在的营养缺乏，保持良好的卫生习惯。此外，吸烟、饮酒会影响精子和卵子质量及受精卵着床与胚胎发育，在怀孕前6个月夫妻双方均应停止吸烟、饮酒，并远离吸烟环境。

（2）孕期妇女膳食指南

1）补充叶酸，常吃含铁丰富的食物，选用碘盐。叶酸对预防神经管畸形和高同型半胱氨酸血症、促进红细胞成熟和血红蛋白合成极为重要。孕期叶酸应达到每天 600 μgDFE，除常吃含叶酸丰富的食物外，还应补充叶酸 400 μgDFE。为预防早产、流产，满足孕期血红蛋白合成增加和胎儿铁储备的需要，孕期应常吃含铁丰富的食物，铁缺乏严重者可在医师指导下适量补铁。碘是合成甲状腺素的原料，是调节新陈代谢和促进蛋白质合成的必需微量元素，除选用碘盐外，每周还应摄入 1~2 次含碘丰富的海产品。

2）孕吐严重者，可少量多餐，保证摄入含必要量碳水化合物的食物。孕早期应维持孕前平衡膳食。如果早孕反应严重，可少食多餐，选择清淡或适口的膳食，保证摄入含必要量碳水化合物的食物，以预防酮血症对胎儿神经系统的损害。

3）孕中晚期适量增加奶、鱼、禽、蛋、畜瘦肉的摄入。自孕中期开始，胎儿生长速率加快，应在孕前膳食的基础上，每天增加奶类 200 g，动物性食物（鱼、禽、蛋、畜瘦肉）孕中期每天增加 50 g、孕晚期增加 125 g，以满足对优质蛋白质、维生素 A、钙、铁等营养素和能量的需要。建议每周食用 2~3 次鱼类。

4）适量身体运动，维持孕期适宜体重。体重增长是反映孕妇营养状况的最实用的直观指标，与胎儿出生体重、妊娠并发症等妊娠结局密切相关。为保证胎儿正常生长发育，应使孕期体重增长保持在适宜的范围。身体活动还有利于愉悦心情和自然分娩。健康的孕妇每天应进行不少于 30 min 的中等强度身体活动。

5）禁烟酒，愉快孕育新生命，积极准备母乳喂养。烟草、酒精对胎儿发育的各个阶段都有明显的毒性作用，容易引起流产、早产和胎儿畸形。有吸烟饮酒习惯的妇女必须戒烟禁酒，远离吸烟环境，避免二手烟。

（3）哺乳期妇女膳食指南

分娩后的哺乳期妇女要分泌乳汁、哺育婴儿，还要逐步补偿妊娠、分娩时营养的消耗，恢复各器官、系统功能。对能量及营养素的需要甚至超过妊娠期。乳母营养的好坏还直接关系到母乳喂养的成功和婴儿的生长发育。

1）增加富含优质蛋白质及维生素 A 的动物性食物和海产品，选用碘盐。乳母的营养是泌乳的基础，尤其蛋白质营养状况对泌乳有明显影响。动物性食物如鱼、禽、蛋、畜瘦肉等可提供丰富的优质蛋白质和一些重要的矿物质和维生素，乳母每天应比孕前增加约 80 g 的鱼、禽、蛋、畜瘦肉。如条件限制，可用富含优质蛋白质的大豆及其制品替代。为保证乳汁中碘、$n-3$ 长链多不饱和脂肪酸（如 DHA）和维生素 A 的含量，乳母应选用碘盐烹饪食物，适当摄入海带、紫菜、鱼、贝类等富含碘或 DHA 的海产品，适量增加富含维生素 A 的动物性食物，如动物肝脏、蛋黄等的摄入。奶类是钙的最好食物来源，乳母每天应增饮 200 mL 的牛奶，使总奶量达到 $400 \sim 500$ mL，以满足其对钙的需要。

2）产褥期食物多样不过量，重视整个哺乳期营养。"坐月子"是我国的传统习俗，其间常过量摄入动物性食物，致能量和宏量营养素摄入过剩。乳母应重视整个哺乳阶段的营养，食不过量且营养充足，以保证乳汁的质与量以持续地进行母乳喂养。

3）愉悦心情，充足睡眠，促进乳汁分泌。乳母的心理及精神状态也可影响乳汁分泌，保持愉悦心情，可确保母乳喂养的成功。

4）坚持哺乳，适量运动，逐步恢复适宜体重。孕期体重过度增加及产后体重滞留，是女性肥胖发生的重要原因之一。坚持哺乳、科学活动和锻炼，有利于机体复原和体重恢复。

5）禁烟酒，避免浓茶和咖啡。吸烟、饮酒会影响乳汁分泌，烟草中的尼古丁和酒精也可通过乳汁进入婴儿体内，影响婴儿睡眠及精神运动发育。此外，茶和咖啡中的咖啡因有可能造成婴儿兴奋，乳母应避免饮用浓茶和大量咖啡。

2. 婴幼儿喂养指南

我国婴幼儿喂养指南是与一般人群膳食指南并行的喂养指导。出生后至满 2 周岁的阶段，良好营养和科学喂养是儿童近期和远期健康最重要的保障。生命早期的营养和喂养对体格生长、智力发育、免疫功能等近期及后续健康持续产生至关重要的影响。

对于 6 月龄内婴儿的母乳喂养，建议乳母在生后数日开始补充维生素 D，不需补钙。人奶中维生素 D 含量低，母乳喂养儿不能通过母乳获得足量的维生素 D。适宜的阳光照射会促进皮肤中维生素 D 的合成，但鉴于养育方式及居住地域的限制，阳光照射可能不是 6 月龄内婴儿获得维生素 D 的最方便途径。婴儿出生后数日就应开始每日补充维生素 D10 μg，不需额外补钙。推荐新生儿出生后补充维生素 K，特别是剖宫产的新生儿。

由于婴儿患有某些代谢性疾病，乳母患有某些传染性或精神性疾病，乳汁分泌不足或无乳汁分泌等原因，不能用纯母乳喂养婴儿时，建议首选适合6月龄内婴儿的配方奶喂养，不宜直接用普通液态奶、成人奶粉、蛋白粉、豆奶粉等喂养婴儿。任何婴儿配方奶都不能与母乳相媲美，只能作为纯母乳喂养失败后无奈的选择。6月龄前放弃母乳喂养而选择婴儿配方奶，对婴儿健康是不利的。

对于7~24月龄的婴幼儿，建议继续母乳喂养，满6月龄起添加辅食。母乳仍然可以为满6月龄后婴幼儿提供部分营养及各种免疫保护因子等。婴儿满6月龄时，开始添加辅食，不仅能满足其营养需求，也能满足其心理需求，并促进其感知觉、心理及认知和行为能力的发展。

添加辅食应从富含铁的泥糊状食物开始，逐步添加达到食物多样。7~12月龄婴儿所需能量约1/3~1/2来自辅食，13~24月龄幼儿约1/2~2/3的能量来自辅食，而婴幼儿来自辅食的铁更高达99%。因而婴儿最先添加的辅食应该是富铁的高能量食物，如强化铁的婴儿米粉、肉泥等。在此基础上逐渐引入其他不同种类的食物以提供不同的营养素。辅食添加的原则：每次只添加一种新食物，由少到多、由稀到稠、由细到粗，循序渐进。

辅食应保持原味，不加盐、糖以及刺激性调味品，保持淡口味。淡口味食物有利于提高婴幼儿对不同天然食物口味的接受度，减少偏食挑食的风险。淡口味食物也可减少婴幼儿盐和糖的摄入量，降低儿童期及成人期肥胖、糖尿病、高血压、心血管疾病的风险。

应选择新鲜、优质、无污染的食物和清洁水制作辅食。制作辅食前须先洗手。制作辅食的餐具、场所应保持清洁。辅食应煮熟、煮透。制作的辅食应及时食用或妥善保存。婴幼儿进食时一定要有成人看护，以防进食意外。整粒花生、坚果、果冻等食物不适合婴幼儿食用。

3. 儿童少年膳食指南

本指南适用于2周岁至不满18岁的未成年人，分为2~5岁学龄前儿童和6~17岁学龄儿童少年两个阶段。该指南是一般人群指南基础上的补充说明和指导。

（1）学龄前儿童膳食指南

1）规律就餐，自主进食不挑食，培养良好饮食习惯。足量食物、平衡膳食、规律就餐是2~5岁儿童获得全面营养和良好消化、吸收的保障。因此，要注意引导儿童自主、有规律地进餐，保证每天不少于三次正餐和两次加餐，不随意改变进餐时间、环境和进食量,纠正挑食、偏食等不良饮食行为,培养儿童摄入多样化食物的良好饮食习惯。

2)每天饮奶,足量饮水,正确选择零食。目前,我国儿童钙摄入量普遍偏低,对于快速生长发育的儿童,应鼓励其多饮奶,建议每天饮奶 300~400 mL 或摄入相当量的奶制品。儿童新陈代谢旺盛,活动量大,水分需要量相对较多,建议 2~5 岁儿童每天水的总摄入量(即饮水和膳食中汤水、牛奶等总合)为 1 300~1 600 mL。饮水时以白开水为主。零食应尽可能与加餐相结合,以不影响正餐为前提,多选用营养密度高的食物,如乳制品、水果、蛋类及坚果类等食物。

3)食物应合理烹饪、易于消化、少调料、少油炸。建议多采用蒸、煮、炖、煨等方式烹制儿童膳食,从小培养儿童清淡口味、少放调料、少用油炸。

4)参与食物选择与制作,增进对食物的认知与喜爱。鼓励儿童体验和认识各种食物的天然味道和质地,了解食物特性,增进对食物的喜爱。

5)经常户外运动,保障健康生长。鼓励儿童经常参加户外游戏与活动,可实现对其体能、智能的锻炼培养,维持能量平衡,促进皮肤中维生素 D 的合成和钙的吸收利用。此外,增加户外活动时间,可有效减少儿童近视眼的发生。2~5 岁儿童生长发育速度较快,身高、体重可反映儿童膳食营养摄入状况,家长可通过定期监测儿童的身高、体重,及时调整其膳食和身体活动,以保证正常的健康生长。

(2)学龄儿童膳食指南

1)认识食物,学习烹饪,提高营养科学素养。学龄儿童应积极学习营养健康知识,传承我国优秀饮食文化和礼仪,提高营养健康素养,认识食物,参与食物的选择和烹饪,养成健康的饮食行为。

2)三餐合理,规律进餐,培养健康饮食行为。学龄儿童应按时进食三餐,饮食应多样化,保证营养齐全。每天吃早餐,并保证早餐的营养充足。为满足骨骼生长的需要,保证每天喝奶或摄入奶制品 300 mL。

3)合理选择零食,足量饮水,不喝含糖饮料。学龄儿童应选择卫生、营养丰富的食物,如水果、奶类、豆制品、坚果等作为零食,油炸、高糖或高盐的食品不宜作为零食。每天少量多次、足量饮水,不喝或少喝含糖饮料,更不能用饮料代替水。

4)不偏食节食,不暴饮暴食,保持适宜体重增长。学龄儿童应不偏食节食、不暴饮暴食,要避免盲目节食,或采用极端的减肥方式控制体重。也要避免暴饮暴食,做到遵循进餐规律,减缓进食速度。提高学龄儿童对饮酒危害的认识,不让儿童尝试饮酒。

5）保证每天至少活动 60 min，增加户外活动时间。学龄儿童的身体活动以有氧运动为主，每次最好 10 min 以上。每周至少进行 3 次高强度身体活动（如长跑、游泳、打篮球等），3 次抗阻力运动（如俯卧撑、仰卧起坐及引体向上等）和骨质增强型运动。运动前做好充分的准备活动，避免空腹运动，饭后 1 h 再运动。运动中注意补充水分。

4. 老年人和素食人群膳食指南

老年人，是指 65 岁以上的人群。素食人群是指不食畜肉、家禽、海鲜等动物性食物为饮食方式的人群。该指南是在一般人群指南基础上对老年人及素食人群膳食指导的补充说明。

（1）老年人群膳食指南

1）少量多餐且细软，预防营养缺乏。不少老年人牙齿缺损，消化液分泌和胃肠蠕动减弱，容易出现食欲下降和早饱现象，造成食物摄入量不足和营养缺乏，因此老年人膳食更应注意合理设计、精准营养。食物制作要细软，并做到少量多餐。对于吞咽障碍和高龄的老年人，可选择软食，进食中要细嚼慢咽，预防呛咳和误吸；对于贫血，钙和维生素 D、维生素 A 等营养素缺乏的老年人，建议在营养师和医生的指导下，选择适合自己的营养强化食品。

2）主动足量饮水，积极户外活动。老年人身体对缺水的耐受性下降。饮水不足可对老年人的健康造成明显影响，因此要足量饮水，每天的饮水量应达到 1 500~1 700 mL。应少量多次、主动饮水，首选温热的白开水。户外活动能够更好地接受紫外线照射，有利于体内维生素 D 的合成，延缓骨质疏松和肌肉衰减的发展，因此老年人应积极进行户外活动。

3）延缓肌肉衰减，维持适宜体重。骨骼、肌肉是身体的重要组成部分，延缓肌肉衰减对维持老年人活动能力和健康状况极为重要。延缓肌肉衰减的有效方法是吃动结合，一方面要增加摄入富含优质蛋白质的瘦肉、海鱼、豆类等食物，另一方面要进行有氧运动和适当的抗阻力运动。老年人体重应维持在正常稳定水平，不应过度苛求减重，体重过高或过低都会影响健康。从降低营养不良风险和死亡风险的角度考虑，老年人的 BMI 应不低于 20 为好，鼓励通过营养师的个性化评价来指导和改善。

4）摄入充足食物，鼓励陪伴进食。鼓励老年人积极主动参与家庭和社会活动，与家人一起进餐，主动参与烹饪；独居老年人，可去集体用餐或多与亲朋一起用餐和活动，以便摄入更多丰富的食物和积极参加集体活动，增加接触社会的机会。

(2) 素食人群膳食指南

素食人群应合理搭配膳食，避免因缺少动物性食物而引起蛋白质、维生素 B_{12}、铁、锌等营养素缺乏的风险。

1) 谷类为主、食物多样，适量增加全谷物。全素和蛋奶素人群膳食应以谷类为主，食物多样化；每天摄入的食物种类至少为 12 种，而每周至少为 25 种。谷类食物是素食者膳食能量的主要来源，谷类可提供碳水化合物、B 族维生素、矿物质和膳食纤维等，全谷物保留了天然谷物的全部成分，营养素含量更为丰富，因此应适量增加谷类食物摄入，特别是全谷物的摄入量。

2) 增加大豆及其制品的摄入，每天 50~80 g，选用发酵豆制品。大豆是素食者的重要食物，大豆含有丰富的优质蛋白质、不饱和脂肪酸、B 族维生素等，发酵豆制品中含有一定量的维生素 B_{12}，因此素食者应比一般人群增加大豆及其制品的摄入量，并适当选用发酵豆制品。

3) 常吃坚果、海藻和菌菇。坚果中富含蛋白质、不饱和脂肪酸、维生素 E、B 族维生素、钙、铁等，藻类中含较多的多不饱和脂肪酸，菌菇类含有丰富的维生素和矿物质。

4) 蔬菜、水果应摄入充足。蔬菜水果含有丰富的维生素和矿物质。

5) 合理选用烹饪油。食用油中的主要成分为脂肪，可为人体提供必需脂肪酸。推荐素食人群使用大豆油和（或）菜籽油烹饪，用亚麻籽油和（或）紫苏油拌凉菜。

三、宝塔、餐盘、算盘

1. 中国居民平衡膳食宝塔（2016）

中国居民平衡膳食宝塔（以下简称"宝塔"）是根据《中国居民膳食指南（2016）》的核心内容，结合我国居民膳食的实际情况，把平衡膳食的原则转化为各类食物的数量和比例的图形化表示，如图 4-1 所示。

中国居民平衡膳食宝塔形象化的组合，遵循了平衡膳食的原则，体现了一个在营养上比较理想的基本构成。平衡膳食宝塔共分 5 层，各层面积大小不同，体现了 5 类食物和食物量的多少；5 类食物包括谷薯类，蔬菜水果，畜禽鱼蛋类，奶类、大豆和坚果类以及烹饪用油盐，其食物数量是根据不同能量需要设计的，宝塔旁边的文字注释标明了能量在 1 600~2 400 kcal 时，一段时间内成人每人每天各类食物摄入量的平均范围。

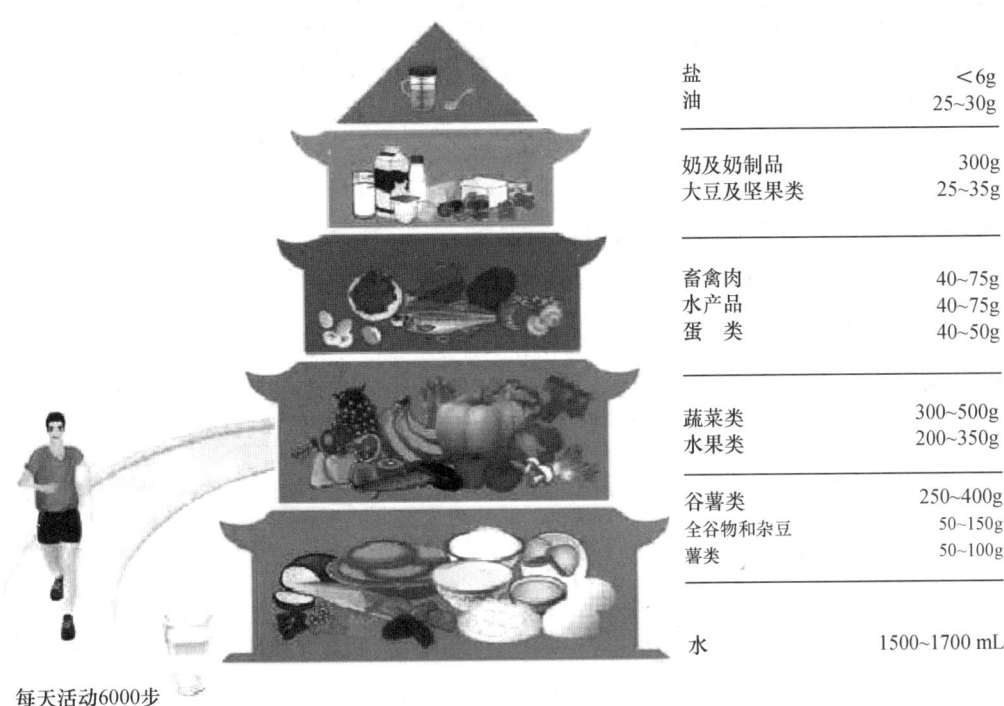

图 4-1　中国居民平衡膳食宝塔（2016）

（1）第一层：谷薯类食物

谷薯类是膳食能量的主要来源，也是多种微量营养素和膳食纤维的良好来源。《中国居民膳食指南（2016）》中推荐 2 岁以上健康人群的膳食应食物多样，以谷类为主。一段时间内，成人每人每天应该摄入谷、薯、杂豆类在 250～400 g，其中全谷物 50～150 g（包括杂豆类），新鲜薯类 50～100 g。

谷类、薯类和杂豆是碳水化合物的主要来源。全谷物保留了天然谷物的全部成分，是理想膳食模式的重要选择，也是膳食纤维和其他营养素的来源。我国传统膳食中整粒的食物常见的有小米、玉米、绿豆、红豆、荞麦等，现代加工产品有燕麦片等，因此把杂豆与全谷物归为一类。2 岁以上所有年龄的人都应该保持全谷物的摄入量，以此获得更多营养素、膳食纤维和健康益处。

（2）第二层：蔬菜水果

蔬菜水果是《中国居民膳食指南（2016）》中鼓励多摄入的两类食物。在 1 600～2 400 kcal 能量需要水平下，推荐每人每天蔬菜摄入量应在 300～500 g，水果 200～350 g。蔬菜水果是膳食纤维、微量营养素和植物化学物的良好来源。每类蔬菜提供的营养素略有不同，深色蔬菜一般富含维生素、植物化学物和膳食纤维，推荐每天占总体蔬菜摄入量的 1/2 以上。建议吃新鲜水果，在鲜果供应不足时可选择一些含糖量低的干果制品和纯果汁。新鲜水果提供多种微量营养素和膳食纤维。

蔬菜和水果各有优势，虽在一层，但不能相互替代。很多人不习惯摄入水果，或者摄入量很低，应努力把水果作为平衡膳食的重要部分。多吃蔬菜水果也是降低膳食能量摄入的不错选择。

（3）第三层：鱼、禽、畜、蛋等动物性食物

鱼、禽、畜、蛋等动物性食物是《中国居民膳食指南（2016）》推荐适量食用的一类食物。在 1 600~2 400 kcal 能量需要水平下，推荐每天鱼、禽、畜、蛋摄入量共计 120~200 g。

新鲜的动物性食物是优质蛋白质、脂肪和脂溶性维生素的良好来源，建议每天畜禽肉的摄入量为 40~75 g，少吃加工类肉制品。目前，我国大部分居民的肉类摄入以猪肉为主，且增长趋势明显。猪肉含脂肪较高，应尽量选择瘦肉或禽肉。常见的水产品是鱼、虾、蟹和贝类，此类食物富含优质蛋白质、脂类、维生素和矿物质，推荐每天摄入量为 40~75 g，有条件可以多吃一些替代畜肉类。蛋类包括鸡蛋、鸭蛋、鹅蛋、鹌鹑蛋、鸽蛋及其加工制品，蛋类的营养价值较高，推荐每天摄入 1 个鸡蛋（相当于 50 g 左右），吃鸡蛋不能弃蛋黄，蛋黄有着丰富的营养成分，如胆碱、卵磷脂、胆固醇、维生素 A、叶黄素、锌、B 族维生素等，对全年龄段的人都具有健康益处。

（4）第四层：乳类、大豆和坚果

乳类、豆类是鼓励多摄入的。乳类、大豆和坚果是蛋白质和钙的良好来源，营养素密度高。

在 1 600~2 400 kcal 能量需要水平下，推荐每天应摄入相当于鲜奶 300 g 的奶类及奶制品；在全球乳制品消费中，我国摄入量一直很低，多吃多种多样的乳制品，有利于提高乳品摄入量。

大豆包括黄豆、黑豆、青豆，其常见的制品包括豆腐、豆浆、豆腐干及千张等。推荐大豆和坚果制品摄入量为 25~35 g，以蛋白质为换算单位，1 份 20 g 大豆相当于北豆腐 60 g、南豆腐 110 g、内酯豆腐 120 g、豆干 45 g、豆浆 360~380 mL。

坚果包括花生、葵花子、核桃、杏仁、榛子等，部分坚果的蛋白质与大豆相似，富含必需脂肪酸和必需氨基酸，作为菜肴、零食等都是食物多样化的良好选择，建议每周摄入 70 g 左右（每天 10 g 左右）。10 g 重量的坚果仁如 2~3 个核桃，4~5 个板栗，一把松子仁（相当于一把带皮松子 30~35 g）。

(5) 第五层：烹饪油和盐

油、盐作为烹饪调料，是建议尽量少用的食物。

推荐成人每天烹饪油不超过 25~30 g，食盐摄入量不超过 6 g。按照我国居民膳食营养素参考摄入量中脂肪在总膳食中的能量提供，1~3 岁人群脂肪摄入量占膳食总能量的 35%；4 岁以上人群占 20%~30%；在 1 600~2 400 kcal 能量需要水平下，为每天 36~80 g。脂肪提供高能量，很多食物含有脂肪，所以烹饪油需要限量，按照 25~30 g 计算，烹饪油提供膳食总能量的 10% 左右。烹饪油包括各种动植物油。烹饪油也要多样化，经常更换种类，食用多种植物油可满足人体各种脂肪酸的需要。

我国居民食盐用量普遍较高，盐与高血压关系密切，限制盐的摄入是我国的长期目标，除了少用食盐外，也需要控制隐形高盐食品的摄入量。

酒和添加糖不是膳食组成的基本食物。

(6) 运动和饮水

身体活动和水的图示仍包含在中国居民平衡膳食宝塔的可视化图形中，强调增加身体活动和足量饮水的重要性。水是膳食的重要组成部分，是一切生命必需的物质，其需要量主要受年龄、身体活动、环境温度等因素的影响。轻体力活动的成人每天应至少饮水 1 500~1 700 mL（约 7~8 杯）。在高温或强体力活动的条件下，应适当增加。饮水不足或过多都会对人体健康带来危害。膳食中水分大约占 1/3，推荐一天中饮水和整体膳食水（包括食物中的水，如汤、粥、奶等）摄入共计在 2 700~3 000 mL。

运动或身体活动是能量平衡和保持身体健康的重要手段。运动或身体活动能有效地消耗能量，保持精神和机体代谢的活跃性。鼓励养成天天运动的习惯，坚持每天多做一些消耗体力的活动。推荐成人每天进行至少相当于快步走 6 000 步以上的身体活动，每周最好进行 150 min 中等强度的运动，如骑车、跑步、庭院或农田的劳动等。一般而言，轻体力活动的能量消耗通常占总能量消耗的 1/3 左右，而重体力活动者可高达 1/2。加强和保持能量平衡，需要通过不断摸索，关注体重变化，找到食物摄入量和运动消耗量之间的平衡点。

值得提出的是，平衡膳食模式中提及的所有食物推荐量都是以原料的生重可食部分计算的，每类食物又覆盖了多种多样的不同食物，熟悉食物营养特点，是保障膳食平衡和合理营养的基础。

2. 中国居民平衡膳食餐盘

中国居民平衡膳食餐盘（见图 4-2）按照平衡膳食原则，在不考虑烹饪用油盐的前提下,描述了一个人一餐中膳食的食物组成和大致比例。餐盘更加直观,一餐膳食的食物组合搭配清晰明了。

餐盘分成4部分,分别是谷薯类、富含蛋白质的鱼肉蛋豆类、蔬菜类和水果类,餐盘旁的一杯牛奶提示其重要性。此餐盘适用于2岁以上人群,是一餐中的食物基本构成的描述。

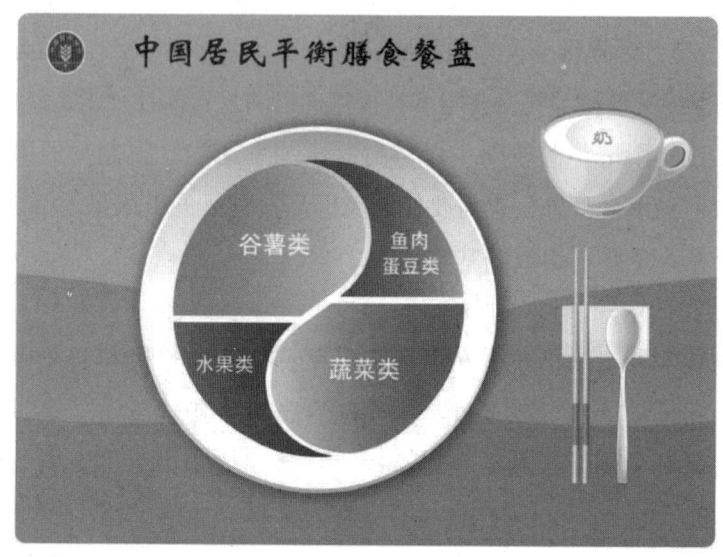

图4-2　中国居民平衡膳食餐盘(2016)

与平衡膳食宝塔相比,平衡膳食餐盘更加简明,给大家一个框架性认识,容易记住和操作。对2岁以上人群都可参照此结构计划膳食,即便是对素食者而言,也很容易替换肉类为豆类,以获得充足的蛋白质。

如果按照1 600~2 400 kcal能量需要水平,计算食物类别和重量比例见表4-4。结合餐盘图中色块显示,蔬菜和谷物面积最大,是膳食中的重要部分。按照重量计算蔬菜为膳食总重量的34%~36%;谷薯类占膳食总重量的26%~28%;水果次之,占膳食总重量的22%~25%;提供蛋白质的动物性食品和大豆最少,占膳食总重量的13%~17%;一杯牛奶为300 g。按照这个重量比例计划膳食,将很容易达到营养需求。

《中国居民膳食指南(2016)》强调的细节,如谷物中的50~150 g应该是全谷物食物,适当薯类摄入量,喝水而不要喝含糖的饮料,选择低盐食物等,并不能一一在平衡膳食餐盘中得到表达,还需要参照中国居民平衡膳食宝塔内容进行具体解读。

表 4-4 平衡膳食餐盘中食物重量比例计算

食物\能量（kcal）	1 600	1 800	2 000	2 200	2 400	均值
谷薯类	28%	27%	26%	26%	27%	27%
蔬菜类	34%	36%	36%	34%	34%	35%
水果类	23%	22%	25%	23%	24%	23%
动物性食物+大豆	15%	15%	13%	17%	15%	15%
奶及其制品	300 g					

注：中国居民平衡膳食餐盘图形设计比例为谷薯类 25%、蔬菜类 35%、水果类 25%、鱼肉蛋豆类 15%。

3. 中国儿童平衡膳食算盘

中国儿童平衡膳食算盘是根据平衡膳食的原则转化各类食物的分量并将其图形化的表示，主要针对儿童。与平衡膳食宝塔相比，平衡膳食算盘在食物分类上，把蔬菜、水果分为两类，平衡膳食算盘分为 6 行，用不同色彩的彩珠标示食物多少（见图 4-3）。

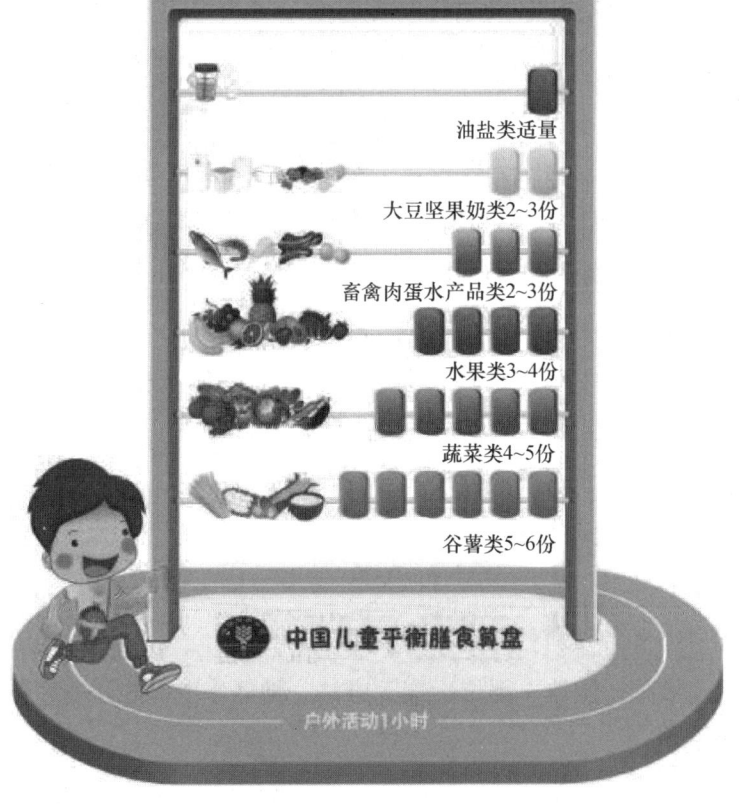

图 4-3 中国儿童平衡膳食算盘

此平衡膳食算盘分量按 8~11 岁儿童中等活动水平计算，宣传和知识传播中可以寓教于乐，使儿童能够记住一日三餐食物基本构成的多少。

平衡膳食算盘简单勾画了膳食结构图，给儿童一个大致膳食模式的认识。图中跑步的儿童身挎水壶，表达了鼓励喝白开水、天天运动、积极活跃地生活和学习。

学习单元 4　《中国食物成分表》及应用

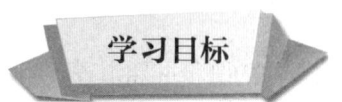

了解食物成分表的基本结构及其含义
掌握正确使用《中国食物成分表》的方法

一、食物成分表

一个国家或地区的食物成分表包含了当地常用食物情况和有健康意义的数据。目前，随着计算机领域的发展和普及，赋予了数据库更多新的形式。以下仅以《中国食物成分表》为例，说明食物成分数据库纸质版的几个重点。

1. 食物成分表基本结构

食物成分表一般分为包含食物一般营养成分表，如《中国食物成分表》包括 21 类 1 506 个食物的 31 个营养素数据。此外还有其他成分表，如氨基酸含量表、脂肪酸含量表、血糖生成指数数据表等。

2. 食物名称、分类和编码

（1）食物名称

食物名称由中文名和别名组成，为便于识别和区分，《中国食物成分表》对一些食物的颜色、形状、质地、部位、加工方法、地区来源等也进行了描述。

（2）食物分类

食物分类采用"食物类"和"亚类"的双级分类方法。参照国际食品数据系统网络的分类原则，结合我国营养学界以往的食物分类方法和食品行业相关的分类标准,将所有食物分为 21 个食物类;对于一个食物类中的食物,根据其某一属性的不同,又分成不同的亚类,并将那些难以分配到某一具体亚类的食物一律归入到相应食物类中的名为"其他"的亚类中。

(3) 食物编码

为适应计算机处理字符的方式,加快处理速度,并且把食物种类化繁为简,便于管理,由此对食物进行编码,使每个食物对应唯一的编码,即在食物一般营养成分表、其他成分表中相同的食物,为相同的编码。采取 6 位数字编码方法,前 2 位数字是食物的类别编码,第 3 位数字是食物的亚类编码,最后 3 位数字是食物在亚类中的排列序号。若一类食物中不设定任何亚类,其食物的亚类编码为"0"。例如,编码为"065018"的食物(枇杷),即:

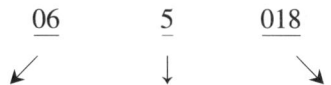

第 06 类食物　　第 5 亚类　　第 018 条食物

一条食物成分数据的编码在食物成分表中具有唯一性。在食物一般成分表、氨基酸含量表和脂肪酸含量表中相同的食物采用同一编码。这样不仅增加了前后食物成分表的关联性,也便于对数据的查找和比较。我国食物分类一览表见表 4-5。

表 4-5　我国食物分类一览表

食物类编码	食物类名称	亚类编码	亚类名称
01	谷类及制品	1	小麦
		2	稻米
		3	玉米
		4	大麦
		5	小米,黄米
		9	其他
02	薯类、淀粉及制品	1	薯类
		2	淀粉类
03	干豆类及制品	1	大豆
		2	绿豆
		3	赤小豆
		4	芸豆
		5	蚕豆
		9	其他

续表

食物类编码	食物类名称	亚类编码	亚类名称
04	蔬菜类及制品	1	根菜类
		2	鲜豆类
		3	茄果、瓜果类
		4	葱蒜类
		5	嫩茎、叶、花菜类
		6	水生蔬菜类
		7	薯芋类
		8	野生蔬菜类
05	菌藻类	1	菌类
		2	藻类
06	水果类及制品	1	仁果类
		2	核果类
		3	浆果类
		4	柑橘类
		5	热带、亚热带水果
		6	瓜果类
07	坚果、种子类	1	坚果
		2	种子
08	畜肉类及制品	1	猪
		2	牛
		3	羊
		4	驴
		5	马
		9	其他
09	禽肉类及制品	1	鸡
		2	鸭
		3	鹅
		4	火鸡
		9	其他
10	乳类及制品	1	液态乳
		2	奶粉

续表

食物类编码	食物类名称	亚类编码	亚类名称
10	乳类及制品	3	酸奶
		4	奶酪
		5	奶油
		9	其他
11	蛋类及制品	1	鸡蛋
		2	鸭蛋
		3	鹅蛋
		4	鹌鹑蛋
12	鱼虾蟹贝类	1	鱼
		2	虾
		3	蟹
		4	贝
		9	其他
13	婴幼儿食品	1	婴幼儿配方乳粉
		2	婴幼儿断奶期辅助食品
		3	婴幼儿补充食品
14	小吃、甜饼	1	小吃
		2	蛋糕、甜点
15	速食食品	1	快餐食品
		2	方便食品
		3	休闲食品
16	饮料类	1	碳酸饮料
		2	果汁及果汁饮料
		3	蔬菜汁饮料
		4	含乳饮料
		5	植物蛋白饮料
		6	茶叶及茶饮料
		7	固体饮料
		8	棒冰、冰激凌类
		9	其他

续表

食物类编码	食物类名称	亚类编码	亚类名称
17	含酒精饮料	1	发酵酒
		2	蒸馏酒
		3	露酒（配制酒）
18	糖、蜜饯类	1	糖
		2	糖果
		3	蜜饯
19	油脂类	1	动物油脂
		2	植物油
20	调味品类	1	酱油
		2	醋
		3	酱
		4	腐乳
		5	咸菜类
		6	香辛料
		7	盐、味精及其他
21	其他	略	略

3. 数值表达

食物分析数据一般为几个样品数据的均值。但数据来源不同，所以食物成分表中的数据需要按照一定的规则或根据营养学、分析化学的知识进行标准化后才能应用。《中国食物成分表》中的数据是遵循国际上的有关准则统一表达的，并对数据来源以下列方式表达。

（1）分析数值

这些数值是实验室直接测定的数据，可以追踪到数据的原始资料，可得知分析方法。在成分表中占据90%以上，因此无特殊标识。

（2）计算值

碳水化合物、能量、蛋白质，甚至由胡萝卜素转化为维生素A、维生素E转化为α-维生素E当量等都是计算值。这些数值计算方法为世界通用并已经在使用说明中描述，所以也无标记。

（3）估计值

在某些情况下，用相似食物替代缺失的分析值称为估计值。这些数值需要有

(4)借用值

借用值指从其他国家食物成分数据库或文献资料中借用而来的数值,有标识。

(5)缺失值

对所有营养素进行分析是不可能的,若估计、借用都不可能实现,数值缺失时候标识为"—"。一般缺失值绝不能认为是零值。

(6)零

当低于测量方法的检测线时,表明未检出,或者食物中并不含有某种物质时,用"…"表示。严格来说,尽管零值可以指低于营养上显著水平的含量,但在这种情况下更适合用痕量,痕量表示目前水平不能充分测量或营养学上判断不显著的含量数值。

《中国食物成分表》数据表达的部分符号见表4-6。

表4-6 《中国食物成分表》数据表达的部分符号

符号	意义
—	未测定,理论上该食物应该含有一定量该种成分
…或Tr	未检出,或低于方法检出限,含量极微
$\overline{M}$	该条数据为几种相同食物数据的均值
*	估计值或计算值,参考相似食物或原料数据而得
(0)	估计零值,理论上为零值或不存在

4. 食物的可食部分

一般来讲,很多食物都有可食用部分和不可食用部分,如香蕉、核桃要去皮,鱼要去掉刺,鸡蛋要去壳等。很多食物具有不可食部分,对于从市场上采集来的样品(称为"市品"),按照居民通常的加工、烹饪方法和饮食习惯,去掉其中不可食用的部分后,剩余的即为食物的可食部分。"食部"栏中的系数表示某一食物中可用部分占市品的百分比,用于计算食物可食部分的重量。食物的废弃率和可食部分比例不是固定不变的,它会因品种、运输、储存、加工处理方法等方面的不同而不同。食物成分表里的食部数据也是一个平均值。

对于水果、蔬菜、鱼虾类、贝类、带骨带皮的肉类等天然食品来说,计算营养素含量的时候要考虑可食部分比例。可食部分比例的计算方法如下。

$$可食部分比例 = \frac{食部重量 - 皮、核、骨等不可食部分重量}{市品重量} \times 100\%$$

【例4-1】制作蛋糕需鸡蛋500 g，其食部重量是多少？

解：经查表，鸡蛋编码为11-1-101，食部为88%，则食部重量=500 g×88%=440 g。

【例4-2】自助餐中削好的菠萝称重为3 350 g，请估算需购买多少菠萝市品？

解：经查表，菠萝编码为06-5-001，食部为68%，则市品重量=3 350 g÷68%=4 926 g≈5 000 g。

5. 食物成分的表示

食物成分采用中文名称、英文名称或缩写两种方式来表示，各种食物成分数据均为每100 g可食部分食物中的成分含量。但是，食物脂肪酸含量中各种单体脂肪酸数据采用占总脂肪酸的百分比表示。食物一般成分的表示方法见表4-7。

表4-7 食物一般成分表示方法

编码 Code	食物名称 Food name	食部 Edible %	水分 Water g	能量 Energy		蛋白质 Protein g	脂肪 Fat g
				kcal	kJ		
碳水化合物 CHO g	不溶性纤维 Dietary fiber g	胆固醇 Cholesterol mg	灰分 Ash g	总维生素A Vitamin A μgRE	胡萝卜素 Carotene μg	视黄醇 Retinol μg	硫黄素 Thiamin mg	核黄素 Riboflavin mg
烟酸 Niacin mg	维生素C Vitamin mg	维生素E (Vitamin E)					
		Total mg	α-E mg	(β+γ)-E mg		δ-E mg	
钙 Ca mg	磷 P mg	钾 K mg	钠 Na mg	镁 Mg mg	铁 Fe mg	锌 Zn mg	硒 Se mg	铜 Cu mg	锰 Mn mg	备注 Remark

二、食物成分数据应用

食物成分数据库是一个国家了解人群营养状况、评价膳食营养质量、设计和实施营养改善计划必需的基础资料，也是农业、食品工业、商业等部门发展食物生产及加工、优化和改进国民食物结构的重要依据，对于膳食调查、数据分析、营养改善等工作都不可少。

1. 常用领域

（1）食谱设计

食物成分数据库是设计食谱、调整膳食、食物交换中必不可少的工具。尤其是在临床营养及幼儿园、个体健康管理方面。

（2）膳食调查

膳食营养素摄入量计算是食物成分数据库应用的延伸和扩展，它集食物成分数据和营养计算、评价于一体。

（3）科学研究和教学

在膳食和疾病关系研究、营养干预、流行病学调查等方面，食物成分数据库都是重要的技术支撑。

（4）公共政策促进

在国家食物营养规划、西部营养改善计划、膳食指南制定、营养素参考摄入量研究制定中，食物数据库是不可缺少的技术支撑。

（5）食品加工和营养标签

食物成分数据库可作为食品加工配料选择的依据，也是食品营养标签执行时标准食物计算的参考。

（6）营养科普教育

食物成分数据库是科普教育的重要技术数据，被广泛应用于科普图书、讲座等。

2. 注意事项

任何数据或数据库都存在它的局限性。食物成分数据库的局限性体现在以下三个方面。

（1）食物作为一种天然生物材料，其成分随地区、季节等有其变异性。数据库中任何一个食物并不能准确地被认为是当地同样食物的成分水平。因此，尽管可以利用食物成分表设计膳食或食物供应计划，营养素含量仍然是估计值。

（2）对于加工食品来说，用原料数据的加合不能准确估计和计算该加工食品的营养素水平，尤其是在食品制作过程中添加的成分。

（3）已给定食物的成分也会随着时间而改变，使得食物成分数据库中的包装食品数值可能无效。因此，在使用食物成分数据库时，一定要注意该食物的描述，选取最恰当、最准确的数据进行使用和替代。

三、营养配餐的理论依据

营养配餐是一项实践性很强的工作，与人们的日常饮食直接相关，科学合理，需要以一系列营养理论作为指导。综上所述，营养配餐的理论依据可总结为以下几条。

1. 平衡膳食理论

营养配餐是实现平衡膳食的一种措施。平衡膳食的原则通过食谱才得以表达出来，充分体现其实际意义。

2. 中国居民膳食指南和平衡膳食宝塔

中国居民膳食指南和平衡膳食宝塔的原则就是食谱设计的原则，营养食谱的制定需要根据中国居民膳食指南和平衡膳食宝塔考虑食物种类、数量的合理搭配。

3. 我国居民膳食营养素参考摄入量

编制营养食谱时，首先需要以各营养素的推荐摄入量为依据确定需要量，一般以能量需要量为基础。制定出食谱后，还需要以各营养素的推荐摄入量为参考，评价食谱的制定是否合理，如果与推荐摄入量相差不超过10%，说明编制的食谱合理可用，否则需要加以调整。

4. 食物成分表

食物成分表是营养配餐工作必不可少的工具。要开展好营养配餐工作，必须了解和掌握食物的营养成分。通过食物成分表，在编制食谱时才能将营养素的需要量转换为食物的需要量，从而确定食物的品种和数量。在评价食品所含营养素摄入量是否满足需要时，同样需要参考食物成分表中各种食物的营养成分数据。

因此，在进行营养配餐前，需要了解上述几种营养配餐的理论依据，学会科学合理使用这些依据。

培训课程 4 餐饮成本的核算

学习目标

掌握餐饮成本核算的有关概念
了解餐饮成本核算的特点和意义
掌握餐饮成本核算的方法

餐饮业是专门从事加工、烹饪和出售餐饮制品,并提供消费场所、设备和服务,以满足顾客需要的行业。餐饮业是国民经济的组成部分,与人民的生活密切相关。

一、餐饮业成本核算的有关概念

1. 成本

成本是从事某种生产或经营时企业本身所耗用的费用和支出的总和。它包括企业在生产过程中原材料、燃料、动力的消耗,劳动报酬的支出,固定资产的损耗等。

2. 产品成本

产品成本是生产或制作成本。它由企业用于生产或加工某种产品所消耗的生产资料和劳动量构成。主要包括生产产品所消耗的生产资料及支付劳动者的工资。

3. 餐饮产品成本

用于制作餐饮产品的消费支出,即是该种餐饮产品的成本。

4. 单位成本

单位成本是指每个菜点单位所具有的成本,如元/kg、元/份等。

5. 总成本

总成本是指全部产品的生产费用总和或全部菜点的成本之和。

成本核算对于企业的经营管理起着很重要的作用，可以综合反映企业的经营情况。例如：原材料使用是否合理，产品销售价格的确定是否合理等。成本核算还可促使企业的各生产部门不断提高操作技术和经营服务水平，降低产品的单位成本，不断提高企业的服务质量和经济效益。

成本核算可以为企业经营决策提供重要依据。在现代企业中，成本核算已成为企业管理者投资决策、技术决策、经营决策的重要依据。

二、餐饮业成本核算的特点

由于餐饮业具有生产加工、劳动服务、商业零售于一体的独特的行业特点，除原材料成本外，其他如职工工资、固定资产的折旧等，很难分清用于哪个环节，所以计算中就习惯以原材料作为其成本要素，即构成菜点的原材料耗费之和，它包括食品原料的主料、配料和调料。

三、餐饮成本核算的意义

1. 正确执行物价政策。
2. 维护消费者的利益。
3. 促进企业改善经营管理。

四、餐饮成本的核算方法

1. 净料单位成本的计算

原料在最初购进时，多为毛料，大多要经过加工处理后成为净料。由于原料经加工处理后重量发生了变化（损耗或增长），其单位成本也发生了变化，所以必须进行净料单位成本的核算。

净料是指经过初加工处理的原料。如：芹菜去叶洗净后为净料，木耳涨发后为净料，肉类经过分档取料后为净料。净料单位成本的计算方法大致有两种：一料一档和一料多档。

（1）一料一档的净料单位成本计算

一料一档的原料指加工前是一种生料，加工后还是一种生料或半成品，且下脚料无作价价款。加工后净料单位成本计算公式为：

净料单位成本=毛料总值/净料重量

【例4-3】某厨房购进冬瓜 50 kg，进货价款为 1.2 元/kg，去皮后得到净冬瓜 37.5 kg，求净冬瓜的单位成本。

解：净冬瓜单位成本=1.2 元/kg×50 kg/37.5 kg =1.6 元/kg。

（2）一料多档的净料单位成本计算

1）毛料加工后是一种生料或半成品，下脚料有作价价款时，其净料单位成本的计算公式为：

净料单位成本=（毛料总值-下脚料价款）/净料重量

【例4-4】现有肉鸡一只，重 2 kg，单价为 11.2 元/kg。经加工得生光鸡 1.4 kg，下脚料头、爪作价 1.5 元，鸡血 0.6 元，鸡内脏 2.2 元，废料鸡皮 0.3 元，求生光鸡的单位成本。

解：生光的鸡单位成本=（11.2 元/kg×2 kg-1.5 元-0.6 元-2.2 元-0.3 元）/1.4 kg=12.714 元/kg≈12.7 元/kg。

2）原料加工后是若干种原料或半成品，其净料单位成本的计算有3种方法。

①如果加工后所有净料的单位成本都是从来没有计算过的，则根据这些原料的重量逐一确定它们的单位成本，然后使各档成本相加，求出进货总值。

即：净料1单位成本+净料2单位成本+…+净料 n 单位成本=一料多档的净料单位成本

②在所有净料中，如果有些净料的单位成本是已知的，有些是未知的，应首先把已知的那部分总成本计算出来，并从毛料的进货总值中扣除，然后根据未知的净料重量，逐一确定其单位成本。

③如果只有一种净料的单位成本需要计算，其他原料的成本都是已知的，则先把已知的原料总成本计算出来，从毛料的进货总值中扣除，然后再计算未知净料的单位成本。具体计算公式是：

未知净料单位成本=（毛料总值-其他各档原料价款总和）/未知净料重量

【例4-5】现有鲤鱼一条，重 2 kg，单价为 11.2 元/kg，下脚料鱼杂回收价为 1.46 元，全鱼经炸熟后为 1.4 kg，耗油 200 g，油价 10.8 元/kg，求熟鱼的单位成本。

解：熟鱼的单位成本=（11.2 元/kg×2 kg-1.46 元+10.8 元/kg×0.2 kg）/1.4 kg=16.5 元/kg。

（3）净料单位成本核算的分类

根据加工方法和处理程度的不同净料分为生料、半成品（无味半成品、调味半成品）、熟制品三类。

1）生料单位成本的核算。生料是指经过加工和处理，而没有经过调味和成熟处理的净料。生料单位成本的计算公式为：

生料单位成本=（毛料总值-其他各档下脚料价款）/生料重量

【例4-6】饭店购进羊腿80 kg，单价为12.6元/kg，经拆卸处理后得骨头14 kg，单价4.3元/kg，碎肉3.5 kg，单价12.4元/kg，求净羊肉单位成本。

解：净羊肉单位成本=（12.6元/kg×80 kg-14 kg×4.3元/kg-3.5 kg×12.4元/kg）/（80-14-3.5）kg≈14.47元/kg。

2）半成品（熟制品）单位成本的计算。半成品是经过初步熟处理或调味的净料。根据在加工过程中是否耗用了调味品，可分为无味半成品和调味半成品。

①无味半成品（熟制品）单位成本计算

无味半成品（熟制品）单位成本计算公式为：

无味半成品（熟制品）单位成本=生料总值/无味半成品（熟制品）重量

【例4-7】厨房购进鲜猪肝40 kg，单价为7元/kg，经过加工后，损耗20%，求猪肝加工后的单位成本。

解：猪肝加工后的单位成本=7元/kg×40 kg/40 kg×（1-20%）=8.75元/kg。

②调味半成品（熟制品）单位成本计算

调味半成品（熟制品）是指加放了调料的净料或经过调味和熟制的净料。调味半成品（熟制品）单位成本计算公式为：

调味半成品（熟制品）单位成本=（生料总值+调味品总值）/调味半成品（熟制品）重量

【例4-8】现有猪蹄5 kg，进价10.4元/kg，经煮熟后得熟猪蹄4 kg，所用调味品作价1.84元，求熟猪蹄的单位成本。

解：熟猪蹄单位成本=（10.4元/kg×5 kg+1.84元）/4 kg=13.46元/kg。

2. 净料率及其应用

(1) 净料率

1）净料率的定义。净料率是指原材料加工后的重量与加工前毛料总重量的比值。净料率也称出材率、拆卸率、涨发率等。它是餐饮业在长期经营过程中总结出的规律，在净料处理技术水平和原料规格质量相同的情况下，原料的净料重量和毛料重量间形成一定的比例关系，通过这种比例关系来计算净料重量。

2）净料率的计算。净料率的计算公式为：

$$净料率 = （净料重量/毛料重量）\times 100\%$$

【例4-9】现有马铃薯30 g，经加工得净马铃薯24 g，求马铃薯的净料率。

解：马铃薯净料率 = 24 g/30 g = 80%。

【例4-10】现有干蘑菇0.5 kg，经涨发后得净料1 kg，求蘑菇的涨发率。

解：蘑菇涨发率 = （1/0.5）× 100% = 200%。

3）影响净料率的因素。原材料的规格质量和净料的处理技术是决定净料率高低的两大因素。这两大因素如有变化，净料率就会发生变化。如品种、规格、质量相同的原料，由于处理者的技术水平不同，净料率就不相同。如果处理者技术水平相同，但原料的规格、质量不同，净料率也会发生变化。

4）净料率的应用

①根据净料率是净料重量与毛料重量的比值这个定义，可在已知净料重量和净料率的情况下求出毛料重量，或在已知毛料重量和净料率的情况下求出净料重量。公式为：

$$净料重量 = 毛料重量 \times 净料率$$

$$毛料重量 = 净料重量/净料率$$

②可利用净料率，直接由毛料单位成本计算出净料单位成本。这样可以大大方便各种主配料成本的计算。计算公式为：

$$净料单位成本 = 毛料单位成本/净料率$$

【例4-11】厨房购活鳝鱼8 kg，单价为28元/kg，经宰杀处理后加工成鳝丝，净料率为50%，求鳝鱼丝的单位成本。

解：鳝鱼丝的单位成本 = 28（元/kg）/50% = 56元/kg。

用净料单位成本的公式，也可根据净料单位成本和净料率求出毛料单位成本或根据净料单位成本和毛料单位成本求出净料率。公式为：

$$毛料单位成本 = 净料单位成本 \times 净料率$$

$$净料率 = （毛料单位成本/净料单位成本）\times 100\%$$

（2）损耗率

损耗率与净料率相对应，是指原料在加工处理后损耗的原料重量与加工前原料重量的比值。计算公式为：

$$损耗率 = （原料损耗重量/毛料重量）\times 100\%$$

净料率与损耗率的关系为：

$$净料率+损耗率=100\%$$

净料重量与损耗重量的关系为：

$$损耗重量=毛料重量-净料重量$$

【例 4-12】某饭店购进茄子 5 kg，经加工损耗率为 10%，求茄子的净料重量。

解：茄子净料重量 = 5 kg×（1−10%）= 4.5 kg。

3. **餐饮成本核算的方法**

餐饮业的成本是指所耗用的各种原料的成本之和。所以要核算某一单位产品的成本，只要将其所耗用的各种原料的成本逐一相加即可。餐饮业的成本核算根据餐饮业的加工制作特点，分为先总后分法和先分后总法两种。先总后分法适用于成批生产的产品，先分后总法适用于单件生产的产品。

（1）先总后分法菜点成本的计算

先总后分法适用于成批生产的产品的成本核算，如凉菜、主食、点心等。计算方法是先求出构成单一菜肴、点心所耗用的主料成本、配料成本和调味品的成本之和，然后根据产品的件数或份数求出每一单位产品的平均成本。计算公式为：

$$单位产品成本=本批产品所耗用的原料总成本/产品数量$$

【例 4-13】现有猪肉包子 60 个，用料详情为：面粉 1 kg，进价为 2 元/kg；猪肉 500 g，单价为 15 元/kg；酱油 150 g，单价为 4 元/kg；味精 3 g、葱末 50 g、姜末 5 g、共作价 0.45 元。求猪肉包子的单位成本。

解：猪肉包子单位成本 =（2 元/kg×1 kg+15 元/kg×0.5 kg+4 元/kg×0.15 kg+0.45 元）/60 个≈0.18 元/个。

（2）先分后总法菜点成本的计算

先分后总法适用于单件生产的产品的成本核算。计算方法是分别求出单件菜点所耗用的各种原料成本，然后逐一相加各种原料成本即为单件菜点成本。计算公式为：

$$单件菜点成本=单件菜点所用的主料成本+配料成本+调味品成本$$

【例 4-14】某饭店制作葱爆羊肉，每份用羊肉片 200 g，单价 18 元/kg，用葱计价 0.6 元，其他辅料成本 0.2 元，求此菜每份成本。

解：葱爆羊肉每份成本 = 18 元/kg×0.2 kg+0.6 元+0.2 元 = 4.4 元。

4. **菜点销售价格的计算**

（1）餐饮业价格构成

餐饮业菜点价格的构成应包括菜点从加工制作到消费各个环节的全部费用。

菜点价格通常用下面两个公式计算：

$$菜点销售价格=原料成本+生产经营费用+利润+税金$$
$$菜点销售价格=原料成本+毛利$$

因为产品成本的可变性较小，所以价格主要由毛利的高低来体现。

（2）毛利率和利润率

1）毛利率的定义及计算。产品毛利率是菜点毛利额与成本或销售价格的比值。它分为成本毛利率和销售毛利率两种。

成本毛利率是菜点毛利额与菜点成本之间的比值，又称外加毛利率。公式为：

$$成本毛利率=（产品毛利/产品成本）\times 100\%$$

销售毛利率是菜点毛利额与菜点价格之间的比值，又称内扣毛利率。公式为：

$$销售毛利率=（产品毛利/产品销售价格）\times 100\%$$

【例4-15】已知鱼香肉丝每份售价12元，成本为7元，分别求鱼香肉丝的成本毛利率和销售毛利率。

解：产品毛利=产品售价-产品成本=12元-7元=5元

$$成本毛利率=5元/7元\approx 71\%$$
$$销售毛利率=5元/12元\approx 42\%$$

菜点价格是根据菜点成本和毛利率制定的。毛利率的高低直接决定价格水平，决定着企业的盈亏，关系着消费者的利益。因此，在确定菜点价格前必须要确定合理的毛利率标准。

2）利润率的定义及计算。产品利润率是产品利润与产品成本或产品销售价格的比值。它分为成本利润率和销售利润率两种。

成本利润率是菜点利润额与菜点成本之间的比值。公式为：

$$成本利润率=（产品利润/产品成本）\times 100\%$$

销售利润率是菜点利润与菜点价格之间的比值。公式为：

$$销售利润率=（产品利润/产品销售价格）\times 100\%$$

餐饮产品的利润是由产品的销售价格扣除产品成本之后所得的毛利，从毛利中扣除生产经营费用和税金后的利润称为纯利润。

（3）毛利率间的换算

在菜点的销售价格、原材料成本一致的情况下，销售毛利率与成本毛利率之间换算公式为：

$$成本毛利率=销售毛利率/（1-销售毛利率）$$

$$销售毛利率 = 成本毛利率 / (1+成本毛利率)$$

【例4-16】某餐馆的炒肝尖的销售毛利率为43%，在成品成本不变的条件下，试换算成本毛利率。

解：成本毛利率 = 43% / (1-43%) ≈ 75%。

【例4-17】某菜品的成本毛利率为85%，在成品成本不变的条件下，其销售毛利率是多少？

解：销售毛利率 = 85% / (1+85%) ≈ 46%。

(4) 菜点销售价格的计算

1) 成本毛利率法。成本毛利率法又称外加法，计算公式为：

$$菜点销售价格 = 菜点成本 \times (1+成本毛利率)$$

【例4-18】某饭店制作清炒虾仁，每份成本17.3元，若成本毛利率为85%，求每份菜点的售价。

解：菜点售价 = 17.3元 × (1+85%) ≈ 32元。

利用成本毛利率法计算产品售价的公式，可以在已知售价和成本毛利率的情况下求出产品成本。计算公式为：

$$菜点成本 = 菜点销售价格 / (1+成本毛利率)$$

【例4-19】已知"甜烧白"一份销售价格是18元，成本毛利率为60%，求该菜的成本。

解：菜点成本 = 18元 / (1+60%) = 11.25元。

2) 销售毛利率法。销售毛利率法又称为内扣法，计算公式为

$$菜点销售价格 = 菜点成本 / (1-销售毛利率)$$

【例4-20】肉丝炒蒜苗的成本为每份5.5元，若按销售毛利率36%计算，求每份肉丝炒蒜苗的售价。

解：菜点售价 = 5.5元 / (1-36%) ≈ 8.6元。

利用销售毛利率法计算产品售价的公式，可以在已知售价和销售毛利率的情况下计算产品成本。计算公式为：

$$菜点成本 = 菜点销售价格 \times (1-销售毛利率)$$

【例4-21】已知清炒里脊每份售价13元，销售毛利率为45%，求每份清炒里脊的成本。

解：菜点成本 = 13元 × (1-45%) = 7.15元。

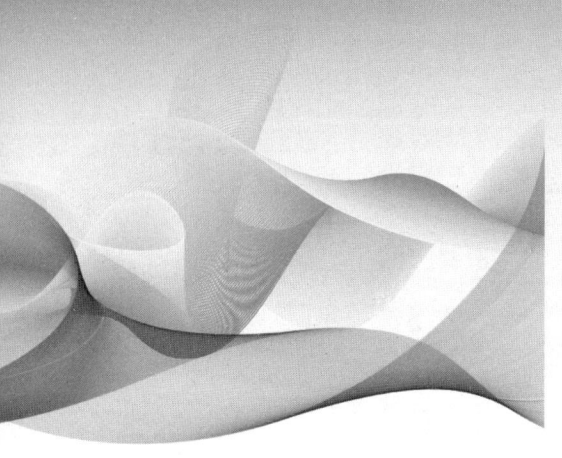

职业模块 5 饮食卫生与安全

培训课程1 食品污染及预防
    学习单元1 食品污染的概念及类型
    学习单元2 各类食品污染及其预防

培训课程2 食物中毒及预防
    学习单元1 食源性疾病
    学习单元2 食物中毒及其类型
    学习单元3 食物中毒事故的处理原则

培训课程3 餐饮卫生管理规范
    学习单元1 餐饮服务食品安全人员管理
    学习单元2 餐饮服务经营场所、设施设备管理
    学习单元3 烹饪原料的管理
    学习单元4 原料初加工与切配
    学习单元5 冷食和生食加工制品安全管理
    学习单元6 热菜的卫生与安全
    学习单元7 餐用具洗消保洁卫生与安全
    学习单元8 废弃物管理

培训课程4 安全生产
    学习单元1 安全生产的保障
    学习单元2 安全的工作环境和操作要求
    学习单元3 工伤知识

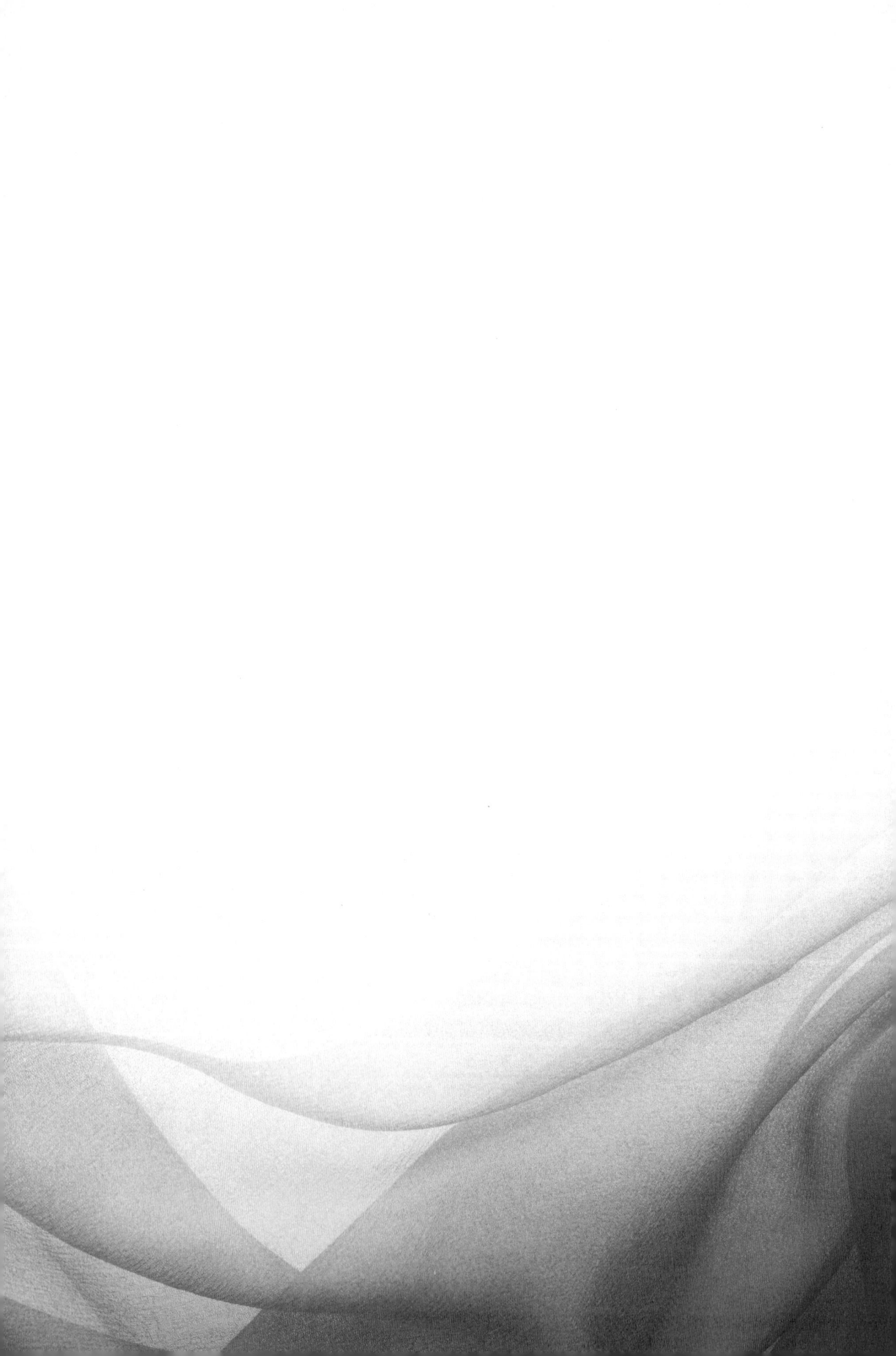

培训课程 1

食品污染及预防

学习单元 1　食品污染的概念及类型

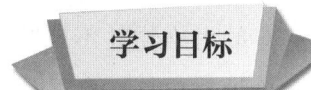

了解食品污染的概念
掌握食品污染的分类
了解食品污染的类别与危害

一、食品污染的概念

食品污染是指食品中原来含有的以及混入的，或者加工时人为添加的各种生物性或化学性物质对食品造成的污染，其共同特点是对人体健康具有急性或慢性危害。进入食品中的有毒有害物质称为污染物。食品从原料种植、饲养、捕捞，以及在采收、宰杀、生产、储存、运输、销售等各环节，都可能受到污染。食品污染会造成食品安全性、营养性、感官性状的变化。环境污染是造成食品污染的主要原因，进入环境的各种化学污染物主要来自工农业生产。

二、食品污染的分类

食品污染根据污染物的性质不同，一般可以分为生物性污染、化学性污染和物理性污染。

1. 生物性污染

生物性污染指有害于人体健康的生物进入正常食品的过程。食品的生物性污染包括微生物、寄生虫及虫卵和昆虫等引起的污染。其中以微生物污染影响最为广泛，程度最为严重。

2. 化学性污染

化学性污染指有害于人体健康的化学物质进入正常食品的过程。食品的化学性污染来源广泛、种类复杂。化学性污染主要来自生活、生产以及环境中的污染物，包括金属毒物、农药、兽药、激素残留，以及化肥带来的污染及其中间代谢产物；或者是烹饪过程中加工不当产生的污染物，如 N-亚硝基化合物、多环芳烃化合物、杂环胺类、油脂劣变物等。此外，食品的化学性污染还包括从工具、食品容器、食品包装材料进入食品中的有害物质及未按规定使用的添加剂等。

3. 物理性污染

物理性污染指有害于人体健康的物理性物质进入正常食品的过程。通常发生在食品生产加工过程中杂质超过规定的含量，或食品吸收外来的放射性核素等情况下。物理性污染主要来源于复杂的非化学性的杂物，虽然有的污染物并不威胁消费者的健康，但是严重影响了食品应有的感官性状或营养价值，包括在食品生产、储存、运输、销售过程中混入的尘土、石头等污染物；食品的放射性污染，主要来自放射性物质的开采、冶炼、生产、应用及意外事故造成的污染，如日本福岛核事故导致附近水域水产品受到核污染。

三、食品污染对人体的危害

1. 急性中毒

污染物较大量地随食品进入人体内，在短时间内引起机体的损害，并出现临床症状，称为急性中毒，也称为食物中毒。

2. 慢性中毒

污染物随食品长期少量并连续进入人体，经较长时间积累以后引起机体损害，出现各种病症，称为慢性中毒。食品污染导致的危害除了急性中毒外，以慢性中毒为多见。

3. 致突变

污染物随食品进入人体后，引起生殖细胞和体细胞的基因突变，并可遗传给后代，使后代细胞具有新的特性，称为突变。

4. 致畸

某些食品污染物作用于人体胚胎的细胞分化和器官形成过程中，使胚胎发育不正常，出现畸胎，称为致畸。

5. 致癌

食品污染物在人体内引起恶性肿瘤生长，增加肿瘤发病率和死亡率，称为致癌。

学习单元 2　各类食品污染及其预防

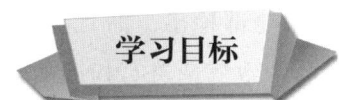

熟悉各类食品污染的来源
掌握各类食品污染的预防措施
能够提升规范操作的能力，增强防止食品污染的安全意识

一、生物性污染及预防

1. 微生物污染及其预防

微生物广泛存在于自然界中，如土壤、水、空气，以及人/畜粪便等。在食品生产、加工、储存、运输及销售过程中，微生物会通过多种途径污染食品造成食品安全危害，包括原料污染，指各种植物性和动物性食品原料在种植或养殖、采集、储存过程中的生物污染；运、销过程中的污染，指不卫生的操作和管理使食品被环境、设备、器具和包装材料中的微生物污染；从业人员的污染，主要是从业人员不良的卫生习惯和不严格执行卫生操作规程引发的污染。微生物污染主要污染物有细菌与细菌毒素、霉菌与霉菌毒素、病毒等。

（1）细菌对食品的污染及预防

1）细菌对食品的污染。常见细菌性污染按照菌属的致病性又可分为非致病菌、条件致病菌和致病菌。非致病菌在自然界分布极广，在土壤、水、食物中更为多见。食物中的细菌绝大多数都是非致病菌，这些非致病菌中，有许多都与食品腐败变质有关。非致病菌污染食品后，如果环境条件适宜，可分解食物中的营养物质进行自身繁殖，进而导致食品营养价值和品质下降，严重时造成食品腐败变质，呈现出一定程度的、使人难以接受的感官性状，如刺激性气味、异常颜色、组织腐烂、产生黏液等。条件致病菌通常情况下不致病，但在特殊条件下有致病力，常见的有葡萄球菌、链球菌、变形杆菌、蜡样芽孢杆菌等。致病菌主要来自病人、带菌者、病畜和病禽等。致病菌及其毒素可通过空气、土壤、水、餐具、患者的手或排泄物污染食品。食品受到细菌，特别是致病菌污染后，不仅会腐败变质，更重要的是能引起食物中毒。引起食物中毒的细菌有沙门菌、葡萄球菌、肉毒梭菌、蜡样芽孢杆菌、致病性大肠杆菌、小肠结肠炎耶尔森菌、副溶血性弧菌和李斯特氏菌等。食品中致病性微生物及引起食物中毒或其他疾病的微生物很多，食品安全标准规定，食品中不得检出致病菌。由于食品种类繁多，致病性微生物也有很多种。在实际操作中，不能用单一或几种方法将多种致病菌全部检出，而且在大多数情况下，污染食品的致病菌数量不多。所以，在对食品中致病菌进行检验时，不可能将所有的病原菌都列为重点检验，只能根据不同食品的特点，选定某个种类或某些种类致病菌作为检验的重点对象。如蛋类、肉类以沙门菌检验为主，罐头食品以肉毒梭菌检验为主，奶类以结核杆菌和布鲁氏菌检验为主。

2）细菌的预防。食品中细菌生长繁殖的影响因素是多方面的，如食品的种类、食品所提供的营养条件、食品所处的外界环境条件、食品的加工方法、共存于食品中的细菌种类等，但最重要的是温度、湿度、pH值、氧气条件。

①温度。温度对细菌的影响很大。一般情况下，细菌对低温的敏感性没有对高温那样显著。低温能抑制细菌的生长繁殖，高温能杀死细菌。

根据细菌对温度要求的不同，可分为嗜冷菌（-28~20℃）、嗜温菌（20~45℃）和嗜热菌（45~60℃）。正常情况下引起人体疾病的病原菌往往是嗜温菌，其生长的适宜温度基本与人类体温及人类生命活动的适宜环境温度相似。我国把7~60℃定为危险温区。因此，原料储存、初加工、端送给客人都应当缩短在危险温区中停留的时间。餐饮食品必须趁热供应或迅速冷却，绝对不能长时间存放于温热环境，以免出现安全隐患。

②湿度。描述湿度的物理量有水分活度（aw）、相对湿度及含水量等，食品的湿度可以用物理干燥法、冷冻干燥法、提高渗透压等方法来降低。

③pH值。绝大多数细菌适宜在7.2<pH<7.4（中性略偏碱）的环境中生长，水果和发酵食品如泡菜、酸奶、发酵香肠等pH值偏低，足以阻止绝大多数病原菌的活动。食醋本身具有杀菌作用，可以作为凉拌菜的配料。酸性饮料如柠檬汁只要封装良好就可以较长期保存。

④氧气。大部分的细菌都需要氧气才能繁殖。可使用抽真空包装（去除游离氧）、气调包装（增加氮气含量，减少氧分压）来加工储存食品。

人们常将温度、湿度、pH 值、氧气、抗菌剂或防腐剂等控制细菌生长的理化因素称为栅栏因子，将这些栅栏因子综合考虑，构建形成的食品安全技术称为多靶栅栏技术。

（2）霉菌对食品的污染及预防

1）霉菌对食品的污染。霉菌在自然界分布很广，种类繁多。有些霉菌对人类是有益的，但有些霉菌接触食品后能迅速繁殖，导致食品腐败变质，失去食用价值，甚至产生毒素使人和牲畜中毒。霉菌毒素造成人畜中毒常有地区性和季节性的特点。目前，已知的霉菌毒素大约为 200 种，一般按产生毒素的主要霉菌名称来命名，比较常见的有黄曲霉毒素、杂色曲霉毒素（柄曲毒素）、棒曲霉毒素（展青霉素）、黄绿青霉素等，其中黄曲霉毒素的致病性最强。黄曲霉毒素是由黄曲霉和寄生曲霉产生的一类代谢产物，具有极强的毒性。它在自然界分布十分广泛，主要污染的食品以花生、花生油、玉米最为严重，大米、小麦、面粉较轻，豆类一般很少受到污染。黄曲霉毒素比较耐热，在一般的烹饪温度下不会被破坏，只有达到 280 ℃时才能发生裂解，毒性才有所下降。在加入氢氧化钠的碱性条件下，黄曲霉毒素的内酯环被破坏，形成香豆素钠盐，可通过后续水洗予以去除。

2）霉菌的预防。绝大多数霉菌不耐热，因此可以用将食品置于 60 ℃ 加热 10 min 的方法予以杀灭。食品中霉菌生长综合性控制措施还包括除湿（晒干、红外线除湿、使用吸湿剂等）、降温、隔氧、使用防腐剂等。

（3）病毒对食品的污染及预防

1）病毒对食品的污染。病毒有很多种，但与食品有关且对人类构成致病性的只是其中的一小部分。根据病毒与食品安全的关系，可将病毒分为如下三种类型。一类是感染动物但不感染人类的病毒，如鸡新城疫病毒、鸭瘟病毒、猪瘟病毒、牛瘟病毒、小鹅瘟病毒等。另一类是来源于人类但可感染动物的病毒，这类病毒往往较少单独存在。最后一类是来源于动物体且能感染给人类的病毒，如口蹄疫病毒、狂犬病病毒、禽流感病毒、SARS 病毒，这类病毒引起的疾病即人畜共患病，对人类的危害极大。

一般来说病毒在食品中不能繁殖，但食品却是病毒存留的良好生态环境，病毒得以有更多机会通过不同的方式污染食品，如水产品、乳制品、肉类及蔬菜水果等，在其被加工前已被病毒污染为原发性病毒污染。食品在采集、储存、加工、运输和销售过程中被病毒污染，污染源可能是污水、携带病毒的食品从业人员和生物媒介，这类病毒污染称为急性病毒污染。目前，发现的能够以食物为传播载体和经消化道传染的致病性病毒主要有轮状病毒、牛海绵状脑病（疯牛病）病毒、禽流感病毒、冠状病毒、甲型肝炎病毒等。此外，乙型、丙型和丁型肝炎病毒虽然主要是靠血液等非肠道途径传播，但也有关于其通过人体排泄物和靠食品传播的报道。

2）病毒的预防。病毒受理化因素作用后失去感染性的过程称为灭活。可通过加热、辐照及药剂处理进行病毒灭活。

①加热。一般来说，加热灭菌的方法也适合对病毒的灭活。大多数病毒在60 ℃下 30 min 或 100 ℃数秒钟内即被灭活。加热对病毒的灭活作用主要是由于构成病毒的蛋白分子发生了变性，从而阻止病毒吸附于寄主细胞。加热也能破坏病毒复制所需的酶类，使复制不能进行。

②辐照。辐照近年来被广泛应用于食品的灭菌处理，γ射线以及紫外线都能使病毒灭活。γ射线能使病毒蛋白和核酸分子中的化学键发生断裂，使病毒受到破坏。紫外线易被病毒的核酸分子吸收，使核酸发生结构改变，抑制核酸的复制，从而使病毒灭活。

③药剂。一些病毒对脂溶剂和酚类、醛类、酸碱类消毒剂比较敏感，可以使用这些药剂使病毒灭活。

2. 寄生虫污染及其预防

在自然界中有些生物不能独立存活，需要暂时地或永久性地寄生在其他动物或人体内/体表以获取营养、分泌毒素、产卵，并多随粪便排出后又通过食物传播。这些生物称为寄生虫，被寄生的人或动物称为宿主。由寄生虫的寄生所引起的人体疾病称为寄生虫病。

（1）寄生虫类别

污染食物的寄生虫根据形态可以分为绦虫、线虫、吸虫、原虫等，常见的绦虫有带绦虫及其幼虫、曼氏迭宫绦虫及其幼虫等，常见的吸虫有布氏姜片吸虫、华支睾吸虫、肺吸虫及血吸虫等，常见的线虫有蛔虫、旋毛虫、广州管圆线虫等，常见的原虫有弓形虫、隐孢子虫等。污染源主要是患者、病畜及水生物。污染方式多为患者、病畜的粪便污染水源或土壤，从而使家畜、鱼类及蔬菜受到感染或污染。寄生虫主要寄生的食物有一定的规律：姜片吸虫主要寄生在荸荠、菱角等植物中，旋毛虫、弓形虫主要寄生在肉类中，广州管圆线虫主要寄生在福寿螺中，肺吸虫主要寄生在淡水甲壳类动物中。人体容易因生食或半生食含有感染期寄生虫的食物而感染寄生虫病。

（2）寄生虫的危害

寄生虫病以慢性病居多，急性病较少，可以以幼虫、虫卵等特定形式侵染人体。寄生虫使人体致病的原因有以下四种。

1）机械损伤。指因寄生虫吸吮、刺入、钩附、移行、胀大、咬破等作用，使宿主的组织或细胞受损，出现出血、炎症等。

2）夺取营养。寄生虫从寄生部位吸取蛋白质、碳水化合物、矿物质、维生素等营养物质，使宿主出现营养不良、消瘦、贫血等症状。

3）分泌毒素。有很多寄生虫和细菌相似，能产生毒素，引起宿主机体全身病理反应或局部炎症、组织坏死/增生。

4）造成栓塞。有些寄生虫的虫卵或幼虫能栓塞微血管、胆管、肝管，在重要微血管被阻塞后，宿主可能死亡，或器官发生功能障碍。特别是寄生于重要器官，如眼、脑、心、肾等部位，能造成功能障碍，甚至危及生命。

（3）寄生虫污染的预防

要想预防寄生虫污染，首先，应加强对肉类食品的检验，销毁带虫肉，禁止生产经营含有致病性寄生虫或虫卵的食品。其次，食品的合理加工可杀灭寄生虫及其虫卵。如烟熏可杀灭带绦虫，传统的腌制法可杀灭肉类中的带绦虫，发酵性的干香肠、火腿由于在加工过程中 pH 值较低、渗透压较高，也能杀灭绝大部分的寄生虫。对于感染阶段的寄生虫也可以用适当的烹饪热处理方法来杀灭虫体和虫卵，但需注意要使食品原料受热均匀，以避免原料中存在冷点导致寄生虫的存活。对于原料的冷冻处理和辐照处理也可杀灭大部分寄生虫。最容易引起食源性寄生虫病的食用方式是生食肉类和水产品等，如生吃牛肉、刺身、鸡蛋，生吃未经洗涤消毒的果蔬也是导致寄生虫病的重要原因。

3. 病媒生物污染及其预防

病媒生物是指能直接或间接传播疾病（一般指人类疾病），危害、威胁人类健康的生物。广义的病媒生物包括脊椎动物和无脊椎动物，脊椎动物媒介主要是鼠类（属哺乳纲啮齿目动物）；无脊椎动物媒介主要是昆虫纲的蚊、蝇、蟑螂、蚤等和蛛形纲的蜱、螨等。最常见的病媒生物四大害为：苍蝇、蚊子、老鼠、蟑螂。

食品被这些生物污染后，其感官性状不良、营养价值降低，甚至完全丧失食用价值。这些生物的表面均带有大量的微生物特别是致病性微生物。病媒生物通过叮咬和污染食物等方法，影响或危害人类的正常生活，通过多种途径传播一系列的常见传染病。在我国法定报告传染病中有许多属于病媒生物传染病，如鼠疫、流行性出血热、钩端螺旋体病、疟疾、登革热、地方性斑疹伤寒、丝虫病等；一些消化道传染病通过病媒生物的机械性传播在人群中扩散，如痢疾、伤寒等。

居民家庭和单位内的老鼠主要依靠人类的食物和隐藏筑巢场所生存。因此，要把食物收藏好，把废弃的食品残渣及时处理掉，使老鼠不能获得任何食物，下水道、厕所加盖，避免室外老鼠钻入；如发现鼠洞应及时加以堵塞，做好杂物堆等老鼠容易隐藏和筑巢的场所的管理。对于已发生鼠患的场所，灭鼠与防鼠应同步进行。蚊虫类防控可通过切断蚊虫生命循环环节，如通过改造净化各种水源、减少积水等方法，美化环境，清除滋生场所，缩小蚊子幼虫必需的生存空间，杀灭成虫。灭蝇可通过物理方法、化学方法联合进行，如使用灭蝇拍、电击灭蝇器、粘蝇纸、以及喷洒灭蝇药。蟑螂成虫可通过人工捕杀、诱杀、热杀、药杀等同时杀死成虫和幼虫。

二、化学性污染及预防

食品的化学性污染是指进入到食品中的有毒、有害化学物质引起的污染。目前，我国食品的化学性污染主要包括农业种植、养殖阶段的源头污染，滥用及违规使用食品添加剂带来的污染，环境污染造成的食品化学污染，生产加工过程中产生的污染等几个方面。

1. 残留物、禁用物污染及其预防

（1）农药残留

1）农药残留的来源。农药残留是指农药使用后残存于生物体、食品（农副产品）和环境中的微量农药以及农药的有毒代谢产物、降解物和杂质的总称。其污染食品的途径主要包括施药后农药粘在农作物表面造成的直接污染，农作物从被污染的环境中吸收农药造成的污染，以及农药通过食物链在生物体内富集所造成的污染。

2）农药残留的危害。大量流行病学调查和动物实验研究结果表明，农药对人体的危害主要有急性毒性、慢性毒性和致癌、致畸及致突变作用。

3）农药残留的控制。为了确保食品安全，必须采取正确对策和综合防治措施加强农药管理，尽可能选用低毒、低残留、高效的农药，按使用标准合理安全使用农药，严格执行农药残留限量标准，防止食品中有农药残留。一般情况下，残留于食品表面的农药，经简单的洗涤操作就可去除。但对于组织内的残留农药，洗涤几乎没有作用。绝大部分农药为脂溶性，在水中溶解性不强，因此热洗、烫漂处理比冷洗更为有效，加入洗涤剂后效果可能更好。大多数直接施用于作物的杀虫剂、杀菌剂，在表皮上迁移或渗透的作用不大，经去壳、剥皮可以将绝大部分的残留农药去除。在常规的烹饪加工中，残留农药可有不同程度的消减，但对于稳定性强的农药，一般烹饪过程对其影响不大。

（2）兽药残留

1）兽药残留的来源。兽药残留是兽药在动物源食品中残留的简称，是指动物在使用药物预防或治疗疾病后，药物的原形或其代谢产物蓄积在动物的组织或可食性产品（如蛋、乳）中。这些药物以游离的形式或以结合的形式残留于组织中，与组织蛋白结合的药物存留的时间可能更长。造成我国动物性食品兽药残留超标的主要原因是非法使用违禁药物，滥用抗菌药物和药物添加剂，不遵守休药期的规定。兽药残留不仅给人们健康带来极大的危害，而且严重影响了我国动物源食品的出口，造成了巨大的经济损失。

2）兽药残留的危害。兽药残留对人体的危害一般不表现急性毒性作用，主要表现为变态反应与过敏反应、细菌耐药性、致癌、致畸、致突变及激素样等作用。

3）兽药残留的控制。控制肉制品、水产品中的兽药残留，涉及许多领域。例如，加大宣传力度，指导农民、渔民科学、合理、规范用药；畜牧场和养殖业应按无公害食品要求，按休药期规定，合理配置用药，所用药应为经过批准的药物和医院专用药，贯彻少用药原则；农产品检测中心应加强检测，还可以通过烹饪加工等方法减少食品中的兽药残留，如肉类制品中的四环素类兽药残留物经加热后降解率可达 80%，氯霉素经煮沸 30 min 后至少有 85% 失去活性。此外，辐照处理也可降解部分残留兽药。

2. 金属毒物污染及其预防

在地壳中共有 80 多种金属或类金属元素，人体可以通过饮水、进食及生产生活等活动接触和摄入这些元素。其中绝大部分不会对机体造成损害，但有些元素则可能对人体造成毒害，如汞、镉、铅、砷、铝等。

（1）金属毒物污染食品的途径

1）自然环境原因。有些地区的自然地质条件比较特殊，地层土壤中含有的有毒金属浓度较高，这些金属可通过作物根系吸收进入农作物中，也可通过食物链富集在动物体内。

2）工业"三废"排放和农用化学品的使用。这些污染即便在环境中浓度很低，但由于环境不容易将其净化，并会通过食物链富集，仍会对食品原料造成严重的污染。

3）食品加工过程。食品加工过程中所使用的金属机械、加工工具、管道、容器质量不过关或加工过程操作不当以及工艺需要加入的食品添加剂质量不佳，都会导致有毒金属杂质污染食品。

（2）金属毒物对食品的污染

1）汞。汞污染主要来源于被含汞废水污染的水体，水体淤泥中的微生物可将毒性较低的无机汞转化为毒性很高的有机汞、甲基汞。甲基汞通过食物链和生物富集作用在鱼、虾、蟹、贝等水产品中富集，从而造成食品的汞污染。

微量的汞可通过尿液、粪便、汗液排出体外，但其含量一旦超过人体可耐受标准就可引起中毒。20世纪50年代发生于日本的"水俣病"就是当地居民因摄入大量受汞污染的水产品而导致的中枢神经性疾病。甲基汞可以透过血脑屏障进入脑部，对中枢神经系统造成损害，严重影响大脑和小脑功能，患者可出现易倦怠、易激动、头痛、四肢麻木、吞咽困难、视觉模糊、听力下降、肌肉反应失调等临床症状，最后由于并发感染或逐渐营养不良而死亡。

2）镉。镉是一种稀有金属，在生物体内蓄积性较强。含镉的工业"三废"可以直接污染土壤和水体，经作物吸收而污染食物。一般来说，蔬菜、谷物、稻米较容易受到镉的污染，动物内脏如肾脏以及海产的贝类含镉量也较高。镉可引起人体的急性和慢性中毒。急性中毒常见于含镉容器接触酸性食品导致镉元素大量溶解，引起中毒；慢性中毒则是由于镉能够取代骨骼中的钙，使患者的骨质疏松、脱钙、软化，最后导致骨折，引起"痛痛病"。

3）铅。污染食品的铅主要来源于含铅的容器、餐具、水管，以及不当食物加工，含铅的农药、粉尘、废气、废水等。

铅主要会引起神经系统、造血器官和肾脏的损伤，导致人体出现食欲不振、失眠、头晕、头痛、腹痛、腹泻或便秘、贫血等症状，对儿童来说还可造成智力发育迟缓、癫痫、脑性瘫痪和视神经萎缩等。铅对人体的毒性是不可逆的，即便经过治疗也可能留下永久性的后遗症。

我国传统方法加工的松花蛋，在生产原料中加入了氧化铅。铅元素可以通过蛋壳进入蛋清中，过量食用可导致铅的慢性中毒。因此，现在已经改用锌盐和铁盐作为松花蛋的加工辅料，避免铅污染。

4)砷。砷污染主要来源于不符合卫生标准的含砷食品添加剂,含砷农药、兽药的过量使用以及工业"三废"造成的食品污染。我国一些地区在端午节有饮用雄黄酒的习俗,而雄黄中也含有大量的三氧化二砷。

长期少量地摄入含砷食品可引起慢性砷中毒,主要表现为神经细胞损伤,出现食欲下降、体重减轻、消化道功能障碍、多发性神经炎等症状。

(3) 金属毒物污染的预防

我国对于食品中的汞、镉、铅、砷等金属毒物含量均规定了限量标准。多数的金属元素很难通过常规的烹饪加工去除,因此在生产经营中应尽量在采购环节把好关,通过正规途径购买合格的食品原料。此外,水煮弃汤、谷物碾磨加工等能够去除部分金属毒物污染,但不能完全去除。

3. 加工造成的污染及其预防

在餐饮食品加工过程中,可能形成的污染物有很多,主要包括 N-亚硝基化合物、多环芳烃化合物、杂环胺类、油脂劣变物、丙烯酰胺等。

(1) N-亚硝基化合物

N-亚硝基化合物包括亚硝酰胺类和亚硝胺类,是公认的致癌物。环境和食品中的 N-亚硝基化合物系由亚硝酸盐和胺类在一定的条件下合成的。硝酸盐和亚硝酸盐广泛存在于人类生存的环境中,是自然界最普遍的含氮化合物。土壤和肥料中的氮在土壤微生物的作用下可转化为硝酸盐。新鲜蔬菜中亚硝酸盐含量通常远远低于其硝酸盐含量。腌制食品的过程中亚硝酸盐含量明显增高,不新鲜的蔬菜中亚硝酸盐含量也会明显增高。用硝酸盐腌制鱼、肉等动物性食品是许多国家和地区的一种古老和传统的方法。其原理是通过细菌将硝酸盐还原为亚硝酸盐,亚硝酸盐与肌肉中的乳酸作用生成游离的亚硝酸,亚硝酸能抑制许多腐败菌的生长,从而可达到防腐的目的。此外,亚硝酸分解产生的 NO 可与肌红蛋白结合,形成亚硝基肌红蛋白,使腌肉、腌鱼等保持稳定的红色,改善此类食品的感官性状。因只需用很少量的亚硝酸盐处理食品,就能达到较大量硝酸盐的效果,于是亚硝酸盐逐步取代硝酸盐作为防腐剂和发色剂。虽然使用亚硝酸盐作为食品添加剂有产生 N-亚硝基化合的可能,但目前尚无更好的替代品,故仍允许限量使用。我国规定肉制品中亚硝酸盐残留量(以亚硝酸钠计)不得超过 30 mg/kg,肉罐头不得超过 50 mg/kg。

食品中的 N-亚硝基化合物含量以腌制海产品如咸鱼、虾皮为最高,咸肉、腊肉、香肠、火腿次之,豆制品、腌菜中含量也较高。除食品中含有的 N-亚硝基化合物外，人体内也能合成一定量的N-亚硝基化合物。由于在pH<3.0的酸性环境中合成亚硝胺的反应较强，因此胃可能是人体内合成亚硝胺的主要场所。此外，在唾液中及膀胱内（尤其是尿路感染时）也可能合成一定量的亚硝胺。

预防N-亚硝基化合物污染食品的措施主要是防止食品的霉变以及其他微生物对食品的污染，防止细菌将硝酸盐转变为亚硝酸盐，控制肉制品加工中的硝酸盐和亚硝酸盐的使用量。带有亚硝酸盐的肉制品应多采用蒸、煮的烹饪方法，勿用煎炸烹饪以免因温度过高而形成N-亚硝基化合物。食用腌制食品时可以增加富含维生素C食品的摄入，维生素C有较强的阻断N-亚硝基化合物的作用。此外，蔬菜在腌制过程中应达到安全期限（35天以上），避开亚硝酸盐产生的高峰期。

(2) 多环芳烃化合物

多环芳烃化合物是指两个以上的苯环稠合在一起的芳香族烃类化合物及其衍生物，以苯并芘为该类物质的代表。多环芳烃化合物可以通过呼吸道、消化道、皮肤等途径进入人体，沉积于肺部或进入血液危害人体健康，其中有相当一部分具有致癌性。

各类食品均有可能受到多环芳烃的化合物污染，其中以烧烤和烟熏食品最为严重。食物中多环芳烃化合物的主要来源是：食品在用煤、炭和植物燃料烘烤或烟熏加工时直接遭到污染；食品中含有的脂肪在烹饪加工时经高温发生热分解或热聚合反应生成多环芳烃化合物，这是食品中多环芳烃化合物的主要来源；农作物可吸收被污染的土壤、水体和大气中存在的多环芳烃化合物；食品受到不当的包装材料污染，如旧报纸等；污染的水域使水产品被多环芳烃化合物污染。

防止多环芳烃化合物污染的措施主要是改进烹饪加工工艺。例如，选择电炉等加热设备，减少食品与明火的直接接触；改良食品的烟熏制作工艺，减少高温烹饪，尽量采用低温烹饪肉类及使用低脂肉类进行烹饪；选用红外线烤炉或微波炉烤制食品，减少多环芳烃化合物的形成。厨房中应加强通风，减少油烟污染。使用符合国家标准的食品包装材料。

(3) 杂环胺类

杂环胺类是肉类在高温烹饪过程中产生的一类物质，为带杂环的伯胺类物质。杂环胺类普遍具有致突变性和致癌性。研究表明，油炸、烤制比烘焙、煨炖及微波炉烹饪产生的杂环胺类要多，尤其是食品与明火直接接触的加工方法。

由于杂环胺类的毒性和致癌性比多环芳烃类更强，因此尽量避免摄入是最可靠的办法。但由于动物性食品简单的煎、炸、烤就能形成这类致癌物，完全避免是做不到的。

杂环胺类的控制措施主要有：不要高温过度烹煮肉和鱼，避免表面的焦化；不食用烧焦食品，或将烧焦部分去除后再食用；推荐使用微波烹饪法，肉类烹饪前建议先用微波炉预热，以减少杂环胺类前体物质；烤制肉、鱼等不要将食品与明火直接接触，应先用铝箔包裹后再烤制。

(4) 油脂劣变物

食用油脂在存放以及加热过程中，均会不同程度地发生氧化、水解反应，导致酸败变质，失去食用价值。在高温下长时间使用油脂，还会生成脂肪酸的聚合物和多种劣变物，如反式脂肪酸、丙烯酰胺等，给人体健康带来危害。在煎炸时长相等的情况下，间歇式用油比一次性连续用油产生的聚合物总量要高。此外，在已产生聚合物的油中继续加新油来煎炸食品，其结果会加快煎炸油的劣变，故应禁止这种操作。

为了防止油脂劣变，应将煎炸油的温度尽量保持在170~200℃，不能使用250~280℃的高温。煎炸时，要使食物受热均匀，切忌局部加热过度，在操作时可以使用自动控制油温设备，并尽量减少反复使用煎炸油的次数，凡重复使用过3次的油，最好不再用于油炸食品。

(5) 丙烯酰胺

丙烯酰胺是一种公认的致癌物。流行病学资料表明，长期低剂量接触丙烯酰胺会出现嗜睡、情绪和记忆改变、幻觉和震颤，伴随末梢神经病变，表现为出汗和肌肉无力等病症。丙烯酰胺出现在炸薯条、炸薯片、咖啡、饼干、面包、爆米花、速溶麦芽饮料，以及麦片、干奶酪、巧克力味快餐、方便面、油条等食品中。目前，还没有足够的实验数据能确定富含碳水化合物的食物在高温油炸过程中产生丙烯酰胺的原理，一般认为是包括离子反应和自由基反应的复杂多级反应过程。如由丙烯醛或丙烯酸与氨反应生成，由氨基酸分子重排转化生成或氨基酸与碳水化合物经美拉德反应生成。

控制食品中丙烯酰胺的措施主要有：减少或消除形成丙烯酰胺的前体物质；尽量选用发酵性原料进行煎炸，通过发酵减少淀粉类物质；控制油脂的质量，防止油温偏高使甘油脱水形成丙烯醛；食品原料中加入多价未螯合的金属离子，如钙、镁、锌、铜、铝等，抑制食品美拉德反应；优先选用较低温度的烤制工艺；烹饪中少用如拍粉、挂糊等淀粉类煎炸方法。

三、物理性污染及预防

食品的物理性污染主要包括异物污染和放射性污染。

1. 异物污染及其预防

食品在生产、储存、运输、销售过程中，因管理上的疏忽容易使食品受到异物的污染，如动物在宰杀时血污、毛发及粪便对畜肉的污染，加工过程中设备的陈旧或故障引起的碎屑对食品造成的污染，动物、昆虫对食品的污染等。另外，在食品中掺杂、掺假是一种人为向食品中加入异物的行为，如奶粉中掺入大量的糖，牛奶中加入水、糖等。

预防异物污染食品的措施主要有：加强食品生产、储存、运输、销售过程的监督管理，执行卫生规范；采用先进的工艺设备和检测设备防止各种污染物进入食品；严厉打击各种掺杂、掺假行为。

2. 放射性污染及其预防

（1）放射性物质来源

天然放射性物质在自然界中分布很广，它存在于矿石、土壤、天然水、大气及动植物所有组织中。不过食品中天然存在的放射性物质含量很低，一般不会造成食品的安全问题。而人工放射性物质，如核试验降沉物的污染、核电站和核工业废物排放污染，以及意外事故中放射性核素的渗透，均会直接或间接地污染水体、空气、土壤，最终通过食物链污染食品原料，其中水产品对于某些放射性核素的富集作用特别显著，使得食品中放射性核素的含量显著地超过周围环境中自然存在的放射性核素含量。

（2）放射性污染的危害

食品放射性污染对人体的危害主要是由于摄入污染食品后，放射性物质对人体内各种组织、器官和细胞产生的低剂量长期内照射效应，主要临床表现为对免疫系统、生殖系统的损伤和致癌、致畸、致突变作用。

（3）放射性污染的控制

国际原子能机构在原子能和平利用和安全管理方面有一系列专项规定。在建造大型核电站、核辐照中心时，必须慎重考虑并加强监测。我国也制定了《食品中放射性物质限制浓度标准》（GB 14882—1994）和检验方法，加强对污染源的卫生监察，定期进行食品安全监测，使食品放射性污染量控制在一定浓度范围内。

我国近年来允许一些食品使用核辐照处理并制定了辐照食品卫生标准。在 10 kGy 剂量内处理各种食品都是安全的，具有保持新鲜度、保证风味、改善品质、杀菌灭毒、延长保质期、成本低廉、对包装材料无特殊要求等优点，不存在放射性污染问题，可以放心食用。

培训课程 2 食物中毒及预防

学习单元1　食源性疾病

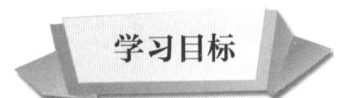

了解食源性疾病的概念及分类

一、食源性疾病的基本概念

根据世界卫生组织的定义,食源性疾病是指由摄食进入人体内的各种致病因子引起的、通常具有感染性质或中毒性质的一类疾病。从这个概念出发,食源性疾病应该不包括一些与饮食有关的慢性病、代谢病,如糖尿病、高血压等,然而,国际上有人把这类疾病也归为食源性疾病的范畴。综上所述,凡与摄食有关的疾病(包括传染性和非传染性疾病)均属食源性疾病。

二、食源性疾病的基本要素

1. 传播疾病的媒介——食品。
2. 食源性疾病的致病因子——食品中的病原体。
3. 临床特征——急性中毒性或感染性表现。

三、食源性疾病的分类

食源性疾病按性质可以分为五类:食物中毒,与食物有关的变态反应性疾病,经食品感染的肠道传染病（如痢疾）、人畜共患病（如口蹄疫）、寄生虫病（如旋毛虫病）等，因一次大量或长期少量摄入某些有毒有害物质引起的以慢性毒害为主要特征的疾病，营养失调所致的食源性疾病。按致病因子可分为七类：细菌性食源性疾病、食源性病毒感染、食源性寄生虫感染、食源性化学性中毒、食源性真菌毒素中毒、动物性毒素中毒、植物性毒素中毒。按发病机制可分为两类：食源性感染和食源性中毒。

学习单元 2　食物中毒及其类型

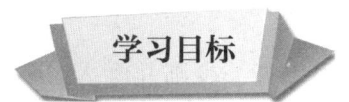

掌握食物中毒的特点和分类
了解各类食物中毒发生的原因
掌握各类食物中毒的预防措施
能提高预防食物中毒的能力，增强保障食品安全的责任意识

一、食物中毒的基础知识

1. 食物中毒的基本概念

食物中毒是指健康人食用正常量的食品时误食了食物中毒性微生物及其毒素、有毒化学物质污染的食品，或其他有毒生物及组织（如毒鱼、毒蕈、甲状腺、肾上腺等）所引起的急性、亚急性或慢性疾病。食物中毒属食源性疾病的范畴，是食源性疾病中最为常见的疾病。食物中毒既不包括因暴饮暴食而引起的急性肠胃炎、食源性肠道传染病（如伤寒）和寄生虫病（如旋毛虫），也不包括因一次大量或长期少量多次摄入某些有毒有害物质而引起的以慢性毒害为主要特征（如致癌、致畸、致突变）的疾病。

2. 食物中毒的特点

（1）潜伏期较短

从有毒食物进入人体到最初症状出现的这段时间称为潜伏期。食物中毒往往是在食用食物后突然发病，短时间内可能有大量发病情况。

（2）症状相似

症状是指发生疾病时表现出来的异常状态。中毒患者的症状可因摄入有毒食物的多少以及体质的强弱有严重程度上的不同，但由同种细菌或细菌毒素引起的中毒其患者都有相似的临床表现，最常见的为急性肠胃炎，如腹痛、腹泻、恶心、呕吐等。

（3）有共同的饮食史

患者一般都是由于吃了同一种或几种有毒食品或带菌食品而发病的。往往在一个饭店、一个食堂、一个地区且同一时期内或一餐中吃了有毒食物后，在间隔一段时间后，同时有许多人陆续发病。而未进食过有毒食品、带菌食品的人不发病。

（4）呈暴发性流行

在餐饮业中食物中毒的发生来势凶、时间集中、发病率高，少则几十人，多则数百甚至上千人。

（5）不直接传染

食物中毒一般无传染病流行时的余波。只要及时送患者进行抢救治疗，并停止供应、进食有毒食品，发病率就可以得到迅速控制。

二、细菌性食物中毒及其预防

1. 概述

细菌性食物中毒是指由于进食被细菌或其毒素污染的食物而引起的急性中毒性疾病。临床上多分为胃肠型食物中毒与神经型食物中毒两大类。在我国，每年发生的各类食物中毒事故中，以细菌性食物中毒最为常见。预防细菌性食物中毒是现阶段我国餐饮卫生管理工作的重点。细菌性食物中毒的主要原因如下。

（1）生熟食交叉污染

如熟食被生食原料污染，或被与生食原料接触过的表面（如容器、手、操作台等）污染。

（2）食品储存不当

如熟食在 10~60 ℃ 的温度条件下存放时间应小于 2 h，长时间存放易变质。另外，易腐原料、半成品在不适合的温度下长时间储存也可导致食物中毒。

（3）食品未烧熟煮透

如食品烧制时间不足、烹饪前未彻底解冻等原因，使食品加工时中心部位的温度未达到 70 ℃ 而导致食品未烧熟煮透。

(4) 从业人员带菌污染食品

如从业人员患有传染病或带菌，操作时通过手接触等方式污染食品。

2. 常见细菌性食物中毒

(1) 沙门氏菌食物中毒

1) 中毒原因及症状。沙门氏菌是一类革兰氏阴性菌，寄生于人和动物的肠道内。沙门氏菌最适宜生长繁殖的温度为 20~37 ℃，其可在水中生存 2~3 周，在粪便和冰水中生存 1~2 个月。但沙门氏菌不耐热，在 100 ℃ 沸水中会立即死亡，在 70 ℃ 热水中经 5 min 也可以被杀灭。

沙门氏菌食物中毒的发病率较高，占总食物中毒的 40%~60%，全年均有发生，以夏秋季节较为常见，是我国内陆地区最常见的一种食物中毒类型。引起中毒的食物主要是动物性食物，如各种肉类、蛋类、水产品及乳类，其中最容易受到污染的是畜禽肉类和蛋类食品。由于受沙门氏菌污染的食品通常没有明显的感官性状改变，因而危害性较大。

沙门氏菌食物中毒的潜伏期一般较短，最短 2 h 左右即出现症状。发病开始时会出现发烧、头痛、恶心、乏力、全身酸痛、面色苍白等症状，随后出现腹痛、腹泻和呕吐症状。腹泻主要为水样便，少数带有黏液或血，一日可达数次至十余次。腹痛多发生在上腹部，伴有压痛，体温升高至 38 ℃ 以上，甚至有些患者体温可升高至 40 ℃ 以上。沙门氏菌食物中毒病程一般为 3~5 天，预后良好。但如果老年人、儿童及病弱者发生沙门氏菌食物中毒没有得到及时救治，严重者可导致死亡。

2) 预防措施。针对细菌性食物中毒发生的三个环节采取相应的预防措施。

①防止沙门氏菌污染食品。加强对肉类、蛋类食品的卫生监督及家畜、家禽屠宰的卫生检验。防止被沙门氏菌污染的畜、禽肉、内脏及蛋进入市场。加强卫生管理，防止肉类食品在储存、运输、加工、烹饪或销售等各个环节被沙门氏菌污染，特别要防止食品从业人员带菌者、带菌的容器及生食原料污染。

②控制食品中沙门氏菌的繁殖。影响沙门氏菌繁殖的主要因素是储存温度和时间。低温储存食品是控制沙门氏菌繁殖的重要措施。加工后的熟肉制品应尽快食用，或低温储存，并尽可能缩短储存时间。

③彻底加热以杀灭沙门氏菌。加热杀灭病原菌是防止食物中毒的关键措施，但必须达到有效的温度。肉类需要高温充分烹煮才可食用；蛋类需将整个蛋洗净

后，带壳煮或蒸，煮沸 10 min 以上。

(2) 副溶血性弧菌食物中毒

1) 中毒原因及症状。副溶血性弧菌为革兰氏阴性杆菌，呈弧状、杆状、丝状等多种形态，无芽孢，主要存在于近岸海水、海底沉积物和鱼、贝类等海产品中。副溶血性弧菌在 30~37 ℃、7.4<pH<8.2、含盐 3%~4% 的培养基上和食物中生长良好，而在无盐的条件下不生长，也称为嗜盐菌。该菌不耐热，56 ℃ 加热 5 min，或 90 ℃ 加热 1 min，或用含醋酸 1% 的食醋处理 5 min，均可将其杀灭。该菌在淡水中的生存期短，在海水中可生存 47 天以上。

副溶血性弧菌食物中毒的季节性很强，大多发生于夏秋季节。引起中毒的食品主要是海产品、盐渍食品（包括肉、蛋类），以及腌菜或凉拌菜等。我国沿海地区为副溶血性弧菌食物中毒的高发区。

2) 预防措施。与沙门氏菌食物中毒的预防基本相同，副溶血性弧菌食物中毒的预防也要抓住防止污染、控制繁殖和杀灭病原菌三个主要环节，其中控制繁殖和杀灭病原菌尤为重要。各种食品，尤其是海产食品及各种熟制品应低温储存。鱼、虾、蟹、贝类等海产品应煮透。凉拌食物清洗干净后在食醋中浸泡 10 min 或在 100 ℃ 沸水中漂烫数分钟即可杀灭副溶血性弧菌。此外，盛装生、熟食品的器具要分开，并注意消毒，防止交叉污染。

(3) 李斯特氏菌食物中毒

1) 中毒原因及症状。李斯特氏菌是革兰氏阳性、短小的无芽孢杆菌，引起食物中毒的主要是单核细胞增生李斯特氏菌。李斯特氏菌在 5~45 ℃ 均可生长。在 5 ℃ 的低温条件下仍能生长是该菌的特征。该菌在 58~59 ℃ 中 10 min 可被杀死，在 -20 ℃ 可存活一年。该菌耐碱不耐酸，在 pH=9.6 的条件下仍能生长，在含 10% 氯化钠的溶液中可生长，在 4 ℃ 下 20% 的氯化钠溶液中可存活 8 周。该菌可以在潮湿的土壤中存活 295 天或更长时间。

李斯特氏菌分布广泛，在土壤、健康带菌者和动物的粪便、江河水、污水、蔬菜、青贮饲料及多种食品中均可分离出该菌。该菌引起的食物中毒在春季可发生，在夏秋季发病率呈季节性增高。引起中毒的食物主要有乳及乳制品、肉制品、蔬菜及水果。尤以在冰箱中保存时间过长的乳制品、肉制品最为多见。

李斯特氏菌食物中毒临床表现有两种类型：侵袭型和腹泻型。侵袭型的潜伏期在 2~6 周。患者开始常有肠胃炎的症状，最明显的表现是败血症、脑膜炎、发热，有时可引起心内膜炎。孕妇可出现流产、死胎等后果，幸存的婴儿则易患脑膜炎，导致智力缺陷或死亡，免疫系统有缺陷的人则易出现败血症、脑膜炎，病死率高达 20%～50%。少数轻症患者仅有流感样表现。腹泻型的潜伏期一般为 8～24 h，主要症状为腹泻、腹痛、发热。

2）预防措施。李斯特氏菌可通过蒸煮、巴氏消毒、防止二次污染来控制。在食品加工中，食品中心温度必须达到 70 ℃持续 2 min 以上。蒸煮后防止二次污染。冰箱冷冻（藏）食品需加热后再食用。

（4）大肠埃希氏菌食物中毒

1）中毒原因及症状。埃希氏菌属俗称大肠杆菌属，为革兰氏阴性杆菌，多数菌株有周身鞭毛，能发酵乳糖及多种碳水化合物，产酸产气。该菌主要存在于人和动物的肠道内，属于肠道的正常菌群，通常不致病。该菌随粪便排出后，广泛分布于自然界中。当人体的抵抗力降低或摄入被大量的致病性大肠埃希氏菌活菌污染的食品时，便会发生食物中毒。

健康人肠道致病性大肠埃希氏菌的带菌率为 2%～8%，高者可达 44%。成人患肠炎、婴儿患腹泻时，带菌率较健康人高，可达 29%～52%。大肠埃希氏菌随粪便排出而污染水源和土壤，进而直接或间接污染食品。引起中毒的食品种类与沙门氏菌相同，常发生在夏秋季。

临床表现因致病性大肠埃希氏菌的类型不同而有所不同，主要有以下三种类型。

①急性肠胃炎型。主要由肠产毒性大肠埃希氏菌引起，易感人群主要是婴幼儿和旅游者。潜伏期一般为 10～15 h，短者 6 h，长者 72 h。临床症状为水样腹泻、腹痛、恶心，体温可达 38～40 ℃。

②急性菌痢型。主要由肠侵袭性大肠埃希氏菌和肠致病性大肠埃希氏菌引起。潜伏期一般为 48～72 h，主要表现为血便或脓黏液血便（先急后重）、腹痛、发热。病程 1～2 周。

③出血性肠炎型。主要由肠出血性大肠埃希氏菌引起。潜伏期一般为 3～4 天，主要表现为突发性剧烈腹痛、腹泻，先水便后血便，严重者出现溶血性尿毒综合征、血栓性血小板减少性紫癜。病程 10 天左右，病死率为 3%～5%，老年人、儿童多见。

2）预防措施。大肠埃希氏菌食物中毒的预防同沙门氏菌食物中毒的预防。

（5）变形杆菌食物中毒

1）中毒原因及症状。变形杆菌为革兰氏阴性菌，不耐热，加热到 55 ℃持续

1 h即可将其杀灭。变形杆菌食物中毒是一种常见的食物中毒，多发于夏秋季节。变形杆菌广泛分布于自然界，生肉及动物内脏带菌率较高。引起变形杆菌食物中毒的食物以动物性食物为主，尤其是肉类及内脏的熟制品，其他还有豆制品、凉拌菜、剩饭、水产品等。烹饪加工过程中，食品容器、菜板、刀具的交叉污染；食品储存不当，尤其是高温存放；食品未经加热或加热不彻底均可引起变形杆菌食物中毒。

变形杆菌食物中毒主要表现为上腹部绞痛和急性腹泻，可伴有恶心、呕吐、头痛、发热，体温一般为38~39 ℃，病程1~3天，预后良好，很少有死亡病例。

2）预防措施。应严格按照食品卫生要求，食品加工做到生熟分开，防止食品污染。熟食最好不要放置过夜，剩余食品在食用前应充分加热。

(6) 金黄色葡萄球菌食物中毒

1) 中毒原因及症状。金黄色葡萄球菌为革兰氏阳性兼性厌氧菌，最适温度为30~37 ℃，可以耐受较低的水分活性，能在含氯化钠10%~15%的培养基或在含糖浓度较高的食品中繁殖。金黄色葡萄球菌广泛分布于自然界，人和动物的鼻腔、咽、消化道的带菌率均较高，化脓部位常称为传染源。金黄色葡萄球菌的抵抗能力较强，在干燥的环境中可生存数月。多数金黄色葡萄球菌肠毒素能耐100 ℃的高温长达30 min，并能抵抗胃肠道中蛋白酶的水解。因此，若要完全破坏食物中的金黄色葡萄球菌肠毒素需在100 ℃加热2 h。

金黄色葡萄球菌食物中毒以夏秋季节较为常见，引起中毒的食品种类很多，主要是营养丰富且含水分较多的食品，如乳类及乳制品、畜禽肉类、剩饭等，其次为熟肉类，偶见鱼类及其制品、蛋制品等。

金黄色葡萄球菌食物中毒发病急骤，潜伏期短，一般为2~5 h，极少超过6 h。中毒症状主要表现为恶心、频繁而剧烈地呕吐（呕吐呈喷射状）、唾液分泌增加、上腹部疼痛和腹泻。腹泻呈水样便或黏液便，少数出现血便，一般每日3~5次，体温正常或低热。此外，有少数患者可能出现血压下降、脱水，甚至虚脱、痉挛等症状。儿童对金黄色葡萄球菌肠毒素比成人敏感，故发病率高，病情较重。

2) 预防措施

①防止金黄色葡萄球菌污染食物。应定期对食品加工人员及餐饮从业人员进行体检，患局部化脓性感染（疖疮、伤口化脓）、上呼吸道感染（化脓性咽喉炎、口腔疾病）者，不能从事烹饪和其他食品加工工作。对于乳制品应购买经巴氏消毒法或超高温灭菌法处理后的产品，避免食用生牛奶。为了防止病畜肉流入市场，

患局部化脓性感染的畜禽肉应按病畜肉处理,将病变部位去除后,可食部分的肉应经高温处理制成熟制品后方可出售。

②防止肠毒素的形成。食物应冷冻(藏),或置阴凉通风的地方,放置的时间不应超过 6 h,尤其在气温较高的夏秋季节,食用前还应彻底加热。

(7) 肉毒梭菌食物中毒

1) 中毒原因及症状。肉毒梭菌为革兰氏阳性厌氧菌,在不适宜的环境中可产生芽孢,芽孢耐高温,在 180 ℃干热环境中需 5~15 min 才能被杀灭。肉毒梭菌分泌的肉毒素在酸性条件下稳定,在胃液中不能被破坏,但在碱性条件和高温下不稳定,在 80 ℃环境中 30 min 或在 100 ℃环境中 10~20 min 可被完全破坏。与其他细菌性食物中毒不同的是,肉毒梭菌引起的食物中毒病死率较高。

肉毒梭菌广泛存在于自然界中,可通过食品、农产品、昆虫、鸟类等进行传播。带菌土壤可污染各类食品原料,用这些原料在家庭自制发酵食品、罐头食品或其他加工食品时,加工时的温度和压力均不能杀死肉毒梭菌的芽孢。此外,食品在较高温度、密闭环境中发酵或装罐,为肉毒梭菌的芽孢重新萌发成菌体并繁殖产毒提供了条件。引起肉毒梭菌食物中毒的食品主要为家庭自制的谷物或豆类发酵制品,如臭豆腐、豆酱、豆豉,以及肉类加工制品。这些食品制成后一般不经加热即食用,毒素便随着食物进入人体,从而引起中毒。

肉毒梭菌引起的食物中毒属于毒素型中毒,主要损害人体的神经系统,以中枢神经系统症状为主。该毒素潜伏期短则 6 h,长的可达一周。发病初期表现为全身乏力、头痛、头晕、食欲不振、走路不稳,少数患者可出现恶心、呕吐等肠胃炎症状;继而出现视力模糊、眼睑下垂、瞳孔散大、复视、斜视,随后出现声音嘶哑或无音、语言障碍、伸舌、咀嚼及吞咽困难、唾液分泌减少、口干、软颈、头下垂、上肢无力等症状;继续发展可导致呼吸肌麻痹,胸部有压迫感,呼吸困难,严重者可导致呼吸、循环功能衰竭而死亡。患者一般体温正常,意识清楚。

2) 预防措施

①食品加工前应对食品原料进行彻底清洁处理,除去其表面附着的泥土和粪便,并用清水充分清洗。

②罐头食品生产应严格执行灭菌操作规程。罐头食品在储存过程中发生胀罐或破裂时,不能再食用。肉类加工制品在制作罐头或采用真空包装等方式进行保存时,需按规定添加亚硝酸钠以避免肉毒梭菌的繁殖。

③加工后的食品应避免再次污染和在较高的温度或密闭环境中存放。加工后

和食用前不再加热处理的食品,更应迅速冷却并在低温环境中储存。

④肉毒梭菌不耐热,对可疑食品进行彻底加热是破坏毒素、预防中毒的可靠措施。

⑤注意皮肤伤口处不要接触可疑食品,因为肉毒素可经破损的皮肤、黏膜表面或新创伤口被吸收。

三、真菌性食物中毒及其预防

真菌及其毒素食物中毒是指食用被真菌及其毒素污染的食物而引起的食物中毒。中毒发生主要由被真菌污染的食品引起,用一般烹饪方法加热处理不能破坏食品中的真菌毒素,发病率较高,死亡率也较高,发病的季节性及地区性均较明显。

1. 赤霉病麦中毒

(1) 中毒原因及症状

麦类、玉米等谷物被镰刀菌污染引起的赤霉病是一种世界性病害,它的流行除了造成严重的减产外,还会引起人畜中毒。引起赤霉病麦中毒的主要毒性物质是镰刀菌产生的毒素,这些毒素对热稳定,一般的烹饪方法不能将它们破坏而去毒,摄入的量越多,发病率越高,病情也越严重。

赤霉病多发生于多雨、气候潮湿的地区。在全国各地均有发生,以淮河和长江中下游一带最为严重。潜伏期一般为 10~30 min,也可为 2~4 h,主要症状有恶心、呕吐、腹痛、腹泻、头晕、头痛、嗜睡、流涎、乏力,少数患者可见发烧、畏寒等。症状一般在一天左右自行消失,缓慢者持续一周左右,预后良好。个别病例呼吸、脉搏、体温及血压波动,四肢酸软,步态不稳,形似醉酒,故有的地方称为"醉谷病"。一般患者无须治疗而自愈,对呕吐严重者应补液。

(2) 预防措施

赤霉病的预防关键在于防止麦类、玉米等谷物受到真菌的污染和产毒。根据粮食中毒素的限量标准,加强粮食的卫生管理;加强田间和储存期间的防霉措施,包括选用抗霉品种,使用高效、低毒、低残留的杀菌剂,及时脱粒、晾晒,去除或减少粮食中的病粒或毒素。

2. 黄曲霉毒素食物中毒

(1) 中毒原因及症状

黄曲霉毒素是由黄曲霉和寄生曲霉产生的有毒代谢产物,具有较强的毒性和致癌性。黄曲霉毒素主要污染粮油及其制品，各种植物性与动物性食品也能被污染。玉米和花生最容易被污染。我国长江流域及南方高温、高湿地区的粮油及其制品黄曲霉毒素污染较为严重，而华北、东北和西北地区食品受该毒素污染相对较少。

黄曲霉毒素主要作用于肝脏，其急性中毒表现为中毒性肝炎。中毒症状主要有食欲不振、呕吐、发热，接着出现黄疸、腹水、下肢浮肿，严重者可导致死亡。持续摄入黄曲霉毒素可造成慢性中毒，主要表现为生长障碍，肝脏出现亚急性或慢性损伤及致癌作用。我国的肝癌流行病学调查资料发现，凡肝癌发病率高的地区，食物中黄曲霉毒素污染也较为严重，实际黄曲霉毒素的摄入量也较多。

（2）预防措施

黄曲霉毒素较为耐热，在常规的烹饪加工温度下不易被破坏，需要加热到280 ℃才能发生裂解，破坏其毒性。紫外线对黄曲霉毒素有低度破坏性。

1）去毒。可以通过挑除霉粒、碾磨加工、脱胚去毒、加水搓洗、烘烤加热、加碱去毒及油脂的精深加工等措施去除一部分的黄曲霉毒素。

2）防止污染。花生、玉米收割后应迅速干燥，尽可能避免昆虫性伤害（昆虫性伤害会大大提高黄曲霉毒素的污染水平），隔离受污染与未受污染的食品并加强对黄曲霉毒素的监测。

3. 霉变甘蔗食物中毒

（1）中毒原因及症状

霉变甘蔗中毒是指食用了保存不当而霉变的甘蔗引起的食物中毒。甘蔗霉变主要是由于甘蔗在不良的条件下长期储存（如过冬），导致微生物大量繁殖所致。霉变甘蔗的质地较软，瓤部的色泽比正常甘蔗深，一般呈浅棕色，闻之有霉味，其中含有大量的有毒真菌及其毒素，这些毒素对神经系统和消化系统有较大的损害。

霉变甘蔗中毒常发生于我国北方地区的初春季节，2~3月为发病高峰期，多见于儿童和青少年，病情常较严重，甚至危及生命。节菱孢侵染甘蔗引起霉变产生的3-硝基丙酸是一种强烈的嗜神经毒素，主要损害中枢神经系统，潜伏期短。中毒症状最初表现为一时性消化道功能紊乱，随后出现头晕、头痛和复视等神经系统症状。重者可发生阵发性抽搐。抽搐时四肢强直、屈曲内旋，手呈鸡爪状，眼球向上、偏侧凝视，瞳孔散大，继而进入昏迷状态。患者可死于呼吸衰竭，幸存者则留下严重的神经系统后遗症，导致终身残疾。

（2）预防措施

发生中毒后应尽快洗胃、灌肠，以排除毒物，并对症治疗。由于目前尚无特殊的治疗方法，故应加强宣传教育，教育群众不买、不吃霉变的甘蔗。因不成熟的甘蔗容易霉变，故应成熟后再收割。为了防止甘蔗霉变，储存的时间不能太长，同时应注意防捂、防冻，并定期进行感官检查。严禁出售霉变的甘蔗。

四、有毒动植物食物中毒及其预防

有毒动植物食物中毒是指一些动植物本身含有某种天然有毒成分或由于储存条件不当形成某种有毒物质，被人食用后引起的中毒。在近年的食物中毒事件中，有毒动植物引起的食物中毒导致的死亡人数最多，应引起注意。

1. 有毒动物食物中毒

（1）河豚中毒

1）中毒原因及症状。河豚产于沿海及长江中下游一带。其肉质鲜嫩，滋味鲜美，但体内含有剧毒毒素，食用不当可引起严重中毒。

河豚含有的毒素为河豚毒素，是一种剧毒物质，对热稳定，煮沸、腌制、日晒均难以将其完全破坏。一般而言，河豚的卵巢和肝脏所含毒素最多，其余部位毒素由多至少依次为肾脏、血液、眼睛、鳃和皮肤。新鲜洗净的河豚肉几乎不含毒素，但鱼体死亡后不久或加工不当，毒素便会由血液深入肌肉中。

河豚中毒的特点为发病快而剧烈，潜伏期很短，一般在食用后 10 min 左右即可发病。较轻微的中毒仅出现唇、舌和指尖麻木，很快便可恢复正常。较重的中毒病情发展迅速，一开始中毒者感觉全身不适，随后麻木状态自口唇、舌尖、指端起始扩散至全身，身体平衡失调，接着四肢肌肉麻痹，逐渐失去运动能力，最后全身麻痹呈瘫痪状态。一般预后不良，多因呼吸麻痹、循环衰竭而死亡。

2）预防措施。一般情况下，常规的餐饮企业禁止销售鲜河豚。生产加工过程中，河豚与其他鱼类务必分装，严禁混杂流入市场。对生产过程中发现的不新鲜的河豚以及河豚的内脏等有毒部位应采用掩埋或焚烧的办法进行处理，严禁随意丢弃，以免群众捡拾误食。

（2）鱼类组胺中毒

1）中毒原因及症状。鱼类引起组胺中毒的主要原因是食用了某些不新鲜的鱼类（含有较多的组胺），同时也与个人体质的过敏性有关，组胺中毒是一种过敏性食物中毒。海产鱼类中的青皮红肉鱼，如鲣鱼、鲹鱼、竹荚鱼、金枪鱼等鱼体中含有较多的组氨酸。当鱼体不新鲜或腐败时，发生自溶作用，组氨酸被释放出来。污染鱼体的细菌，如摩氏摩根菌产生脱羧酶，使组氨酸脱羧形成大量的组胺。一般来说，细菌污染越严重，鱼体腐败产生的组胺越多。

组胺中毒临床表现的特点是发病急、症状轻、恢复快。患者在食鱼后 10 min~2 h 出现面部、胸部及全身皮肤潮红和热感，全身不适，眼角膜充血并伴有头痛、头晕、恶心、腹痛、腹泻、心跳过速、胸闷、血压下降、心律失常，甚至心脏骤停。有时可出现荨麻疹、咽喉烧灼感，个别中毒者可出现哮喘。一般体温正常，大多在 1~2 天内可恢复健康。

2）预防措施。鱼类捕捞后，在运输、销售、储存等环节应及时冷冻（藏）。餐饮机构严禁加工销售变质鱼类，尤其是青皮红肉鱼。

对于易产生组胺的鱼类，家庭在烹饪前可采取一些去毒措施。首先应彻底刷洗鱼体，去除鱼头、内脏和血块，然后将鱼体切成两半后以冷水浸泡。在烹饪时加入少许醋或雪里蕻或山楂，可使鱼中组胺含量下降 65% 以上。

同时，体弱、过敏性体质及患有慢性疾病，如慢性气管炎、支气管炎、哮喘、心脏病、低血压、肺结核等的患者，应尽可能减少食用高组胺鱼类。

(3) 麻痹性贝类食物中毒

1）中毒原因及症状。贝类属于软体动物，是人们经常食用的一类水产品，包括贻贝、蛤类、螺类、牡蛎等。贝类中毒与贝类含有的神经麻痹性毒素有关，但该物质不是贝类自身产生的，而是与贝类生长水域中的藻类有关。若水域被赤潮污染，生长在该水域的贝类摄取赤潮中的有毒藻类后可被毒化，但贝类自身不中毒，外观也无异常变化，人食用这种贝类就容易发生食物中毒。这些贝类毒素易溶于水，易被消化道吸收，且不易通过常规烹饪方式被破坏。加热至 116 ℃ 也仅能破坏其中一半的毒素。

贝类中毒潜伏期短，通常在 20 min 内发病。中毒初期患者唇舌、指尖麻木，继而腿、臀部和颈部麻木，运动失调，伴有头痛、呕吐等症状。膈肌对该毒素十分敏感，重症患者常因呼吸衰竭而死亡。

2）预防措施。贝类食用前应清洗漂养，或在烹饪前采用水煮捞肉弃汤的方法，使人体对毒素摄入量降至最低。部分贝类如织纹螺，毒性较大，为我国明令禁止销售经营的贝类。此外，在发生赤潮海域中捕捞的贝类也应避免加工生产。

2. 有毒植物食物中毒

(1) 毒蕈中毒

毒蕈俗称毒蘑菇，属于真菌的一类。若误食毒蕈，其中含有的毒素，可导致严重的中毒。毒蕈中毒多发生在高温多雨的夏秋季节。往往因个人或家庭采集野生鲜蕈，且又缺乏辨别经验而误食中毒，因此多为散发性中毒。毒蕈根据毒素损害的脏器及症状的不同，分为胃肠型、神经型、溶血型和肝肾损害型等。

由于毒蕈难以通过常规感官辨别，因此餐饮企业中不应采购来路不明的蕈类。无毒野生鲜蕈在食用前也应在沸水中煮 5~7 min，弃去汤汁，用清水漂洗后再食用。一旦发现有人毒蕈中毒，应及时采取催吐、洗胃、导泻、灌肠等措施急救，迅速排出尚未吸收的有毒物质，再由医护人员对症治疗。

（2）含氰苷类食物中毒

苦杏仁、桃仁、李子仁、枇杷仁中含有苦杏仁苷，木薯中含有亚麻仁苦苷，这两种物质可在人体内水解产生氢氰酸，引起中毒。中毒时患者口苦、头晕、头痛、恶心、呕吐、四肢无力，重者胸闷呼吸困难，最后因呼吸肌及心肌麻痹而死亡。

预防措施：勿食未经妥善加工的苦杏仁等含苦杏仁苷较多的果仁，木薯需经复合工艺加工后方可食用，要避免误食、生食。

（3）发芽、青皮马铃薯中毒

发芽、青皮马铃薯所含的毒素主要是茄碱。一般而言，成熟的马铃薯中茄碱含量很少，不会引起中毒。但马铃薯发芽后，其幼芽和芽眼部分的茄碱含量急剧增加，食用后便会导致中毒。马铃薯中毒症状表现为咽部瘙痒、发干，胃部灼烧、恶心、呕吐、腹痛、腹泻，同时伴有头晕、耳鸣、瞳孔散大，严重者可出现抽搐、意识丧失，甚至死亡。

预防措施：在储存马铃薯时为防止出芽，应将其储存在干燥阴凉处；出芽较少的马铃薯，可挖去芽和芽眼，并将芽眼周围挖掉再进行加工，出芽较多及青皮马铃薯应丢弃；烹饪时高温加热较长时间或加少许醋，可以破坏部分茄碱。

（4）豆类中毒

豆类中毒主要是指生食豆浆和菜豆引起的中毒。生豆浆中含有胰蛋白酶抑制剂、皂素等毒素，摄入过多将导致急性肠胃炎症状。菜豆在烹饪加工过程中，如加热不彻底，其中的皂素和凝集素未被完全破坏，就会引起食物中毒。其主要表现为恶心、呕吐、腹痛、头晕，少数中毒者有胸闷、心慌、出冷汗、四肢麻木等症状。经及时治疗，一般预后良好。

预防措施：预防生豆浆中毒应防止假沸，将豆浆煮熟后再饮用；预防菜豆中毒，菜豆必须炒熟、煮透。

五、化学性食物中毒及其预防

化学性食物中毒是指由于食用被有毒有害化学物污染的食品、被误认为是食品及食品添加剂或营养强化剂的有毒有害物质、添加了非食品级或伪造的/禁止食用的食品添加剂和营养强化剂的食品、超量使用了食品添加剂的食品或营养素发生了化学变化的食品（如油脂酸败）等所引起的食物中毒。化学性食物中毒发生的起数和中毒人数相对微生物食物中毒较少，但病死率较高，因此需要按照相关标准使用食品添加剂。

1. 食品添加剂的定义及种类

《中华人民共和国食品安全法》和《食品安全国家标准 食品添加剂使用标准》（GB 2760—2014）对食品添加剂的定义是：为改善食品品质和色、香、味，以及为防腐、保鲜和加工工艺的需要而加入食品中的人工合成或者天然物质。食品用香料、胶基糖果中基础剂物质、食品工业用加工助剂也包括在内。《复配食品添加剂通则》（GB 26687—2011）规定，复配食品添加剂是指为了改善食品品质、便于食品加工，将两种或两种以上单一品种的食品添加剂，添加或不添加辅料，经物理方法混匀而成的食品添加剂。

食品添加剂按生产方法可大致分为三类：一类是应用生物技术（酶法和发酵法）获得的产品，如柠檬酸、红曲米和红曲色素等；二类是利用物理方法从天然动植物中提取的物质，如甜菜红、辣椒红素等；三类是用化学合成方法得到的纯化学合成物，如苯甲酸钠、胭脂红等。按来源分为天然食品添加剂和人工合成食品添加剂两类。按功能用途分为很多类别，各国对食品添加剂的分类大同小异，差异主要是种类多少的不同。美国将食品添加剂分成16大类，日本分成30大类，我国的《食品安全国家标准 食品添加剂使用标准》将其分为22个功能类别。

2. 食品添加剂的使用要求

（1）使用食品添加剂的，应在技术上确有必要，并在达到预期效果的前提下尽可能降低使用量。

（2）按照《食品安全国家标准 食品添加剂使用标准》规定的食品添加剂品种、使用范围、使用量，使用食品添加剂。不得采购、储存、使用亚硝酸盐（包括亚硝酸钠、亚硝酸钾）。

（3）专柜（位）存放食品添加剂，并标注"食品添加剂"字样。使用容器盛放拆包后的食品添加剂的，应在盛放容器上标明食品添加剂名称，并保留原包装。

（4）应专册记录使用的食品添加剂名称、生产日期或批号、添加的食品品种、添加量、添加时间、操作人员等信息，《食品安全国家标准 食品添加剂使用标准》规定按生产需要适量使用的食品添加剂除外。使用有《食品安全国家标准 食品添加剂使用标准》"最大使用量"规定的食品添加剂，应精准称量使用。

学习单元3 食物中毒事故的处理原则

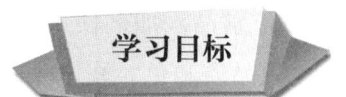

了解食物中毒的报告制度
掌握食物中毒的诊断和处理方法
能够严格按照食物中毒的处理方法执行，提高食品安全的责任意识

一、食物中毒报告制度

按《食品安全事件调查处理办法（征求意见稿）》的要求，发生食品安全事件的单位，应当在2 h内向所在地县级食品药品监督管理部门、卫生行政部门报告。医疗机构发现其收治的病人可能与食品安全事件有关的，应当在2 h内向所在地县级食品药品监督管理部门、卫生行政部门报告。发现食品安全事件的单位或个人，应当及时向所在地县级食品药品监督管理部门、卫生行政部门报告。食品安全事件的报告应当及时、客观、真实，任何单位或者个人不得隐瞒、谎报、缓报。

报告主要包括下列内容：①事件发生单位、时间、地点，事件简要经过；②事件造成的发病和死亡人数、主要症状、救治情况；③可疑食品基本情况；④已采取的措施；⑤其他已经掌握的情况。

二、食物中毒诊断及处理

1. 食物中毒诊断

食物中毒诊断主要以流行病学调查资料及患者的潜伏期和中毒的特有表现为依据，中毒的病因诊断则应根据实验室检查结果进行确定。食物中毒的确定应尽可能有实验室诊断资料，但由于采样不及时、已用药或其他技术、学术上的原因而未能取得实验室诊断资料时，可判定为原因不明食物中毒，但一般应由三名副主任医师以上的食品卫生专家进行评定。

2. 食物中毒技术处理

（1）对患者采取紧急处理，并及时报告专门负责机构。

（2）停止食用引起中毒的食品。

（3）采取患者标本，以备送检。

（4）对患者进行急救治疗，包括急救（催吐、洗胃、清肠）、对症治疗和特殊治疗。

3. 食物中毒控制处理

（1）保护现场，封存有毒食品或疑似有毒食品。

（2）追回已售出的有毒食品或疑似有毒食品。

（3）对有毒食品进行无害化处理或销毁。

4. 对中毒场所采取消毒处理

根据不同的有毒食品，对中毒场所采取相应的消毒处理。

三、与食物中毒有关的留样要求

留样的目的是一旦发生食物中毒事故，便于取样分析。《餐饮业和集体用餐配送单位卫生规范》第三十五条规定：配送的集体用餐及重要接待活动供应的食品成品应留样；留样食品应按品种分别盛放于清洗消毒后的密闭专用容器内，在冷藏条件下存放 48 h 以上，每个品种留样量不少于 100 g。

培训课程 3 餐饮卫生管理规范

学习单元1 餐饮服务食品安全人员管理

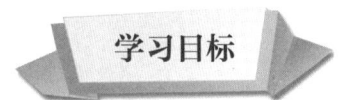

掌握餐饮从业人员的健康管理知识

熟悉个人卫生食品安全操作规范要求

能够增强餐饮从业人员的食品安全意识

一、健康管理

1. 从事接触直接入口食品工作（清洁操作区内的加工制作及切菜、配菜、烹饪、传菜、餐用具清洗消毒）的从业人员（包括新参加和临时参加工作的从业人员，下同）应取得健康证明后方可上岗，并每年进行健康检查取得健康证明，必要时应进行临时健康检查。

2. 食品安全管理人员应每天对从业人员上岗前的健康状况进行检查。患有发热、腹泻、咽部炎症等病症及皮肤有伤口或感染的从业人员，应主动向食品安全管理人员等报告，暂停从事接触直接入口食品的工作，必要时进行临时健康检查，待查明原因并将有碍食品安全的疾病治愈后方可重新上岗。

3. 手部有伤口的从业人员，使用的创可贴宜颜色鲜明，并应及时更换。佩戴一次性手套后，可从事非接触直接入口食品的工作。

4. 患有霍乱、细菌性和阿米巴性痢疾、伤寒和副伤寒、病毒性肝炎（甲型、戊型)、活动性肺结核、化脓性或者渗出性皮肤病等有碍食品安全疾病的人员，不得从事接触直接入口食品的工作。

二、培训考核

要提高食品安全水平，人是第一要素，对从业人员进行食品安全知识、法律知识培训，是餐饮服务单位的主体责任和义务。餐饮服务企业应每年对其从业人员进行一次食品安全培训考核，特定餐饮服务提供者应每半年对其从业人员进行一次食品安全培训考核。

三、人员卫生

1. 个人卫生

从业人员应保持良好的个人卫生，不得留长指甲、涂指甲油；工作时，应穿清洁的工作服，不得披散头发，佩戴的手表、手镯、手链、手串、戒指、耳环等饰物不得外露；食品处理区内的从业人员不宜化妆，应戴清洁的工作帽，工作帽应能将头发全部遮盖住；进入食品处理区的非加工制作人员，应符合从业人员卫生要求。

2. 口罩和手套

(1) 专间(指处理或短时间存放直接入口食品的专用加工制作间，包括冷食间、生食间、裱花间、中央厨房和集体用餐配送单位的分装或包装间等)的从业人员应佩戴清洁的口罩。

(2) 专用操作区内从事下列活动的从业人员应佩戴清洁的口罩：现榨果蔬汁加工制作，果蔬拼盘加工制作，加工制作植物性冷食类食品(不含非发酵豆制品)，对预包装食品进行拆封、装盘、调味等简单加工制作后即供应的，调制供消费者直接食用的调味料，备餐。

(3) 专用操作区内从事其他加工制作的从业人员，宜佩戴清洁的口罩。

(4) 其他接触直接入口食品的从业人员，宜佩戴清洁的口罩。

(5) 如佩戴手套，佩戴前应对手部进行清洗消毒。手套应清洁、无破损，符合食品安全要求。使用手套过程中，应定时更换，出现要求重新洗手消毒的情形时，应在重新洗手消毒后更换手套。手套应存放在清洁卫生的位置，避免受到污染。

3. 手部清洗消毒

手部消毒是一种最基本、最简便、最可行的重要措施，它能有效预防和控制病原体的传播。

（1）洗手程序

打开水龙头，用自来水（宜为温水）将双手弄湿；双手涂上皂液或洗手液等；双手互相搓擦20 s（必要时，用洁净的指甲刷清洁指甲），工作服为长袖的应洗到腕部，工作服为短袖的应洗到肘部；用自来水冲净双手；关闭水龙头（手动式水龙头应用肘部或以清洁纸巾包裹水龙头将其关闭，餐饮企业建议采用感应式水龙头）；用清洁纸巾、卷轴式清洁抹手布或干手机擦/烘干双手。

（2）标准的清洗手部方法（见图5-1）

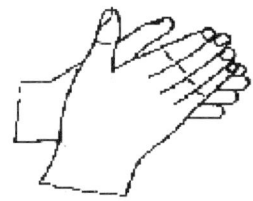
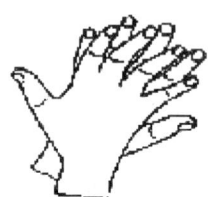
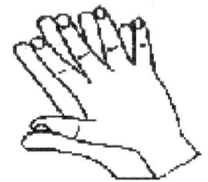

第1步：掌心对掌心搓擦　　第2步：手指交错掌心对手背搓　　第3步：手指交错掌心对掌心搓擦

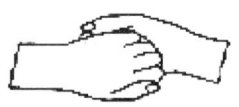
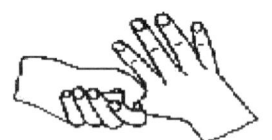
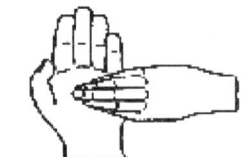

第4步：两手互握互搓指背　　第5步：拇指在掌中转动搓擦　　第6步：指尖在掌心中搓擦

图5-1　标准的清洗手部方法

（3）标准的消毒手部方法

消毒手部前应先洗净手部，然后参照以下方法消毒：方法一是将洗净后的双手在消毒剂水溶液中浸泡20~30 s，用自来水将双手冲净；方法二是取适量的乙醇类速干手消毒剂于掌心，按照标准的清洗手部方法充分搓擦双手20~30 s，搓擦时保证手消毒剂完全覆盖双手皮肤，直至干燥。

（4）需要洗手的情况

加工制作不同存在形式的食品前，清理环境卫生、接触化学物品或不洁物品（落地的食品、受到污染的工具容器和设备、餐厨废弃物、钱币、手机等）后，咳嗽、打喷嚏及擤鼻涕后，在使用卫生间、用餐、饮水、吸烟等可能会污染手部的活动后，接触非直接入口食品后，触摸头发、耳朵、鼻子、面部、口腔或身体其他部位后。

4. 工作服

工作服宜为白色或浅色，应定点存放，定期清洗更换，从事接触直接入口食品工作的从业人员，其工作服宜每天清洗更换；食品处理区内加工制作食品的从业人员使用卫生间前，应更换工作服；工作服受到污染后，应及时更换；待清洗的工作服不得存放在食品处理区；清洁操作区与其他操作区从业人员的工作服应有明显的颜色或标识区分；专间内从业人员离开专间时，应脱去专间专用工作服。

学习单元 2　餐饮服务经营场所、设施设备管理

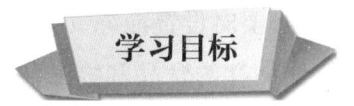

熟悉餐饮经营场所及设施设备管理的具体要求
能够增强餐饮从业人员的食品安全意识

餐饮经营应选择与经营的餐食相适应的场所，保持该场所环境清洁。不得选择易受到污染的区域。食品处理区应设置在室内，设计合理并采取有效措施，防止食品在存放和加工制作过程中受到污染。按照原料进入、原料加工制作、半成品加工制作、成品供应的单向流程合理布局，规划设计中注意空气、污水的流动方向，要从高清洁区流向低清洁区。

建筑结构应采用适当的耐用材料建造，坚固耐用，易于维修、清洁或消毒，地面、墙面、门窗、天花板等建筑围护结构的设置应能避免有害生物侵入和栖息。天花板与横梁或墙壁结合处宜有一定弧度。水蒸气较多区域的天花板应有适当坡度。需经常冲洗的场所（包括粗加工制作、切配、烹饪和餐用具清洗消毒等场所）应铺设 1.5 m 以上、浅色、不吸水、易清洗的墙裙。各类专间的墙裙应铺设到墙顶。食品处理区与外界直接相通的门应能自动关闭。专间的门应能自动关闭，窗户为封闭式（用于传递食品的除外）。专间内外运送食品的窗口应专用、可开闭，大小以可通过运送食品的容器为准。厨房地面应平整、无裂缝、无破损、无积水

积垢。清洁操作区不得设置明沟，地漏应能防止废弃物流入及浊气逸出。

厨房应该配齐配全相应的设施设备，包括供水排水设施、清洗消毒保洁设施、个人卫生设施和卫生间、照明设施、通风排烟设施、库房及冷冻（藏）设施，从而满足相应的生产能力。供水设施中使用的、涉及饮用水卫生安全的产品应符合国家相关规定。为了防止交叉污染水体，食品加工制作用水的管道系统应引自生活饮用水主管道，与非饮用水（如冷却水、污水或废水等）的管道系统完全分离，不得有逆流或相互交接现象。排水设施应通畅，便于清洁、维护，排水沟出口应设有防止有害生物侵入的装置。清洗、消毒、保洁设施设备应放置在专用区域，容量和数量应能满足加工制作和供餐需要。食品处理区应设置足够数量的洗手设施，就餐区宜设置洗手设施。水龙头宜采用脚踏式、肘动式、感应式等非手触动式开关。宜设置热水器，提供温水。洗手设施附近应配备洗手液（皂）、消毒液、擦手纸、干手机等。从业人员专用洗手设施附近应有洗手方法标识，以提示餐饮操作人员在操作前做到规范洁净洗手。

根据食品储存条件，设置相应的食品库房或存放场所，必要时设置冷冻（藏）库。库房内应设置足够数量的存放架，其结构及位置应能使储存的食品和物品离墙离地，距离地面应在 10 cm 以上，距离墙壁宜在 10 cm 以上。

根据加工制作食品的需要，配备相应的设施设备、容器、工具等。不得将加工制作食品的设施、设备、容器、工具用于与加工制作食品无关的用途。加工设施设备应采用色标管理，防止交叉污染。

学习单元 3　烹饪原料的管理

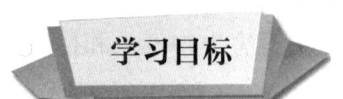

了解烹饪原料采购及运输的具体操作规范要求
熟悉烹饪原料库房管理的具体操作规范要求
能够增强采购及库房管理餐饮从业人员的食品安全意识

餐饮服务包括原料采购、运输和储存、初加工、切配、烹饪，凉菜配制，点心加工，餐用具清洗、消毒、保洁等一系列工作。要保证食品安全，就必须对食品生产全过程进行控制，保证生产的食品符合食品安全标准，从而保证食品安全。原料的管理主要包括原料采购管理、原料运输管理、进货查验管理、原料储存管理四方面。

一、原料采购管理

原料供货者应具有相关合法资质。特定餐饮服务提供者应建立供货者评价和退出机制，对供货者的食品安全状况等进行评价，将符合食品安全管理要求的列入供货者名录，及时更换不符合要求的供货者。鼓励其他餐饮服务提供者建立供货者评价和退出机制。特定餐饮服务提供者应自行或委托第三方机构定期对供货者食品安全状况进行现场评价。鼓励建立固定的供货渠道，与固定供货者签订供货协议，明确各自的食品安全责任和义务。鼓励根据每种原料的安全特性、风险高低及预期用途，确定对其供货者的管控力度。

二、原料运输管理

运输原料前，应对运输车辆或容器进行清洁，防止食品受到污染。运输过程中，应做好防尘、防水，食品与非食品、不同类型的食品原料（动物性食品、植物性食品、水产品，下同）应分隔，食品包装应完整、清洁，防止食品受到污染。运输食品的温度、湿度应符合相关食品安全要求。不得将食品与有毒有害物品混装运输，运输食品和运输有毒有害物品的车辆不得混用。

三、进货查验管理

1. 随货证明文件查验

（1）从食品生产者处采购食品的，应查验其食品生产许可证和产品合格证明文件等；采购食品添加剂、食品相关产品的，应查验其营业执照和产品合格证明文件等。

（2）从食品销售者处（商场、超市、便利店等）采购食品的，应查验其食品经营许可证等；采购食品添加剂、食品相关产品的，应查验其营业执照等。

（3）从食用农产品个体生产者处直接采购食用农产品的，应查验其有效身份证明。

（4）从食用农产品生产企业和农民专业合作经济组织采购食用农产品的，应查验其社会信用代码和产品合格证明文件。

（5）从集中交易市场采购食用农产品的，应索取并留存市场管理部门或经营者加盖公章（或负责人签字）的购货凭证。

（6）采购畜禽肉类的，应查验动物产品检疫合格证明；采购猪肉的，还应查验肉品品质检验合格证明。

（7）实行统一配送经营方式的企业，可由企业总部统一查验供货者的相关资质证明及产品合格证明文件，留存每笔购物或送货凭证，并确保各门店能及时查询、获取相关证明文件复印件或凭证。

（8）采购食品、食品添加剂、食品相关产品的，应留存每笔购物或送货凭证。

2. 入库查验和记录

（1）外观查验

1）预包装食品的包装应完整、清洁、无破损，标识与内容物一致。

2）冷冻食品无解冻后再次冷冻的情况。

3）食品应具有正常的感官性状。食品感官性状改变预示着食品质量改变，如颜色、气味、组织等出现改变。

4）食品标签标识符合相关要求。

5）食品在保质期内。

（2）温度查验

温度对微生物的繁殖和食品品质的变化影响相当明显。在恒定的水分含量条件下，温度每升高10 ℃，食品品质加快变化4~6倍。

1）查验期间，尽可能减少食品的温度变化。冷藏食品表面温度与标签标识的温度要求不得超过+3 ℃，冷冻食品表面温度不宜高于-9 ℃。

2）无具体要求且需冷冻（藏）的食品，其温度可参考原料储存管理要求。

（3）记录

保留进货查验记录2年。

四、原料储存管理

1. 分区、分架、分类、离墙、离地存放食品。

2. 在散装食品（食用农产品除外）储存位置，应标明食品的名称、生产日期或者生产批号、使用期限等内容，宜使用密闭容器储存。

3. 按照食品安全要求储存原料。保存条件、保质期不明确的及开封后的，应根据食品品种、加工制作方式、包装形式等针对性地确定适宜的保存条件和保存期限，并应建立严格的记录制度来保证不存放和使用超期食品或原料，防止食品腐败变质。

4. 及时冷冻（藏）储存采购的冷冻（藏）食品，减少食品的温度变化。

5. 冷冻储存食品前，宜分割食品，避免使用时反复解冻、冷冻。

6. 冷冻（藏）储存食品时，不宜堆积、挤压食品。

7. 遵循先进、先出、先用的原则使用食品原料、食品添加剂、食品相关产品。及时清理腐败变质等感官性状异常、超过保质期的食品原料、食品添加剂、食品相关产品。

学习单元 4　原料初加工与切配

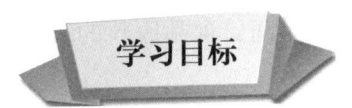

熟悉烹饪原料初加工岗位的食品安全操作规范要求

能够增强初加工岗位从业人员的食品安全意识，提高保障食品安全的能力

烹饪原料初加工主要指对烹饪原料进行挑拣、整理、解冻、清洗、剔除不可食用部分等的加工制作过程。

一、不同类别原料在初加工过程中的食品安全操作规范

1. 蔬菜类

使用蔬菜原料前，应先对蔬菜进行挑拣，去除粗老组织，之后浸泡清洗，提倡使用蔬菜清洗装置，如臭氧蔬菜清洗机，可以更好地去除蔬菜表面的微生物和残留农药。

2. 蛋类

蛋类表面微生物数量很多，尤其是沙门氏菌，所以在使用之前应清洗外壳，必要时消毒，对于破壳蛋应单独打开盛放，确认蛋类未变质后再合并存放，防止出现交叉污染。

3. 干货涨发类原料

动植物干货涨发后，容易滋生微生物发生腐败变质，不能长期存放。如果出现变色、变味、腐烂、霉斑等现象，应及时丢弃，不能再加工利用。

4. 半成品原料

半成品原料应有专门的盛放容器和存放空间，应及时使用或冷冻（藏）储存切配好的半成品，并尽快加工利用完毕，发现变质时应立即丢弃不可再用。

二、初加工过程中冷冻（藏）环节的食品安全操作规范

1. 冷冻食品出库后，宜使用冷藏解冻或冷水解冻方法进行解冻，解冻时合理防护，避免受到污染。使用微波解冻方法时，解冻后的食品原料应被立即加工制作。

解冻的目的是使原材料恢复冷冻前的状态，所以最好采用冷藏解冻或冷水解冻的方法，这样细胞能较好地恢复到初始状态，水分及水溶性营养素不至于大量流失导致口感变差。

2. 应缩短解冻后的高危易腐食品原料在常温下的存放时间，食品原料的表面温度不宜超过 8 ℃。

8~60 ℃是高危易腐食品储存的危险温度带，容易滋生微生物，所以解冻后应尽快加工利用。高危易腐食品指蛋白质或碳水化合物含量较高（通常 pH>4.6，且水分活度>0.85），常温下容易腐败变质的食品，如鱼、虾等水产品。

3. 冷冻（藏）食品出库后，应及时加工制作。冷冻食品原料不宜反复解冻、冷冻。

冷冻（藏）食品出库后，因为环境温度的变化，空气中水分很快会在原料表面凝结形成水膜，为微生物快速生长繁殖提供了有利条件，因此应尽快加工利用。原料反复冷冻、解冻，不仅加大了食品安全风险，而且原料的适口性、营养价值都会降低。

三、初加工过程中工具和容器使用的食品安全操作规范

不同类型的食品原料、不同存在形式的食品（原料、半成品、成品，下同）应该分类存放、分类清洗、分类切配，其盛放容器和加工制作工具应分类管理、分开使用，避免出现交叉污染。盛放干净原料的容器不能直接放于地面，应该放在专用存放架上。

学习单元 5　冷食和生食加工制品安全管理

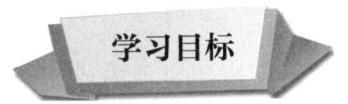

了解专间管理的具体要求

熟悉冷食制作岗位的食品安全操作规范要求

能够增强冷食制作岗位从业人员的食品安全意识，提高保障食品安全的能力

一、专间设施设备要求

1. 专间应为独立隔间，专间内应设有专用工具容器清洗消毒设施和空气消毒设施，专间内温度应不高于 25 ℃，应设有独立的空调设施。

2. 以紫外线灯作为空气消毒设施的，紫外线灯（波长 200~275 nm）应按功率不小于 1.5 W/m³ 设置，紫外线灯应安装反光罩，强度大于 70 μW/cm²。专间内紫外线灯应分布均匀，悬挂于距离地面 2 m 以内的高度。

3. 专间应设有专用冷藏设施。需要直接接触成品的用水，宜通过符合相关规定的水净化设施或设备处理。中央厨房专间内需要直接接触成品的用水，应加装水净化设施。

二、冷食制作岗位的食品安全操作规范

1. 加工前应认真检查待加工食品，发现有腐败变质或者其他感官性状异常的情况，不得进行加工。

2. 专间内应当由专人加工制作，非操作人员不得擅自进入专间。操作人员进入专间时，应更换专用工作衣帽并佩戴口罩，操作前应严格进行双手清洗消毒，操作中应适时消毒。不得穿戴专间工作衣帽从事与专间内操作无关的工作。

3. 专间每餐（或每次）使用前应进行空气和操作台的消毒。使用紫外线灯消毒的，应在工作前开启 30 min 以上，并做好记录。

4. 专间内应使用专用的设备、工具、容器，用前应消毒，用后应洗净并保持

清洁。

5. 供配制冷食用的蔬菜、水果等食品原料，未经清洗处理干净的，不得带入专间。预包装食品和一次性餐用具应去除外层包装并保持最小包装清洁后，方可传递进专间。

6. 制作好的冷食应尽量当餐用完。剩余尚需使用的原料应存放于专用冰箱中冷冻（藏）。食用前需要加热时，食品中心温度应不低于 70 ℃。

7. 在专用冷冻（藏）设备中存放食品时，宜将食品放置在密闭容器内或使用保鲜膜等进行无污染覆盖。

8. 加工制作生食海产品应在专间外剔除海产品的非食用部分，并将其洗净后方可传递进专间。加工制作时，应避免海产品可食用部分受到污染。加工制作后，应将海产品放置在密闭容器内冷藏保存，或放置在食用冰中保存并用保鲜膜分隔。放置在食用冰中保存时，加工制作后至食用前的间隔时间不得超过 1 h。

9. 加工制作裱花蛋糕，裱浆和经清洗消毒的新鲜水果应当天加工制作、当天食用。蛋糕坯应存放在专用冷冻（藏）设备中。打发好的奶油应尽快使用完毕。

10. 中小学、幼儿园食堂不得制售冷荤类食品、生食类食品、裱花蛋糕。

学习单元 6　热菜的卫生与安全

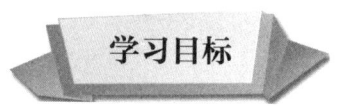

熟悉热菜制作岗位的食品安全操作规范要求

能够增强热菜制作岗位从业人员的食品安全意识，提高保障食品安全的能力

一、热菜制作岗位通用食品安全操作规范

1. 烹饪前应认真检查待加工食品，发现有腐败变质或者其他感官性状异常，或是国家法律、法规明令禁止的食品及原料，应拒绝加工制作。

2. 不得将回收后的食品经加工后再次销售。

3. 需要熟制加工的食品应烧熟煮透，其加工时食品中心温度应不低于 70 ℃。

对特殊加工制作工艺，中心温度低于 70 ℃的食品，餐饮服务提供者应严格控制原料质量安全状态，确保经过特殊加工制作工艺所制作成品的食品安全。鼓励餐饮服务提供者在售卖时按照规范相关要求进行消费提示。

4. 不同类型的食品原料、不同存在形式的食品应分开存放，其盛放容器和加工制作工具分类管理、分开使用，定位存放。

5. 需要冷冻（藏）的熟制半成品或成品，应在清洁操作区内制熟后立即冷却，并在盛放容器上标注加工制作时间等。冷却时，可采用将食品切成小块、搅拌、冷水浴等措施或者使用专用速冷设备，使食品的中心温度在 2 h 内从 60 ℃降至 21 ℃，再经 2 h 或更短时间降至 8 ℃。

6. 高危易腐食品制熟后，在 8~60 ℃条件下存放 2 h 以上且未发生感官性状变化的，食用前应进行再加热。再加热时，食品的中心温度应达到 70 ℃以上。

7. 盛放调味料的容器应保持清洁，使用后加盖存放，宜注明预包装调味料标签上标注的生产日期、保质期等内容及开封日期。接触食品的容器和工具不得直接放置在地面上或者接触不洁物。

8. 菜品用的围边、盘花应保证清洁、新鲜、无腐败变质，不得回收后再使用。

9. 食品处理区内不得从事可能污染食品的活动。不得在辅助区（如卫生间、更衣区等）内加工制作食品、清洗或消毒餐用具。

10. 餐饮服务场所内不得饲养和宰杀禽、畜等动物。

二、热制菜品特殊加工环节的食品安全操作规范

1. 油炸

（1）选择热稳定性好、适合油炸的食用油脂。

（2）与油脂直接接触的设备、工具内表面应为耐腐蚀、耐高温的材质（如不锈钢等），易清洁、维护。

（3）油炸食品前，应尽可能减少食品表面的多余水分。油炸食品时，油温不宜超过 190 ℃。油量不足时，应及时添加新油。定期过滤油脂，去除食物残渣。鼓励使用快速检测方法定时测试油脂的酸价、极性组分等指标。定期拆卸油炸设备，进行清洁维护。

2. 烧烤

（1）烧烤场所应具有良好的排烟系统。

（2）烤制食品的温度和时间应能使食品被烤熟。

(3) 烤制食品时，应避免食品直接接触火焰或烤制温度过高，减少有害物质产生。

3. 火锅

(1) 不得重复使用火锅底料。

(2) 使用醇基燃料（如酒精等）时，应在没有明火的情况下添加燃料。使用炭火或煤气时，应保证通风良好，防止一氧化碳中毒。

三、工具及容器使用的食品安全操作规范

1. 各类工具和容器应有明显的区分标识，可使用颜色、材料、形状、文字等方式进行区分。

2. 工具、容器和设备，宜使用不锈钢材料，不宜使用木质材料。必须使用木质材料时，应避免对食品造成污染。盛放热食类食品的容器不宜使用塑料材料。

3. 添加邻苯二甲酸酯类物质的塑料制品不得盛装、接触油脂类食品和乙醇含量高于20%的食品。

4. 不得重复使用一次性用品。

学习单元 7　餐用具洗消保洁卫生与安全

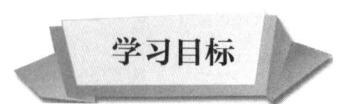

熟悉餐用具清洗消毒岗位的食品安全操作规范要求

能够增强餐用具清洗消毒岗位从业人员的食品安全意识，提高保障食品安全的能力

餐用具包括食品加工制作过程中使用的工具、用具，盛装原料、半成品、成品的食品容器，以及供消费者使用的餐具、饮具等。餐用具不清洗消毒或清洗消毒不彻底，不仅可能使食品受到交叉污染，引发食物中毒，而且可能会成为消化道传染病等食源性疾病的传染渠道。

一、餐用具清洗消毒

1. 清洗方法

（1）手工清洗：手工清洗餐用具时，要实行一刮、二洗、三冲。一刮是将剩余在餐用具内的食物残渣刮入废弃桶；二洗是将刮干净的餐用具用洗涤剂清洗干净，认真刷洗餐用具的表面；三冲是要将经过清洗的餐用具用流动水冲洗留在餐用具表面的洗涤剂溶液。清洗和冲洗要分池进行，并在水池的明显位置注明标识。洗涤剂按标示要求放入清洗池注入温水，将洗涤剂搅拌均匀。

（2）采用洗碗机清洗的，应按设备使用说明操作。

2. 消毒方法

餐用具每次使用后必须清洗并消毒，保证餐用具表面光洁、无油渍、无异味，餐用具表面干燥，大肠菌群少于 3 个/100 m^2，无致病菌检出。常用的消毒方法如下。

（1）物理消毒

物理消毒法包括水蒸气、煮沸、红外线等热力消毒方法，可耐高温的餐用具一般推荐使用物理消毒法。采用水蒸气、煮沸消毒的，温度一般控制在 100 ℃，并保持 10 min 以上；采用红外线消毒的，温度一般控制在 120 ℃ 以上，并保持 10 min 以上；采用洗碗机消毒的，消毒温度一般控制在 85 ℃，冲洗消毒 40 s 以上。

（2）化学消毒

使用含氯消毒剂（不包括二氧化氯消毒剂）的消毒方法：严格按照含氯消毒剂产品说明书标明的要求配制消毒液，消毒液中的有效氯浓度宜在 250 mg/L 以上，将餐用具全部浸入配置好的消毒液中 5 min 以上，之后用自来水冲去餐用具表面残留的消毒液。

使用二氧化氯消毒剂的消毒方法：严格按照产品说明书标明的要求配制消毒液，消毒液中的有效氯浓度宜在 100~150 mg/L；因配制的水溶液不稳定，在使用时应加入活化剂，且现配现用；因二氧化氯消毒剂氧化作用极强，在使用时应避免接触油脂；将餐用具全部浸入配置好的消毒液中 10~20 min；用自来水冲去餐用具表面残留的消毒液。

二、餐用具保洁

1. 餐用具清洗或消毒后宜沥干、烘干，不应使用抹布、餐布擦干，避免受到再次污染。

2. 及时将消毒后的餐用具放入密闭的餐用具保洁设施内。

3. 餐用具消毒设备（如自动消毒碗柜等）应连接电源，正常运转。定期检查餐用具消毒设备或设施的运行状态。

采用化学消毒的，消毒液应现用现配，并定时测量消毒液的消毒浓度，为确保消毒浓度达到效果，应至少每4 h测量一次消毒液浓度。

4. 从业人员佩戴手套清洗消毒餐用具的，接触消毒后的餐用具前应更换手套。手套宜用颜色区分，在清洗消毒餐用具时应使用黄色橡胶防护手套，接触消毒后餐用具时应使用经过消毒的蓝色一次性手套。

5. 消毒后的餐用具、盛放或接触直接入口食品的容器和工具，应符合《食品安全国家标准　消毒餐（饮）具》（GB 14934—2016）的规定。

6. 对于酒具、玻璃杯等餐具，需要使用抹布擦干的，抹布应专用，并经清洗消毒后方可使用，同时注意保洁中抹布的防护。抹布在每天使用后在指定区域进行清洗、消毒和晾干，并存放在经过消毒的密闭容器中保存备用。

7. 不得重复使用一次性餐用具。

学习单元 8　废弃物管理

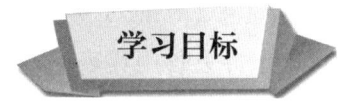

熟悉餐饮废弃物管理处置岗位的食品安全操作规范要求

能够增强餐饮废弃物管理处置岗位从业人员的食品安全意识，提高保障食品安全的能力

餐饮服务提供者的废弃物包括饮食剩余物以及在食品处理过程中产生的剩余废弃物品等。这些废弃物处理不当存在污染加工环境、食品、水源、食品接触面，滋生蟑螂、苍蝇等病媒微生物，产生不良气味等各类风险。为规避上述风险的产生，或将此类风险降至最低，应采取适当措施完成废弃物的单独收集与处置。

一、废弃物存放容器与设施

1. 食品处理区内可能产生废弃物的区域,应设置废弃物存放容器。废弃物存放容器与食品加工制作容器应有明显的区分标识。

2. 废弃物存放容器应配有盖子,防止有害生物侵入、不良气味或污水溢出,防止污染食品、水源、地面、食品接触面(包括接触食品的工作台面、工具、容器、包装材料等)。废弃物存放容器的内壁应光滑,易于清洁。

3. 在餐饮服务场所外适宜地点,宜设置结构密闭的废弃物临时集中存放设施。所谓的"适宜地点"既便于场所内餐厨废弃物运出、集中放置,不会对餐饮服务场所产生污染风险,也便于集中后往外运;废弃物临时集中存放设施结构应密闭,不污染周边环境,并能防止老鼠以及害虫进入、不良气味或污水溢出。

二、废弃物处置

1. 餐厨废弃物应分类放置、及时清理,不得溢出存放容器。餐厨废弃物的存放容器应及时清洁,必要时进行消毒。

2. 应索取并留存餐厨废弃物收运者的资质证明复印件(需加盖收运者公章或由收运者签字),并与其签订收运合同,明确各自的食品安全责任和义务。

3. 应建立餐厨废弃物处置台账,详细记录餐厨废弃物的处置时间、种类、数量、收运者等信息。

培训课程 4 安全生产

学习单元1 安全生产的保障

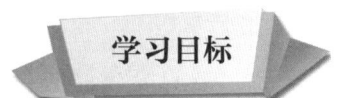

了解安全生产的意义

熟悉我国安全生产的法制保障

掌握从业者享有的安全生产保障权利和应尽的义务

一、安全生产的意义

1. 我国安全生产的现状

根据国际劳工组织最近的计算,全球因职业事故和与工作相关的疾病而死亡的人数每年有278万人。这意味着,每天有近7 700人死于与工作有关的疾病或伤害。每年约有3.74亿人出现非致命性工伤和疾病(死亡和非死亡),与工作相关的疾病为1.6亿例,有1/3的疾病造成4天或4天以上工作日损失。联合国机构公布的估计数显示,全世界因职业病和职业伤亡事故造成的直接和间接经济损失占全球生产总值的3.94%,大约2.99万亿美元(约20万亿人民币)。

工伤事故和职业危害不但威胁千百万劳动者的生命与健康,还给国民经济造成巨大损失。据粗略估算,近几年我国每年因此而造成的经济损失在2 000亿元人民币以上。改革开放以来,我国国民经济一直保持着高速增长,但作为社会进步重要标志之一的职业健康安全工作却远滞后于经济建设的步伐。重大恶性工伤事故与职业病人数居高不下一直是困扰我国经济社会发展的难题。

2. 安全生产的重要性

对职工而言，安全就是生命。对企业而言，安全就是效益，是企业发展的基石。对国家而言，安全是社会稳定的基础。不管是对国家、企业还是劳动者，都应该把安全工作放在首位。

我国是一个劳动力资源大国，用人单位应该根据《中华人民共和国职业病防治法》（以下简称《职业病防治法》）要求全力保护劳动者的身体健康；劳动者自身应加强自身文化素质，加强法律意识；政府及有关部门应加强对于劳动者技能、法律意识的培训；社会应向劳动者提供更多的保障权益的渠道。劳动者职业卫生权利的极大保障会促进劳动者生产的积极性，从而促进经济发展。所以我们必须要落实劳动者的职业卫生权利，给劳动者一个真正健康的工作环境和法律保障机制。

二、我国安全生产的法制保障

目前，我国已经形成了基本职业健康安全法律体系，明确安全生产管理制度与职责，通过开展安全教育等落实安全生产。

1. 劳动保护基本法

《中华人民共和国劳动合同法》

2. 劳动保护专项法

《中华人民共和国安全生产法》（以下简称《安全生产法》）

《中华人民共和国矿山安全法》

《中华人民共和国海上交通安全法》

《中华人民共和国消防法》

3. 劳动保护相关法

《中华人民共和国全民所有制工业企业法》

《中华人民共和国标准化法》

《中华人民共和国妇女权益保障法》

《中华人民共和国环境保护法》

我国的安全生产法规形式按其立法主体、法律效力不同，可分为宪法、安全生产法律、安全生产行政法规、地方性安全生产法规、安全生产规章，共同构成安全生产的安全网。

三、从业者享有的安全生产保障的权力与应尽的义务

每个人所从事的职业不同、岗位不同，但都是社会主义建设事业的职工。作为职工既享有广泛的法律权利，还要承担相应的法律义务。

1. 职工享有的安全生产保障权利

《安全生产法》作为安全生产的专门法，对职工获得安全生产保障的权利做出了具体的规定。按照《安全生产法》规定，职工享有的安全生产保障权利主要包括以下内容。

（1）批评、检举、控告权

批评、检举、控告权指职工有权对本企业安全生产工作存在的问题提出批评、检举、控告，企业不得因此而降低其工资、福利等待遇，或者解除与其订立的劳动合同。

（2）拒绝权

拒绝权指对管理者的违规（违反法律、法规、制度、标准）指挥，职工有权拒绝执行。为了保障该权益，《安全生产法》明确规定，生产经营单位不得因从业人员对本单位安全生产工作提出批评、检举、控告或者拒绝违章指挥、强令冒险作业而降低其工资、福利等待遇或者解除与其订立的劳动合同。

（3）求偿权

求偿权指获得安全保障的权利，获得工伤保险和民事赔偿的权利。职工因生产安全事故受到伤害的，有权依照劳动合同和工伤保险有关规定，享有相应的补偿金；除了享受工伤保险外，还有向用人单位提出民事赔偿的权利。

（4）知情权

知情权指获得安全生产教育和技能培训的权利，被如实告知工作场所和工作岗位存在的危险因素、防范措施及事故应急措施的权利。

1）在缔结劳动合同时，用人单位有义务将可能存在职业健康与安全隐患的环节在合同中书面载明，口头提及的无效，并且用人单位合同约定的免除自己相关责任的条款无效。

2）《安全生产法》《职业病防治法》都明确规定，用人单位应当在有较大危险的场所、设施、设备设置有警示标识和中文说明，以时刻提醒、告诫劳动者注意健康与安全。

3）用人单位还应当将应急预案中所列的事故发生时所采取的组织、技术措施

和报警、急救、逃生等内容准确地告知劳动者,以便事故突发时有效地救护、逃生,降低损失。

4)劳动者有对变化中的工作场所的健康与安全的动态情况知悉的权利,用人单位不得隐瞒与欺骗。

(5)紧急避险权

紧急避险权是指劳动者在危及自身安全的紧急情况下停止工作和紧急撤离的权利。《安全生产法》明确规定,企业不得因职工紧急撤离危险现场而降低其工资、福利等待遇或解除合同。

该项权利不适用于特殊职业的从业人员,比如消防队员、救生员、飞行员、船舶驾驶人员、车辆驾驶人员等。根据有关法律、国际公约和职业惯例,在发生危及人身安全的紧急情况下,这些人员不能撤离或不能先行撤离从业场所或者工作岗位。

(6)民主管理、民主监督的权利

《安全生产法》《职业病防治法》都规定,工人(或工会)有权参与本单位安全生产和职业卫生的民主管理,以维护职工在安全生产与职业健康方面的合法权益。

 **相关链接**

五险一金

"五险"指的是五种保险,包括养老保险、医疗保险、失业保险、工伤保险和生育保险;"一金"指的是住房公积金。

其中养老保险、医疗保险和失业保险,这三种险是由企业和个人共同缴纳的保费,工伤保险和生育保险完全是由企业承担的,个人不需要缴纳。这里要注意的是"五险"是法定的,而"一金"不是法定的。根据我国法律的规定,用人单位在与劳动者建立了劳动关系之后,就应当为劳动者缴纳五险一金。即使双方有约定试用期,那也应该从试用期开始就为劳动者缴纳五险一金。

2. 职工应尽的安全生产保障义务

职工在享有获得安全生产保障权利的同时,也有以自己的行为保证安全生产的义务，主要包括以下内容。

（1）接受安全生产教育和培训，掌握本职工作所需要的安全生产知识的义务

不同行业、不同生产经营单位、不同工作岗位和不同的生产经营设施、设备具有不同的安全技术特性和要求。随着生产经营领域的不断扩大和高新安全技术装备的大量使用，生产经营单位对从业人员的安全素质要求也越来越高。从业人员的安全生产意识和安全技能的高低，直接关系到生产经营活动的安全可靠性。《安全生产法》明确规定，从业人员应当接受安全生产教育和培训，掌握本职工作所需的安全生产知识，提高安全生产技能，增强事故预防和应急处理能力。

（2）遵章守纪、服从管理的义务

大量的事故证明，职工违反规章制度和操作规程是导致生产事故的主要原因。企业安全管理人员有权依照规章制度和操作规程进行安全管理，监督检查职工遵章守纪情况。对于这些安全生产管理措施，职工必须接受并服从管理。

（3）正确佩戴和使用劳动防护用品的义务

为保障人身安全，生产经营单位必须为从业人员提供必要的、安全的劳动防护用品，以避免或者减轻事故造成的人身伤害。从业人员必须履行正确佩戴和使用劳动防护用品的法定义务。

（4）发现事故隐患应当及时向企业安全生产管理人员或主要负责人报告的义务

劳动者身处劳动第一线，往往是事故的第一受害人，许多生产安全事故都是由于受害者本人在现场发现事故隐患和不安全因素后没有及时报告，以致延误了采取措施进行紧急处理的时机而导致的。所以，为了自身的安全，一定要尽职尽责，及时报告发现的事故隐患和不安全因素，以便尽早处理，消除隐患和不安全因素。

3. 注重安全是职业素养的重要特征

职业素养是从业者在职业活动中表现出来的综合品质，是从业者遵循职业内在要求，在个人世界观、价值观、人生观基础上表现出来的行为。这些行为不仅体现在从业者职业技能方面，而且体现在政治、思想和职业道德方面。

注重安全是从业者职业素养的重要特征，因为注重安全的行为，往往是职业技能与政治、思想、道德规范的融合。安全生产，既与职业技能相关，也与政治、思想和职业道德相关；既与从业者个人和他人有关，也与社会和谐有关；既关系个人的生命安危和职业生涯发展，关系企业的稳定和发展，也影响社会的稳定和发展。

注重安全的职业素养，主要表现为具有安全意识，掌握安全规程，自觉落实安全防范措施以及安全习惯的养成。

具有强烈的安全意识，才能主动、积极地去掌握安全规程，落实安全防范措施。是否具有安全意识，不仅要通过是否掌握了安全知识来验证，更要通过是否能自觉遵守安全规范，是否落实为符合安全规范的行为，甚至养成相应行为习惯，处处、时时、自觉、严格地落实安全规程和安全防范措施来检验。安全意识，既是对本人、他人生命和劳动的尊重，也是热爱集体、热爱生活在职业劳动中的具体表现形式之一，是政治、思想和职业道德在安全生产方面的落实。

掌握安全规程，自觉落实安全防范措施，即从业者不但应该掌握"怎样做"，而且应该掌握"怎样安全地做"，才能保证自己和他人的生命安全和幸福，保证企业的安全和发展，保证社会的安全和稳定。

学习单元 2　安全的工作环境和操作要求

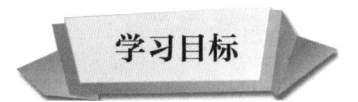

了解工作环境常见伤害及原因
熟悉工作环境中常见不安全因素及其处理方法
掌握安全的操作方法

不安全的工作环境或错误的操作能够导致受伤甚至死亡，因此我们应预见到危险，采取措施防止危险的发生，使我们在安全的环境中工作。

一、工作环境常见伤害及原因

1. 烧伤、烫伤

造成原因：滚油、沸水、火焰、热的管子、水蒸气排出口、化学制品、高温设备，以及用电和员工粗心等。

2. 摔伤

造成原因：滑的地板、门口的障碍物、昏暗的光线、杂乱的通道、地板上的绳索、不平坦的地面、无标记的台阶、错误的货物存放、错误穿鞋方式，以及员工粗心等。

3. 扭伤和拉伤

造成原因：错误地搬运货物、摔倒、错误地使用设备、不正确地运动等。

4. 机器致伤

造成原因：没有使用安全防护装备，没有按照安全指示或说明操作，使用损坏的设备或不适合此工作的设备，未经过培训，以及员工粗心等。

5. 化学制品致伤

造成原因：错误地贮藏、混合化学制品，未使用保护装置，化学液体溢出等。

6. 割伤和磨伤

造成原因：不使用安全保护装置、用钝刀开罐头或瓶子、打碎的玻璃、清洁锋利器械或工作台上的尖刀、摔倒、粗心的员工等。

二、工作环境中常见不安全因素

在工作环境中常有一些不安全因素使人受伤或处于危险之中，我们应能预见到危险，及早防范。

工作环境中引起严重伤害的不安全因素及可能造成的后果如下。

1. 阻塞物

设备或物体堆放在紧急出口或防火通道，阻塞通道，紧急情况时无法疏散人群，造成伤亡。

2. 溢出物

溢出物如水、油汤等容易使人滑倒受伤。

3. 没有安全装置的设备

没有安全装置的设备可致人伤残或死亡。

4. 昏暗的区域

昏暗的区域容易使人碰到物品撞伤或跌倒受伤。

5. 错误的贮藏方式

错误的贮藏方式容易造成伤害和危险，如：化学制品引起爆炸，化学制品溢出引起伤残死亡或者污染食物，玻璃制品压碎造成人身伤害。

6. 不安全的货架

货架倒塌、掉落可致人伤残或死亡。

三、工作环境中不安全因素的处理

1. 阻塞物

《中华人民共和国突发事件应对法》第二十四条规定,公共交通工具、公共场所和其他人员密集场所的经营单位或者管理单位应当制定具体应急预案,为交通工具和有关场所配备报警装置和必要的应急救援设备、设施,注明其使用方法,并显著标明安全撤离的通道、路线,保证安全通道、出口的畅通。

安全规定:应当保证安全出口的畅通,不得封闭、堵塞安全出口;出口处不得设置门槛,不得堆放、悬挂或者张贴影响疏散的物品;通道、安全通道有阻塞物时,应迅速搬离,不能立即搬走时,应放置警示牌;安全出口的疏散门应当向疏散方向开启,不得采用卷帘门、转门、吊门和侧拉门。

2. 溢出物

(1)从容器中溢出的物体洒在地板上时,必须马上把它们清洁干净。

(2)在滑的地板上应放置"小心地滑"的警示牌。

3. 没有安全装置的设备

(1)将此情况报告给管理者。

(2)如果安全装置损坏或丢失,应立即替换。

(3)没有安全装置的设备应用物品遮盖,或放置警示牌。

4. 昏暗的区域

(1)应该加强照明。

(2)换掉有故障的灯管。

(3)移除堵塞光线的障碍物。

5. 错误的贮藏方式

应正确贮藏货物,如重的物品放在底部,轻的放在上面。

(1)玻璃制品

1)玻璃制品应按规定贮藏。

2)玻璃制品在贮藏时应放在重物上面,货物包装箱贴上标签,否则易被压碎,造成人身伤害。

3)玻璃制品在贮藏时不应倒置。

(2)化学制品

《危险化学品安全管理条例》第二十条规定,生产、储存危险化学品的单位,应当根据其生产、储存的危险化学品的种类和危险特性，在作业场所设置相应的监测、监控、通风、防晒、调温、防火、灭火、防爆、泄压、防毒、中和、防潮、防雷、防静电、防腐、防泄漏以及防护围堤或者隔离操作等安全设施、设备，并按照国家标准、行业标准或者国家有关规定对安全设施、设备进行经常性维护、保养，保证安全设施、设备的正常使用。

生产、储存危险化学品的单位，应当在其作业场所和安全设施、设备上设置明显的安全警示标志。

错误贮藏化学制品会带来危险和伤害，正确贮藏才能消灭其不安全因素。

1)《危险化学品安全管理条例》第二十四条规定，危险化学品应当储存在专用仓库、专用场地或者专用储存室（以下统称专用仓库）内，并由专人负责管理；剧毒化学品以及储存数量构成重大危险源的其他危险化学品，应当在专用仓库内单独存放，并实行双人收发、双人保管制度。

危险化学品的储存方式、方法以及储存数量应当符合国家标准或者国家有关规定。

2）化学制品单独存放。

3）《危险化学品安全管理条例》第十五条规定，应在危险化学品包装（包括外包装件）上粘贴或者拴挂与包装内危险化学品相符的化学品安全标签。

4）化学制品之间不能混合贮藏，应分开放在通风阴凉的地方，否则可能引起爆炸或火灾，造成伤害。

5）化学制品不能存放在纸制品中，纸会吸收化学物品，如果再用这些纸包装食物或饮料，将会非常危险。

6）化学制品不应与食品放在一起，不能贮藏在食物或饮料附近。

7）当处理和清洁化学制品时，强烈的气体会伤害眼、喉和手，必须使用防护眼镜、面罩和手套。

6. 不安全的货架

（1）货架必须结实、安全，适合贮藏物品。

（2）所有的架子都应该放在方便取放的范围内，安全梯也应该方便使用者取放、使用。

四、安全的操作方法

1. 搬运沉重货物的方法

工作场所中受伤常常是由于不正确地搬运大而沉重的货物而造成的。因此，大而沉重的货物必须按正确的方法小心地搬运，否则不仅可能损坏货物，造成损失，而且还可能伤害自己。

（1）搬运货物的方法

有关标准规定，男性单次搬运重量最大限值是 15 kg，女性单次搬运重量最大限值是 10 kg。因此，搬运货物应该根据货物的重量、大小而采用不同的方法。

1）较轻的物品可以一个人提起。

2）如果搬运较大的货物，必须两个人一起提。

3）搬运很大、很重的物品时，至少应该由两个人把它放在推车上移动；把货物移上或移下推车时，至少应该由两个人来进行。

（2）人工操作主要程序和方法

1）屈膝蹲下，将腿尽可能靠前，两脚分开，保持平衡及稳定，腰、背挺直。一只脚稍往前保持平衡，确保从前、后控制住物体，以保持重物在两脚之间有一个牢靠的基础。

2）抓牢货物。当抓握负载时，使双手高度尽可能与腰部位置一致，身体稍前倾靠，保持肩膀平衡并使其与髋骨处于同一方向。

3）挺直背部，用大腿和臀的力量支撑搬起货物站起来，应慢慢抬起和控制好负重，保持较重一侧靠近身体。

4）当要转身时，不要扭转躯干，否则容易扭伤。

2. 传递物品

当我们在传递或使用高温的锅、盘、碟时，可以使用耐热、干净的干毛巾包裹或垫在下面。切忌使用热的湿毛巾包裹，因为热气会直升到手或皮肤上造成烧伤，且使用者可能会因为烫手而丢掉锅或盘子，使热的食物或液体洒到自己或他人的身上造成更多的伤害。不要把锅或玻璃托盘等放在工作台的边缘，容易摔碎并使人受伤。传递刀等锋利尖锐的物品时，不应将锋刃朝向对方，否则很容易伤到他人。

3. 工作设备的使用

工作设备的正确摆放、采用正确的工作姿势，会使我们健康、舒适地工作，提高工作效率；而错误地使用工作中的设备，容易造成危险和伤害。

（1）计算机的正确操作

在当今工作中，计算机是被广泛使用的工作设备之一，为保证身体的健康，提高工作的效率，操作者正确地使用计算机尤为重要。接下来以计算机使用为例来讲解操作使用的正确方法及要求。

1）工作设备的摆放

①计算机系统（包括显示器、主机和键盘）

a. 把计算机系统放在高度、光线等合适的位置，才能够舒适地操作。

b. 调节显示器对比度和亮度到眼睛感到舒适的程度，尽量减小显示器光线对眼睛的刺激。

②桌子

a. 桌子的正确高度应以使人感到舒适为宜，最好使用能调节高度的桌子。

b. 应该在桌面下方给腿部留出足够的空间，保持血液流通。

③椅子。椅子合适的高度应以脚能接触地面为准。

2）操作姿势

①使用计算机时，抬起的头、眼和屏幕应保持水平，双眼距离计算机屏幕40~70 cm。

②肩轻松下垂，前臂与桌子水平，手腕伸直和前臂在一条直线上。

③可适度调节座椅达到让人觉得舒服的高度。

④腰呈90°坐直，使座椅靠背支撑腰和背部。

⑤大腿和桌子要有足够的距离。

⑥小腿离座位要有一个手掌的宽度，保持良好的血液循环。

⑦脚平放在地上或脚踏板上。

（2）办公电器设备的正确操作

办公室环境中，常常需要使用一些电器设备，如打印机、复印机、碎纸机、传真机、扫描仪、投影仪等，操作这些设备的正确方法如下。

1）操作者应仔细阅读说明书或操作指南，了解设备的工作性能，严格按照规定的操作方法使用。

2）专用设备如投影仪等，应经过培训后进行操作。

3）使用前检查设备的插座、开关等是否正常，检查设备是否能正常工作。

4）设备在工作状态时，不应搬动设备。

5）工作结束时，应该关掉设备开关并关闭电源。

6）需要清洁设备时应先断电，才可以进行清洁。

7）使用中发现问题应及时停止工作，关掉电源或拔掉插座，并通知专业维修人员进行检查、修理，及时排除故障。

8）操作者不能违章操作，设备不得带"病"工作。

(3) 厨房电器设备的正确操作

在餐厅厨房，有烤箱、和面机、绞肉机、烘炉、冷柜、蒸柜等设备，这些设备操作不正确，往往造成人身伤害。正确的操作方法如下。

1) 员工上岗前，应进行设备安全操作的培训。

2) 操作者应仔细阅读说明书或操作指南，了解设备的工作性能，严格按照规定的操作顺序和方法使用。

3) 开关箱等各种电气设备附近不应堆放各种易燃易爆、潮湿和其他影响操作的物件。

4) 不能在设备旁悬挂围裙、工作服、手套等物件。

5) 使用前检查设备的插座、开关等是否正常，检查设备是否能正常工作。

6) 设备在运转中，操作人员要注意安全，不要把手放在转动的设备附近，防止受伤。

7) 湿手或站在湿地上时，不应接触运转中的电器设备。

8) 工作结束时，应该关掉开关并关闭整机电源。下班时必须切断电源总开关之后才能离开岗位，以免发生误操作而危及人身安全。

9) 需要清洁设备时应停机应并切断设备的总电源，才可以进行清洁。禁止在设备运转时做清洁，以免发生事故。

10) 做清洁工作时，箱体外表可用干/湿布擦，不得用水冲洗，以免使绝缘性能下降进而引起漏电、触电事故。

11) 应定期保养设备，保持设备运转良好。

12) 设备不得带"病"工作。

13) 使用中发现问题应及时停止工作，关掉电源或拔掉插座，并通知专业维修人员进行检查、修理，及时排除故障。不要擅自拆卸和修理专用设备。

14) 做好特殊防护措施，如具有辐射的设备应注意辐射的危害；烤箱内温度最高时可达300℃以上，应戴好安全手套操作，以防烫伤；在使用蒸柜时，要保护好双手，蒸柜内最高温度可达100℃以上，必须先关闭蒸气阀门，拿好蒸布，待蒸气热量散出后再取出所需物品，在清理蒸柜时，要先关闭蒸气阀门，待温度降低后方可清洁。

4. 专业的维修

机器有故障时必须报告管理者或经理，并让专业人员维修。由非专业人员修理损坏的气管、用电系统或专业的设备设施等，容易造成危险。

5. 预防职业综合征

当我们工作时，有时需要长时间站、坐或做某一种姿势，如果姿势不正确，会引起身体其他部位的不适或伤害到颈椎、腰椎等部位，这种受伤叫作"肢体重复性劳损"，它属于职业综合征的一种表现。

在很多情况下，我们有可能在一个位置上坐很长时，或者长期地待在计算机显示屏前。我们应该减少用大量时间做重复性的任务，可尽量把工作变得多样化。例如，用一些时间来短暂地休息，做适当的运动，或采用一些简单的办法进行调节。这样能够缓解因长期地站或坐在一个地方工作所引起的肌肉紧张，防止眼睛疲劳。预防职业综合征的几种方法如下。

（1）按摩疲劳部位。

（2）短暂闭眼休息调节。

（3）短时间休息、走动，促进血液循环。

（4）活动手、颈等疲劳部位。

（5）听听轻松的音乐，缓解精神疲劳。

（6）眺望远处或看看绿色植物。

（7）做简单易操作的工间操。

（8）适当进行户外散步、运动，呼吸新鲜空气，舒展身体。

学习单元3　工伤知识

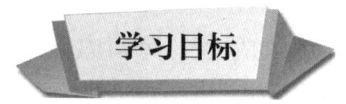

了解工伤的概念
熟悉工伤认定相关政策和申报程序

职业危害事故是每一个人都不愿意看到的，但如果职业危害事故真的发生在我们身上，我们能做的就是拿起法律的武器争取应有的权益，保护自身的利益不受侵害。

一、工伤的概念

《工伤保险条例》规定，职工由于下列情形之一负伤、致残、死亡的，应当认定为工伤。第一，在工作时间和工作场所内，因工作原因受到事故伤害的。第二，工作时间前后在工作场所内，从事与工作有关的预备性或收尾性工作受到事故伤害的。第三，在工作时间和工作场所内，因履行工作职责受到暴力等意外伤害的。第四，患职业病的。第五，因公外出期间，由于工作原因受到伤害或发生事故下落不明的。第六，在上下班途中，受到机动车事故伤害的。第七，法律、法规规定应当认定为工伤的其他情形。

职工有下列情形之一的，视同工伤：

➢ 在工作时间和工作岗位，突发疾病死亡或者在 48 h 之内经抢救无效死亡；

➢ 在抢险救灾等维护国家利益、公共利益活动中受到伤害的；

➢ 职工原在军队服役，因战、因公负伤致残，已取得革命伤残军人证，到用人单位后旧伤复发的。

但下列行为不被认定或视同工伤：

➢ 因犯罪或违反治安管理导致伤亡；

➢ 醉酒导致伤亡；

➢ 自残或自杀。

二、工伤认定申请

1. 申请期限

员工发生事故伤害或者按照职业病防治规定被诊断、鉴定为职业病，所在单位应当自事故伤害发生之日或者被诊断、鉴定为职业病之日起 60 日内，向统筹地区劳动保障行政部门提出工伤认定申请。如有特殊情况，经报劳动保障行政部门同意，申请时限可以适当延长。用人单位未按前款规定提出工伤认定申请的，工伤员工或者其直系亲属、工会组织在事故伤害发生之日或者被诊断、鉴定为职业病之日起 1 年内，可以直接向用人单位所在地统筹地区劳动保障行政部门提出工伤认定申请。

2. 申请材料

提出工伤认定申请应当提交下列材料：①工伤认定申请表，应当包括事故发生的时间、地点、原因以及职工伤害程度等基本情况；②与用人单位存在劳动关系（包括事实劳动关系）的证明材料；③医疗诊断证明或者职业病诊断证明书（或者职业病诊断鉴定书）。

3. 申请受理

工伤认定的受理部门是用人单位所在地劳动保障行政部门。劳动保障行政部门受理工伤认定申请后，根据审核需要可以对事故伤害进行调查核实，用人单位、员工、工会组织、医疗机构以及有关部门应当予以协助。职业病诊断和诊断争议的鉴定，依照职业病预防执法的有关规定执行。对依法取得职业病诊断证明书或者职业病诊断鉴定书的，劳动保障行政部门不再进行调查核实。员工或者其直系亲属认为是工伤，用人单位不认为是工伤的，由用人单位承担举证责任。劳动保障行政部门应当自受理工伤认定之日起15日内做出工伤认定的决定，并书面通知申请工伤认定的员工或者其直系亲属和该员工所在单位。劳动保障行政部门工作人员与工伤认定申请人有利害关系的，应当回避。

三、工伤的鉴定

工伤鉴定是在申请工伤鉴定的职工被认定为工伤的基础上，在其医疗终结或医疗期满之后，由县以上劳动鉴定委员会对其进行的评定伤残等级的行为。广义的工伤鉴定包括劳动能力鉴定和致残等级鉴定。狭义的工伤鉴定是指致残等级鉴定。

劳动能力鉴定也称劳动鉴定，是指劳动者在生产工作中因种种原因造成劳动能力不同程度的损害，致使劳动者在部分、大部分或完全丧失劳动能力时，有关部门在医学方面对其做出的鉴别和评定。通常情况下，我国的劳动能力鉴定工作只负责因工伤或因病而导致的劳动能力鉴定的问题。

致残等级鉴定也称工伤评残，是劳动鉴定委员会在劳动能力鉴定技术小组认为工伤职工丧失劳动能力，需要评残的基础上，依据《职工工伤和职业病致残程度鉴定》，对因工负伤或患职业病的职工伤残后丧失劳动能力的程度和依赖护理的程度做出的判别和评定。致残等级一共分为十个级别，一级至四级为丧失全部劳动能力；五级至六级为丧失大部分劳动能力；七级至十级为丧失部分劳动能力。

四、工伤赔偿标准

工伤赔偿标准，又称工伤保险待遇标准。是指工伤职工、工亡职工亲属依法应当享受的赔偿项目和标准。未参加工伤保险期间用人单位职工发生工伤的，由该用人单位按照《工伤保险条例》规定的工伤保险待遇项目和标准支付费用。

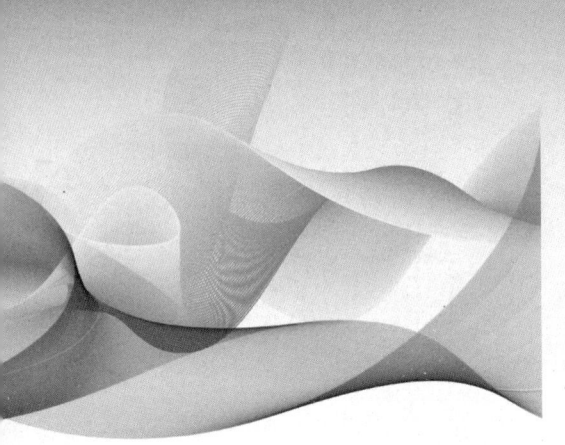

职业模块 ❻ 相关法律、法规知识

培训课程 1　法律知识

　　学习单元 1　《中华人民共和国食品安全法》相关知识

　　学习单元 2　《中华人民共和国反食品浪费法》相关知识

　　学习单元 3　《中华人民共和国野生动物保护法》相关知识

　　学习单元 4　《中华人民共和国劳动法》相关知识

　　学习单元 5　《中华人民共和国环境保护法》相关知识

　　学习单元 6　《中华人民共和国消费者权益保护法》相关知识

培训课程 2　法规知识

　　学习单元　《餐饮服务食品安全操作规范》相关知识

培训课程 3　有关计划及行动

　　学习单元 1　《国民营养计划（2017—2030 年）》相关知识

　　学习单元 2　《健康中国行动（2019—2030 年）》相关知识

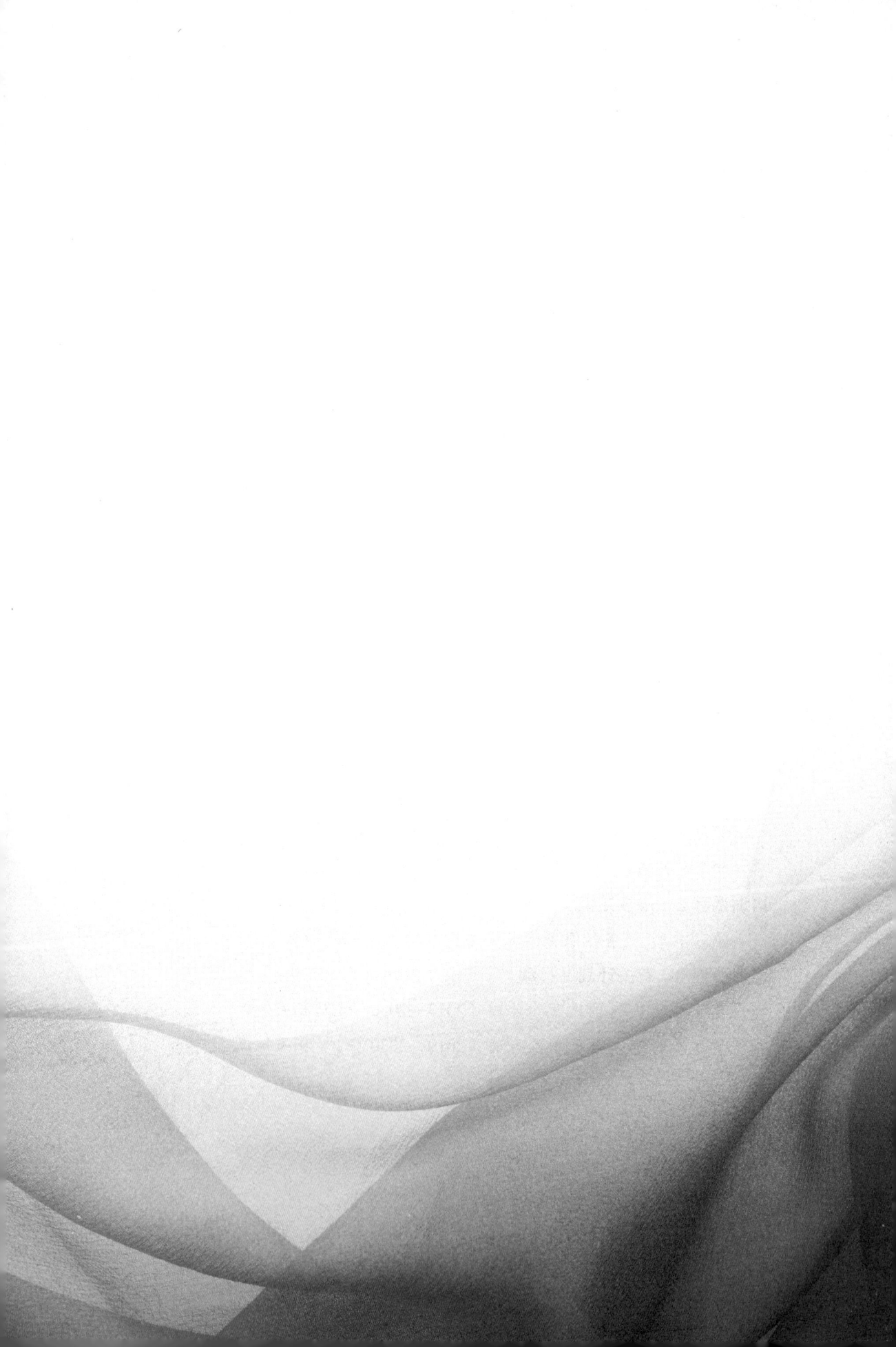

培训课程 1

法律知识

学习单元1 《中华人民共和国食品安全法》相关知识

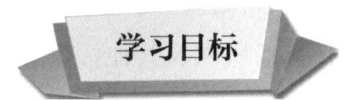

掌握《中华人民共和国食品安全法》相关知识

《中华人民共和国食品安全法》（以下简称《食品安全法》）经2015年4月24日第十二届全国人民代表大会常务委员会第十四次会议修订通过，自2015年10月1日起施行。现行《食品安全法》于2018年12月29日修正。

一、立法宗旨

为了保证食品安全，保障公众身体健康和生命安全，制定本法。

二、适用范围

1. 食品生产和加工（以下称食品生产），食品流通和餐饮服务。
2. 食品添加剂的生产经营。
3. 食品的包装材料、容器、洗涤剂、消毒剂和用于食品生产经营的工具、设备（以下称食品相关产品）的生产经营。
4. 食品生产经营者使用的食品添加剂、食品相关产品。

5. 对食品、食品添加剂和食品相关产品的安全管理。

供食用的源于农业的初级产品的质量安全管理，遵守《中华人民共和国农产品质量安全法》的规定。但是，食用农产品的市场销售、有关质量安全标准的制定、有关安全信息的公布和本法对农业投入品做出规定的，应当遵守本法的规定。

三、与营养配餐员相关的主要内容

1. 食品安全负责人

《食品安全法》规定，食品生产经营者对其生产经营食品的安全负责。食品生产经营者应当依照法律、法规和食品安全标准从事生产经营活动，保证食品安全，诚信自律，对社会和公众负责，接受社会监督，承担社会责任。

2. 食品生产经营基本要求

《食品安全法》第三十三条规定，食品生产经营应当符合食品安全标准，并符合下列要求：

（1）具有与生产经营的食品品种、数量相适应的食品原料处理和食品加工、包装、储存等场所，保持该场所环境整洁，并与有毒、有害场所以及其他污染源保持规定的距离；

（2）具有与生产经营的食品品种、数量相适应的生产经营设备或者设施，有相应的消毒、更衣、盥洗、采光、照明、通风、防腐、防尘、防蝇、防鼠、防虫、洗涤以及处理废水、存放垃圾和废弃物的设备或者设施；

（3）有专职或者兼职的食品安全专业技术人员、食品安全管理人员和保证食品安全的规章制度；

（4）具有合理的设备布局和工艺流程，防止待加工食品与直接入口食品、原料与成品交叉污染，避免食品接触有毒物、不洁物；

（5）餐具、饮具和盛放直接入口食品的容器，使用前应当洗净、消毒，炊具、用具用后应当洗净，保持清洁；

（6）储存、运输和装卸食品的容器、工具和设备应当安全、无害，保持清洁，防止食品污染，并符合保证食品安全所需的温度、湿度等特殊要求，不得将食品与有毒、有害物品一同储存、运输；

（7）直接入口的食品应当使用无毒、清洁的包装材料、餐具、饮具和容器；

（8）食品生产经营人员应当保持个人卫生，生产经营食品时，应当将手洗净，穿戴清洁的工作衣、帽等；销售无包装的直接入口食品时，应当使用无毒、清洁的容器、售货工具和设备；

（9）用水应当符合国家规定的生活饮用水卫生标准；

（10）使用的洗涤剂、消毒剂应当对人体安全、无害；

（11）法律、法规规定的其他要求。

3. 违禁食品

《食品安全法》第三十四条规定，禁止生产经营下列食品、食品添加剂、食品相关产品：

（1）用非食品原料生产的食品或者添加食品添加剂以外的化学物质和其他可能危害人体健康物质的食品，或者用回收食品作为原料生产的食品；

（2）致病性微生物，农药残留、兽药残留、生物毒素、重金属等污染物质以及其他危害人体健康的物质含量超过食品安全标准限量的食品、食品添加剂、食品相关产品；

（3）用超过保质期的食品原料、食品添加剂生产的食品、食品添加剂；

（4）超范围、超限量使用食品添加剂的食品；

（5）营养成分不符合食品安全标准的专供婴幼儿和其他特定人群的主辅食品；

（6）腐败变质、油脂酸败、霉变生虫、污秽不洁、混有异物、掺假掺杂或者感官性状异常的食品、食品添加剂；

（7）病死、毒死或者死因不明的禽、畜、兽、水产动物肉类及其制品；

（8）未按规定进行检疫或者检疫不合格的肉类，或者未经检验或者检验不合格的肉类制品；

（9）被包装材料、容器、运输工具等污染的食品、食品添加剂；

（10）标注虚假生产日期、保质期或者超过保质期的食品、食品添加剂；

（11）无标签的预包装食品、食品添加剂；

（12）国家为防病等特殊需要明令禁止生产经营的食品；

（13）其他不符合法律、法规或者食品安全标准的食品、食品添加剂、食品相关产品。

学习单元2 《中华人民共和国反食品浪费法》相关知识

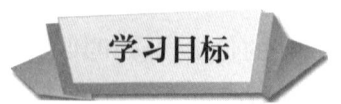

掌握《中华人民共和国反食品浪费法》相关知识

2021年4月29日，第十三届全国人民代表大会常务委员会第二十八次会议通过《中华人民共和国反食品浪费法》，自公布之日起施行。

一、立法宗旨

为了防止食品浪费，保障国家粮食安全，弘扬中华民族传统美德，践行社会主义核心价值观，节约资源，保护环境，促进经济社会可持续发展，根据宪法，制定本法。

二、适用范围

本法所称食品，是指《食品安全法》规定的食品，包括各种供人食用或者饮用的食物。本法所称食品浪费，是指对可安全食用或者饮用的食品未能按照其功能目的合理利用，包括废弃、因不合理利用导致食品数量减少或者质量下降等。

三、与营养配餐员相关的主要内容

1. 对餐饮服务经营者的具体要求

（1）应当采取下列措施，防止食品浪费：

1）建立健全食品采购、储存、加工管理制度，加强服务人员职业培训，将珍惜粮食、反对浪费纳入培训内容；

2）主动对消费者进行防止食品浪费提示提醒，在醒目位置张贴或者摆放反食品浪费标识，或者由服务人员提示说明，引导消费者按需适量点餐；

3）提升餐饮供给质量，按照标准规范制作食品，合理确定数量、分量，提供小份餐等不同规格选择；

4）提供团体用餐服务的，应当将防止食品浪费理念纳入菜单设计，按照用餐人数合理配置菜品、主食；

5）提供自助餐服务的，应当主动告知消费规则和防止食品浪费要求，提供不同规格餐具，提醒消费者适量取餐。

（2）餐饮服务经营者不得诱导、误导消费者超量点餐。

（3）餐饮服务经营者可以通过在菜单上标注食品分量、规格、建议消费人数等方式充实菜单信息，为消费者提供点餐提示，根据消费者需要提供公勺公筷和打包服务。

（4）餐饮服务经营者可以对参与"光盘行动"的消费者给予奖励，也可以对造成明显浪费的消费者收取处理厨余垃圾的相应费用，收费标准应当明示。

（5）餐饮服务经营者可以运用信息化手段分析用餐需求，通过建设中央厨房、配送中心等措施，对食品采购、运输、储存、加工等进行科学管理。

2. 对单位食堂具体要求

（1）设有食堂的单位应当建立健全食堂用餐管理制度，制定、实施防止食品浪费措施，加强宣传教育，增强反食品浪费意识。

（2）单位食堂应当加强食品采购、储存、加工动态管理，根据用餐人数采购、做餐、配餐，提高原材料利用率和烹饪水平，按照健康、经济、规范的原则提供饮食，注重饮食平衡。

（3）单位食堂应当改进供餐方式，在醒目位置张贴或者摆放反食品浪费标识，引导用餐人员适量点餐、取餐；对有浪费行为的，应当及时予以提醒、纠正。

3. 对学校食堂的具体要求

（1）学校应当对用餐人员数量、结构进行监测、分析和评估，加强学校食堂餐饮服务管理；选择校外供餐单位的，应当建立健全引进和退出机制，择优选择。

（2）学校食堂、校外供餐单位应当加强精细化管理，按需供餐，改进供餐方式，科学营养配餐，丰富不同规格配餐和口味选择，定期听取用餐人员意见，保证菜品、主食质量。

4. 对食品生产过程中的具体要求

食品生产经营者应当采取措施，改善食品储存、运输、加工条件，防止食品变质，降低储存、运输中的损耗；提高食品加工利用率，避免过度加工和过量使用原材料。

食品生产经营者在食品生产经营过程中严重浪费食品的,县级以上地方人民政府市场监督管理、商务等部门可以对其法定代表人或者主要负责人进行约谈。被约谈的食品生产经营者应当立即整改。

5. 违反本法规定的后果

(1) 违反本法规定,餐饮服务经营者未主动对消费者进行防止食品浪费提示提醒的,由县级以上地方人民政府市场监督管理部门或者县级以上地方人民政府指定的部门责令改正,给予警告。

(2) 违反本法规定,餐饮服务经营者诱导、误导消费者超量点餐造成明显浪费的,由县级以上地方人民政府市场监督管理部门或者县级以上地方人民政府指定的部门责令改正,给予警告;拒不改正的,处一千元以上一万元以下罚款。

(3) 违反本法规定,食品生产经营者在食品生产经营过程中造成严重食品浪费的,由县级以上地方人民政府市场监督管理部门或者县级以上地方人民政府指定的部门责令改正,拒不改正的,处五千元以上五万元以下罚款。

(4) 违反本法规定,设有食堂的单位未制定或者未实施防止食品浪费措施的,由县级以上地方人民政府指定的部门责令改正,给予警告。

学习单元 3 《中华人民共和国野生动物保护法》相关知识

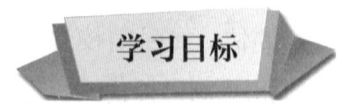

掌握《中华人民共和国野生动物保护法》相关知识

《中华人民共和国野生动物保护法》经 1988 年 11 月 8 日第七届全国人民代表大会常务委员会第四次会议修订通过,自 1989 年 3 月 1 日起施行。2018 年 10 月 26 日,第十三届全国人民代表大会常务委员会第六次会议通过,修改《中华人民共和国野生动物保护法》。

一、立法宗旨

为了保护野生动物，拯救珍贵、濒危野生动物，维护生物多样性和生态平衡，推进生态文明建设，制定本法。

二、适用范围

在中华人民共和国领域及管辖的其他海域，从事野生动物保护及相关活动，适用本法。

本法规定保护的野生动物，是指珍贵、濒危的陆生、水生野生动物和有重要生态、科学、社会价值的陆生野生动物。本法规定的野生动物及其制品，是指野生动物的整体（含卵、蛋）、部分及其衍生物。

珍贵、濒危的水生野生动物以外的其他水生野生动物的保护，适用《中华人民共和国渔业法》等有关法律的规定。

三、与营养配餐员相关的主要内容

1. 保护动物人人有责

任何组织和个人都有保护野生动物及其栖息地的义务。禁止违法猎捕野生动物、破坏野生动物栖息地。

任何组织和个人都有权向有关部门和机关举报或者控告违反本法的行为。野生动物保护主管部门和其他有关部门、机关对举报或者控告，应当及时依法处理。

2. 禁止买卖、生产经营及食用野生动物的行为

（1）禁止以野生动物收容救护为名买卖野生动物及其制品。

（2）禁止猎捕、杀害国家重点保护野生动物。

（3）禁止出售、购买、利用国家重点保护野生动物及其制品。

（4）禁止生产、经营使用国家重点保护野生动物及其制品制作的食品，或者使用没有合法来源证明的非国家重点保护野生动物及其制品制作的食品。

（5）禁止为食用非法购买国家重点保护的野生动物及其制品。

3. 违反本法规定的后果

违反本法第三十条规定，生产、经营使用国家重点保护野生动物及其制品或者没有合法来源证明的非国家重点保护野生动物及其制品制作食品，或者为食用非法购买国家重点保护的野生动物及其制品的，由县级以上人民政府野生动物保

护主管部门或者市场监督管理部门按照职责分工责令停止违法行为,没收野生动物及其制品和违法所得,并处野生动物及其制品价值两倍以上十倍以下的罚款;构成犯罪的,依法追究刑事责任。

学习单元4 《中华人民共和国劳动法》相关知识

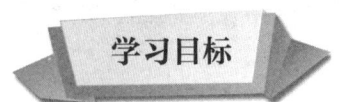

掌握《中华人民共和国劳动法》相关知识

《中华人民共和国劳动法》(以下简称《劳动法》)经1994年7月5日第八届全国人民代表大会常务委员会第八次会议通过。根据2009年8月27日第十一届全国人民代表大会常务委员会第十次会议《关于修改部分法律的决定》进行第一次修正。根据2018年12月29日第十三届全国人民代表大会常务委员会第七次会议《关于修改〈中华人民共和国劳动法〉等七部法律的决定》进行第二次修正。

一、立法宗旨

为了保护劳动者的合法权益,调整劳动关系,建立和维护适应社会主义市场经济的劳动制度,促进经济发展和社会进步,根据宪法,制定本法。

二、适用范围

在中华人民共和国境内的企业、个体经济组织(以下统称用人单位)和与之形成劳动关系的劳动者,适用本法。国家机关、事业组织、社会团体和与之建立劳动合同关系的劳动者,依照本法执行。

三、与营养配餐员相关的主要内容

1. 劳动者的基本权利和义务

《劳动法》规定劳动者的权利包括:平等就业和选择职业的权利、取得劳动报酬的权利、休息休假的权利、获得劳动安全卫生保护的权利、接受职业技能培训的权利、享受社会保险和福利的权利、提请劳动争议处理的权利以及法律规定的其他劳动权利。劳动者应当履行的义务包括：完成劳动任务，提高职业技能，执行劳动安全卫生规程，遵守劳动纪律和职业道德。

2. 工作时间和休息休假

劳动者有休息休假的权利。国家实行劳动者每日工作时间不超过八小时、平均每周工作时间不超过四十四小时的工时制度。用人单位由于生产经营需要，经与工会和劳动者协商后可以延长工作时间，一般每日不得超过一小时；因特殊原因需要延长工作时间的，在保障劳动者身体健康的条件下延长工作时间每日不得超过三小时，但是每月不得超过三十六小时。

用人单位应当保证劳动者每周至少休息一日。用人单位在元旦，春节，国际劳动节，国庆节，法律、法规规定的其他休假节日期间，应当依法安排劳动者休假。劳动者连续工作一年以上的，享受带薪年休假。

《劳动法》规定，有下列情形之一的，用人单位应当按照下列标准支付高于劳动者正常工作时间工资的工资报酬：

（1）安排劳动者延长工作时间的，支付不低于工资的百分之一百五十的工资报酬；

（2）休息日安排劳动者工作又不能安排补休的，支付不低于工资的百分之二百的工资报酬；

（3）法定休假日安排劳动者工作的，支付不低于工资的百分之三百的工资报酬。

3. 工资制度

工资分配应当遵循按劳分配原则，实行同工同酬。用人单位根据本单位的生产经营特点和经济效益，依法自主确定本单位的工资分配方式和工资水平。

国家实行最低工资保障制度。最低工资的具体标准由省、自治区、直辖市人民政府规定，报国务院备案。用人单位支付劳动者的工资不得低于当地最低工资标准。

工资应当以货币形式按月支付给劳动者本人。不得克扣或者无故拖欠劳动者的工资。劳动者在法定休假日和婚丧假期间以及依法参加社会活动期间，用人单位应当依法支付工资。

4. 劳动安全卫生和职业培训

劳动者有获得劳动安全卫生保护的权利。用人单位必须建立、健全劳动安全卫生制度，严格执行国家劳动安全卫生规程和标准，对劳动者进行劳动安全卫生教育，防止劳动过程中的事故，减少职业危害。劳动安全卫生设施必须符合国家规定的标准。用人单位必须为劳动者提供符合国家规定的劳动安全卫生条件和必要的劳动防护用品，对从事有职业危害作业的劳动者应当定期进行健康检查。用人单位应当建立职业培训制度，按照国家规定提取和使用职业培训经费，根据本单位实际，有计划地对劳动者进行职业培训。

从事特种作业的劳动者必须经过专门培训并取得特种作业资格。劳动者在劳动过程中必须严格遵守安全操作规程。

5. 社会保险和福利

国家发展社会保险事业，建立社会保险制度，设立社会保险基金，使劳动者在年老、患病、工伤、失业、生育等情况下获得帮助和补偿。社会保险基金按照保险类型确定资金来源，逐步实行社会统筹。用人单位和劳动者必须依法参加社会保险，缴纳社会保险费。

学习单元5 《中华人民共和国环境保护法》相关知识

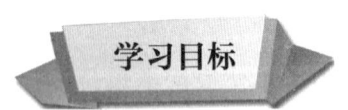

掌握《中华人民共和国环境保护法》相关知识

《中华人民共和国环境保护法》（以下简称《环境保护法》）已由第十二届全国人民代表大会常务委员会第八次会议于2014年4月24日修订通过，自2015年1月1日起施行。

一、立法宗旨

为保护和改善环境，防治污染和其他公害，保障公众健康，推进生态文明建设，促进经济社会可持续发展，制定本法。

二、适用范围

本法所称环境，是指影响人类生存和发展的各种天然的和经过人工改造的自然因素的总体，包括大气、水、海洋、土地、矿藏、森林、草原、湿地、野生生物、自然遗迹、人文遗迹、自然保护区、风景名胜区、城市和乡村等。本法适用于中华人民共和国领域和中华人民共和国管辖的其他海域。

三、与营养配餐员相关的主要内容

营养配餐员从事生产经营活动应遵守《环境保护法》。

《环境保护法》第六条规定，一切单位和个人都有保护环境的义务。地方各级人民政府应当对本行政区域的环境质量负责。企业事业单位和其他生产经营者应当防止、减少环境污染和生态破坏，对所造成的损害依法承担责任。公民应当增强环境保护意识，采取低碳、节俭的生活方式，自觉履行环境保护义务。

《环境保护法》第二十五条规定，企业事业单位和其他生产经营者违反法律法规规定排放污染物，造成或者可能造成严重污染的，县级以上人民政府环境保护主管部门和其他负有环境保护监督管理职责的部门，可以查封、扣押造成污染物排放的设施、设备。

《环境保护法》第四十二条规定，排放污染物的企业事业单位和其他生产经营者，应当采取措施，防治在生产建设或者其他活动中产生的废气、废水、废渣、医疗废物、粉尘、恶臭气体、放射性物质以及噪声、振动、光辐射、电磁辐射等对环境的污染和危害。排放污染物的企业事业单位，应当建立环境保护责任制度，明确单位负责人和相关人员的责任。重点排污单位应当按照国家有关规定和监测规范安装使用监测设备，保证监测设备正常运行，保存原始监测记录。严禁通过暗管、渗井、渗坑、灌注或者篡改、伪造监测数据，或者不正常运行防治污染设施等逃避监管的方式违法排放污染物。

《环境保护法》第四十三条规定，排放污染物的企业事业单位和其他生产经营者，应当按照国家有关规定缴纳排污费。排污费应当全部专项用于环境污染防治，任何单位和个人不得截留、挤占或者挪作他用。

学习单元 6 《中华人民共和国消费者权益保护法》相关知识

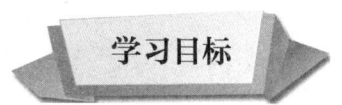

掌握《中华人民共和国消费者权益保护法》相关知识

《中华人民共和国消费者权益保护法》（以下简称《消费者权益保护法》）经 1993 年 10 月 31 日第八届全国人民代表大会常务委员会第四次会议通过，自 1994 年 1 月 1 日起施行。2009 年 8 月 27 日第十一届全国人民代表大会常务委员会第十次会议进行第一次修正。2013 年 10 月 25 日第十二届全国人民代表大会常务委员会第五次会议进行第二次修正。

一、立法宗旨

为保护消费者的合法权益，维护社会的经济秩序，促进社会主义市场经济健康发展，制定本法。

二、适用范围

消费者为生活消费需要购买、使用商品或者接受服务，其权益受本法保护；本法未做规定的，受其他有关法律、法规保护。

经营者为消费者提供其生产、销售的商品或者提供服务，应当遵守本法；本法未做规定的，应当遵守其他有关法律、法规。

三、与营养配餐员相关的主要内容

1. 消费者的权利

《消费者权益保护法》中规定消费者的具体权利如下。

第七条　消费者在购买、使用商品和接受服务时享有人身、财产安全不受损害的权利。

消费者有权要求经营者提供的商品和服务，符合保障人身、财产安全的要求。

第八条　消费者享有知悉其购买、使用的商品或者接受的服务的真实情况的权利。

消费者有权根据商品或者服务的不同情况，要求经营者提供商品的价格、产地、生产者、用途、性能、规格、等级、主要成分、生产日期、有效期限、检验合格证明、使用方法说明书、售后服务，或者服务的内容、规格、费用等有关情况。

第九条　消费者享有自主选择商品或者服务的权利。

消费者有权自主选择提供商品或者服务的经营者，自主选择商品品种或者服务方式，自主决定购买或者不购买任何一种商品、接受或者不接受任何一项服务。

消费者在自主选择商品或者服务时，有权进行比较、鉴别和挑选。

第十条　消费者享有公平交易的权利。

消费者在购买商品或者接受服务时，有权获得质量保障、价格合理、计量正确等公平交易条件，有权拒绝经营者的强制交易行为。

第十一条　消费者因购买、使用商品或者接受服务受到人身、财产损害的，享有依法获得赔偿的权利。

第十二条　消费者享有依法成立维护自身合法权益的社会组织的权利。

第十三条　消费者享有获得有关消费和消费者权益保护方面的知识的权利。

消费者应当努力掌握所需商品或者服务的知识和使用技能，正确使用商品，提高自我保护意识。

第十四条　消费者在购买、使用商品和接受服务时，享有人格尊严、民族风俗习惯得到尊重的权利，享有个人信息依法得到保护的权利。

第十五条　消费者享有对商品和服务以及保护消费者权益工作进行监督的权利。

消费者有权检举、控告侵害消费者权益的行为和国家机关及其工作人员在保护消费者权益工作中的违法失职行为，有权对保护消费者权益工作提出批评、建议。

2. 经营者的义务

《消费者权益保护法》中规定经营者的具体义务如下。

第十六条　经营者向消费者提供商品或者服务，应当依照本法和其他有关法律、法规的规定履行义务。

经营者和消费者有约定的，应当按照约定履行义务，但双方的约定不得违背法律、法规的规定。

经营者向消费者提供商品或者服务，应当恪守社会公德，诚信经营，保障消费者的合法权益；不得设定不公平、不合理的交易条件，不得强制交易。

第十七条　经营者应当听取消费者对其提供的商品或者服务的意见，接受消费者的监督。

第十八条　经营者应当保证其提供的商品或者服务符合保障人身、财产安全的要求。对可能危及人身、财产安全的商品和服务，应当向消费者做出真实的说明和明确的警示，并说明和标明正确使用商品或者接受服务的方法以及防止危害发生的方法。

宾馆、商场、餐馆、银行、机场、车站、港口、影剧院等经营场所的经营者，应当对消费者尽到安全保障义务。

第十九条　经营者发现其提供的商品或者服务存在缺陷，有危及人身、财产安全危险的，应当立即向有关行政部门报告和告知消费者，并采取停止销售、警示、召回、无害化处理、销毁、停止生产或者服务等措施。采取召回措施的，经营者应当承担消费者因商品被召回支出的必要费用。

第二十条　经营者向消费者提供有关商品或者服务的质量、性能、用途、有效期限等信息，应当真实、全面，不得作虚假或者引人误解的宣传。

经营者对消费者就其提供的商品或者服务的质量和使用方法等问题提出的询问，应当做出真实、明确的答复。

经营者提供商品或者服务应当明码标价。

第二十一条　经营者应当标明其真实名称和标记。

租赁他人柜台或者场地的经营者，应当标明其真实名称和标记。

第二十二条　经营者提供商品或者服务，应当按照国家有关规定或者商业惯例向消费者出具发票等购货凭证或者服务单据；消费者索要发票等购货凭证或者服务单据的，经营者必须出具。

第二十三条　经营者应当保证在正常使用商品或者接受服务的情况下其提供的商品或者服务应当具有的质量、性能、用途和有效期限；但消费者在购买该商品或者接受该服务前已经知道其存在瑕疵，且存在该瑕疵不违反法律强制性规定的除外。

经营者以广告、产品说明、实物样品或者其他方式表明商品或者服务的质量状况的，应当保证其提供的商品或者服务的实际质量与表明的质量状况相符。

经营者提供的机动车、计算机、电视机、电冰箱、空调器、洗衣机等耐用商品或者装饰装修等服务，消费者自接受商品或者服务之日起六个月内发现瑕疵，发生争议的，由经营者承担有关瑕疵的举证责任。

第二十四条 经营者提供的商品或者服务不符合质量要求的，消费者可以依照国家规定、当事人约定退货，或者要求经营者履行更换、修理等义务。没有国家规定和当事人约定的，消费者可以自收到商品之日起七日内退货；七日后符合法定解除合同条件的，消费者可以及时退货，不符合法定解除合同条件的，可以要求经营者履行更换、修理等义务。

依照前款规定进行退货、更换、修理的，经营者应当承担运输等必要费用。

第二十五条 经营者采用网络、电视、电话、邮购等方式销售商品，消费者有权自收到商品之日起七日内退货，且无须说明理由，但下列商品除外：

（1）消费者定作的；

（2）鲜活易腐的；

（3）在线下载或者消费者拆封的音像制品、计算机软件等数字化商品；

（4）交付的报纸、期刊。

除前款所列商品外，其他根据商品性质并经消费者在购买时确认不宜退货的商品，不适用无理由退货。

消费者退货的商品应当完好。经营者应当自收到退回商品之日起七日内返还消费者支付的商品价款。退回商品的运费由消费者承担；经营者和消费者另有约定的，按照约定。

第二十六条 经营者在经营活动中使用格式条款的，应当以显著方式提请消费者注意商品或者服务的数量和质量、价款或者费用、履行期限和方式、安全注意事项和风险警示、售后服务、民事责任等与消费者有重大利害关系的内容，并按照消费者的要求予以说明。

经营者不得以格式条款、通知、声明、店堂告示等方式，做出排除或者限制消费者权利、减轻或者免除经营者责任、加重消费者责任等对消费者不公平、不合理的规定，不得利用格式条款并借助技术手段强制交易。

格式条款、通知、声明、店堂告示等含有前款所列内容的，其内容无效。

第二十七条 经营者不得对消费者进行侮辱、诽谤，不得搜查消费者的身体及其携带的物品，不得侵犯消费者的人身自由。

第二十八条　采用网络、电视、电话、邮购等方式提供商品或者服务的经营者，以及提供证券、保险、银行等金融服务的经营者，应当向消费者提供经营地址、联系方式、商品或者服务的数量和质量、价款或者费用、履行期限和方式、安全注意事项和风险警示、售后服务、民事责任等信息。

第二十九条　经营者收集、使用消费者个人信息，应当遵循合法、正当、必要的原则，明示收集、使用信息的目的、方式和范围，并经消费者同意。经营者收集、使用消费者个人信息，应当公开其收集、使用规则，不得违反法律、法规的规定和双方的约定收集、使用信息。

经营者及其工作人员对收集的消费者个人信息必须严格保密，不得泄露、出售或者非法向他人提供。经营者应当采取技术措施和其他必要措施，确保信息安全，防止消费者个人信息泄露、丢失。在发生或者可能发生信息泄露、丢失的情况时，应当立即采取补救措施。

经营者未经消费者同意或者请求，或者消费者明确表示拒绝的，不得向其发送商业性信息。

3. 经营者应承担民事责任的行为

《消费者权益保护法》中规定经营者应承担民事责任的行为如下。

第四十八条　经营者提供商品或者服务有下列情形之一的，除本法另有规定外，应当依照其他有关法律、法规的规定，承担民事责任：

（1）商品或者服务存在缺陷的；

（2）不具备商品应当具备的使用性能而出售时未做说明的；

（3）不符合在商品或者其包装上注明采用的商品标准的；

（4）不符合商品说明、实物样品等方式表明的质量状况的；

（5）生产国家明令淘汰的商品或者销售失效、变质的商品的；

（6）销售的商品数量不足的；

（7）服务的内容和费用违反约定的；

（8）对消费者提出的修理、重做、更换、退货、补足商品数量、退还货款和服务费用或者赔偿损失的要求，故意拖延或者无理拒绝的；

（9）法律、法规规定的其他损害消费者权益的情形。

经营者对消费者未尽到安全保障义务，造成消费者损害的，应当承担侵权责任。

培训课程 2

法规知识

学习单元 《餐饮服务食品安全操作规范》相关知识

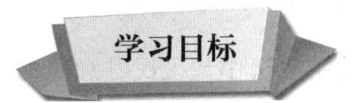

掌握《餐饮服务食品安全操作规范》相关知识

《餐饮服务食品安全操作规范》(以下简称《规范》)是 2018 年 7 月国家市场监督管理总局发布的,自 2018 年 10 月 1 日起施行。

一、制定宗旨

为了指导餐饮服务提供者按照食品安全法律、法规、规章、规范性文件要求,落实食品安全主体责任,规范餐饮经营行为,提升食品安全管理能力,保证餐饮食品安全,制定本规范。

二、适用范围

本规范适用于餐饮服务提供者,包括餐馆、小吃店、快餐店、饮品店、食堂、集体用餐配送单位和中央厨房等。

三、与营养配餐员相关的主要内容

《规范》对加工经营场所的卫生条件、加工操作卫生要求、卫生管理等都做出

了详细规定。

《规范》要求，加工前应认真检查待加工食品，发现有腐败变质迹象或者其他感官性状异常的，不得加工和使用。各种食品原料在使用前应洗净，动物性食品、植物性食品应分池清洗，水产品宜在专用水池清洗，禽蛋在使用前应对外壳进行清洗，必要时消毒处理。易腐食品应尽量缩短在常温下的存放时间，加工后应及时使用或冷藏。切配好的半成品应避免污染，与原料分开存放，并应根据性质分类存放。切配好的食品应按照加工操作规程，在规定时间内使用。已盛装食品的容器不得直接置于地上，以防止食品污染。加工用容器、工具应符合相关规定。生熟食品的加工工具及容器应分开使用并有明显标志。

《规范》还对烹调加工卫生做出要求。烹调前应认真检查待加工食品，发现有腐败变质或者其他感官性状异常的，不得进行烹调加工。不得将回收后的食品（包括辅料）经烹调加工后再次供应。需要熟制加工的食品应当烧熟煮透，其加工时食品中心温度应不低于70 ℃。加工后的成品应与半成品、原料分开存放。需要冷藏的熟制品，应尽快冷却后再冷藏。

《规范》对从业人员健康管理做出了规定。从业人员应按《中华人民共和国食品卫生法》的规定，每年至少进行一次健康检查，必要时接受临时检查。新参加或临时参加工作的人员，应经健康检查，取得健康合格证明后方可参加工作。

培训课程 3 有关计划及行动

学习单元1 《国民营养计划（2017—2030年）》相关知识

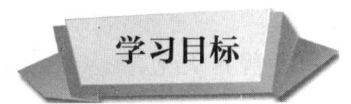

掌握《国民营养计划（2017—2030年）》相关知识

《国民营养计划（2017—2030年）》是为贯彻落实《"健康中国2030"规划纲要》，提高国民营养健康水平制定。由国务院办公厅于2017年6月30日印发并实施。

一、计划目标

坚持政府引导、科学发展、创新融合、共建共享的原则，立足现状、着眼长远，到2030年，实现营养法规标准体系更加健全，营养工作体系更加完善，在降低人群贫血率、5岁以下儿童生长迟缓率、学生超重肥胖率，以及提高居民营养健康知识知晓率等具体指标方面，取得明显进步和改善。

二、主要内容

1.7项实施策略

（1）完善营养法规政策标准体系，推动营养立法和政策研究，提高标准制定和修订能力。

(2) 加强营养能力建设，包括提升营养科研能力和注重营养人才培养。

(3) 强化营养和食品安全监测与评估，定期开展人群营养状况监测，强化碘营养监测与碘缺乏病防治。

(4) 发展食物营养健康产业，加快营养化转型。

(5) 大力发展传统食养服务，充分发挥我国传统食养在现代营养学中的作用，引导养成符合我国不同地区饮食特点的食养习惯。

(6) 加强营养健康基础数据共享利用，开展信息惠民服务。

(7) 普及营养健康知识，推动营养健康科普宣教活动常态化。

2. 6项重大行动

(1) 生命早期1 000天营养健康行动：提高孕产妇、婴幼儿的营养健康水平。

(2) 学生营养改善行动：指导学生营养就餐，干预超重、肥胖等。

(3) 老年人群营养改善行动：采取多种措施满足老年人群营养改善需求，促进"健康老龄化"。

(4) 临床营养行动：加强患者营养诊断和治疗，提高患者营养状况。

(5) 贫困地区营养干预行动：采取干预、防控、指导等措施切实改善贫困地区人群营养现状。

(6) 吃动平衡行动：推广健康生活方式，提高运动人群营养支持能力和效果。

学习单元2 《健康中国行动（2019—2030年）》相关知识

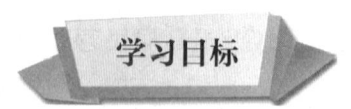

掌握《健康中国行动（2019—2030年）》相关知识

党的十九大作出了实施健康中国战略的重大决策部署，充分体现了对维护人民健康的坚定决心。为积极应对当前突出健康问题，有关部门必须采取有效干预措施,努力使群众不生病、少生病,提高生活质量,延长健康寿命。这是以较低成本取得较高健康绩效的有效策略,是解决当前健康问题的现实途径,是落实健康中国战略的重要举措。为此,2019年7月9日,国务院成立健康中国行动推进委员会,负责统筹推进《健康中国行动(2019—2030年)》(以下简称《行动》)组织实施、监测和考核相关工作。

一、计划目标

要坚持普及知识、提升素养,自主自律、健康生活,早期干预、完善服务,全民参与、共建共享的基本原则。到2022年,实现健康促进政策体系基本建立,全民健康素养水平稳步提高,健康生活方式加快推广。到2030年,实现全民健康素养水平大幅提升,健康生活方式基本普及,居民主要健康影响因素得到有效控制,因重大慢性病导致的过早死亡率明显降低,人均健康预期寿命得到较大提高,居民主要健康指标水平进入高收入国家行列,健康公平基本实现。

二、主要内容

《行动》明确了3方面共15个专项行动。一是从健康知识普及、合理膳食、全民健身、控烟、心理健康等方面综合施策,全方位干预健康影响因素。二是关注妇幼、中小学生、劳动者、老年人等重点人群,维护全生命周期健康。三是针对心脑血管疾病、癌症、慢性呼吸系统疾病、糖尿病四类慢性病以及传染病、地方病,加强重大疾病防控。通过政府、社会、家庭、个人的共同努力,努力使群众不生病、少生病,提高生活质量。

主管部门将细化上述15个专项行动的目标、指标、任务和职责分工,统筹指导各地区各相关部门加强协作,研究疾病的综合防治策略,做好监测考核;动员各方广泛参与,凝聚全社会力量,形成健康促进的强大合力;加强公共卫生体系建设和人才培养,加强财政支持,强化资金统筹,优化资源配置,加强科技、信息支撑,完善法律、法规体系;注重宣传引导,及时发布政策解读,设立健康中国行动专题网站,以有效方式引导群众了解和掌握必备健康知识,践行健康生活方式。

参考文献

［1］人力资源社会保障部教材办公室. 中式烹饪师：基本素质［M］. 北京：中国劳动社会保障出版社，2019.

［2］程小华. 烹饪营养与配餐［M］. 北京：北京大学出版社，2015.

［3］劳动和社会保障部教育培训中心，劳动和社会保障部中国就业培训技术指导中心. 营养配餐员：基础知识［M］. 北京：中国劳动社会保障出版社，2003.

［4］范志红. 食物营养与配餐［M］. 北京：中国农业出版社，2010.

［5］葛可佑. 中国营养师培训教材［M］. 北京：人民卫生出版社，2005.

［6］何宏. 烹饪营养教程［M］. 北京：中国轻工业出版社，2017.

［7］彭景. 烹饪营养学［M］. 北京：中国纺织出版社，2008.

［8］孙长颢. 营养与食品卫生学：第7版［M］. 北京：人民卫生出版社，2012.

［9］杨月欣，王光亚，潘兴昌. 中国食物成分表：第2版［M］. 北京：北京大学医学出版社，2009.

［10］杨月欣. 食物血糖生成指数——一个关于调节血糖的新概念［M］. 北京：北京大学医学出版社，2004.

［11］中国营养学会. 中国居民膳食营养素参考摄入量：2013版［M］. 北京：科学出版社，2014.

［12］中国营养学会. 中国居民膳食指南. 2016［M］. 北京：人民卫生出版社，2016.

［13］蒋云升. 烹饪卫生与安全学：第3版［M］. 北京：中国轻工业出版社，2016.

［14］申永奇. 食品安全与操作规范［M］. 武汉：华中科技大学出版社，2019.